W. van Eimeren   T. Faus-Kessler   K. König
R. Lasser   G. Rediske   H. Scherb   J. Tritschler
E. Weigelt   G. Welzl

Umwelt und Gesundheit

Statistisch-methodische Aspekte
von epidemiologischen Studien
über die Wirkung von Umweltfaktoren
auf die menschliche Gesundheit

Mit 9 Abbildungen und 98 Tabellen

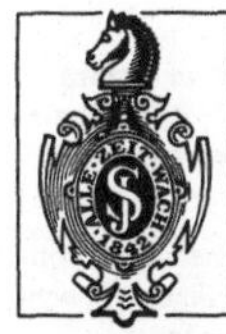

Springer-Verlag Berlin Heidelberg New York
London Paris Tokyo

Prof. Dr. med. Wilhelm van Eimeren
Dipl.-Math. Theresa Faus-Kessler
Dipl.-Phys. Karl König
Priv.-Doz. Dr. rer. nat. habil. Rupert Lasser
Gerda Rediske
Dr. rer. nat. Hagen Scherb
Dipl.-Math. Johannes Tritschler
Dipl. sc. pol. Eveline Weigelt
Dipl.-Math. Gerhard Welzl

GSF-Gesellschaft für Strahlen- und
Umweltforschung mbH München
MEDIS-Institut für Medizinische
Informatik und Systemforschung
Ingolstädter Landstraße 1
D-8042 Neuherberg

ISBN-13:978-3-642-83143-0   e-ISBN-13:978-3-642-83142-3
DOI: 10.1007/978-3-642-83142-3

CIP-Kurztitelaufnahme der Deutschen Bibliothek
Umwelt und Gesundheit : statist.-method. Aspekte von epidemiolog. Studien über d. Wirkung
von Umweltfaktoren auf d. menschl. Gesundheit / Wilhelm van Eimeren ... – Berlin ; Heidel-
berg ; New York ; London ; Paris ; Tokyo : Springer, 1987.
(Gesundheitssystemforschung)
ISBN-13:978-3-642-83143-0

NE: Eimeren, Wilhelm van [Mitverf.]

Vorwort

Diese Arbeit wurde im Auftrag des "Rat von Sachverständigen für Umweltfragen" im Jahr 1986 erstellt. Die Erarbeitung einer so umfassenden Stellungnahme war mir nur durch die intensive Beteiligung meiner Mitarbeiter im GSF-Medis-Institut möglich. Auf der Basis gemeinsam erarbeiteter Vorgaben wurden die Kapitel von einzelnen Mitarbeitern unabhängig ausgearbeitet.
In einer Folge von Redaktionsbesprechungen wurde den Beiträgen und ihrer Abfolge die endgültige Form gegeben. Herrn Gerd Welzl gebührt besonderer Dank für die Koordinierung der Arbeiten.

Für das Schreiben des Textes und die geduldige Erfüllung unserer vielen redaktionellen Wünsche gilt Hannelore Guth und Monika Rauen unser aller herzlicher Dank.

Dem Rat von Sachverständigen für Umweltfragen sei gedankt, daß er einer unabhängigen und vorzeitigen Veröffentlichung dieses Bandes zustimmte.

Wilhelm van Eimeren

Inhaltsverzeichnis

Einleitung und Zusammenfassung

Wilhelm van Eimeren

1. Vorbemerkungen zum Hintergrund und zur Vorgehensweise

Im Dezember 1985 erteilte der 'Rat der Sachverständigen für Umweltfragen' den Auftrag, die statistische Tragweite epidemiologischer Arbeiten über Zusammenhänge zwischen Umweltbelastung und Gesundheitszustand in der Bevölkerung herauszuarbeiten. Thema ist also nicht, die vorliegende Evidenz zu solchen Zusammenhängen insgesamt darzustellen. Dennoch ist es natürlich so, daß im Vorfeld der Planung und Auswertung wichtiges Grundwissen berücksichtigt werden muß über die Umweltbelastungen einerseits - also z.B. über Mengen, Verbreitungswege und chemisches Verhalten von Substanzen - und über biologisches Wirkungspotential andererseits - also z.B. Kenntnisse aus der Toxikologie und Pathophysiologie. So finden sich in den Kapiteln einleitend entsprechende Themenaufbereitungen, jedenfalls soweit sie zum allgemeinen Verständnis wichtig erschienen.

Die Themenstellung selbst hat inhaltliche und methodische Aspekte:
Inhaltlich soll dargestellt werden, welche Zusammenhänge zwischen Umweltkontaminanten und Gesundheit der Bevölkerung auf der Basis epidemiologischer Studien gesichert, hinreichend gestützt, möglich oder nicht belegt erscheinen. Hierbei sind auch Arbeiten aus der Arbeitsmedizin und zu anderen speziellen Risikogruppen von Bedeutung. Allgemein hat in diesem Gutachten dabei das Prinzip gegolten, daß nicht der statistisch signifikante Zusammenhang das Beurteilungsmaß bildete, sondern vielmehr wieweit bei geeignetem Studiendesign angenommene Gefährdungspotentiale mit den vorgelegten Daten verträglich sind (statistische Vertrauensintervalle).

Methodisch beinhaltet die Themenstellung, deutlich zu machen, wo Chancen aber auch Problemzonen epidemiologischen Arbeitens zu umweltmedizinischen Fragestellungen liegen, wie die bisherigen epidemiologischen Arbeiten in den verschiedenen Themenbereichen methodisch zu bewerten sind, insbesondere wo und wie bisher bestehende Defizite in der Methodik in Zukunft beseitigt werden sollten. Unter umweltepidemiologischen Studien werden im Folgenden solche Studien verstanden, die gesundheitsgefährdende Potentiale der allgemeinen, nicht beruflich bedingten Umwelt untersuchen. Davon getrennt sind also arbeitsepidemiologische Studien zu sehen, genauso aber Studien, die im Gefolge singulärer Umweltkatastrophen durchgeführt wurden. Alle drei so unterschiedenen Studientypen liefern ihre Beiträge zum Thema.

Das Themengebiet ließe sich inhaltlich sowohl nach den Kontaminanten, den von ihnen möglicherweise verursachten Gesundheitsproblemen als auch nach den Belastungspfaden in der Umwelt gliedern. Mit der Gliederung nach Luftverschmutzung, Nahrungsmittel- und Trinkwasserkontamination folgten wir dem letztgenannten Gesichtspunkt. Hinzu kommen die agensorientierten Kapitel zur Lärm- und Strahlungsbelastung. Diese Vorgehensweise erschwert natürlich die Übersicht nach den anderen Gesichtspunkten. Soweit dies kontaminantenbezogen besonders wichtig schien, wurde dieser Mangel durch entprechende Querverweise zu mildern gesucht, so etwa zu den Nitraten im Ernährungs- und Trinkwasserteil.

Um dem methodischen Schwerpunkt der Arbeit gerecht zu werden und die diesbezüglichen Ergebnisse soweit möglich unmittelbar zugänglich zu machen, ist dem inhaltlichen Teil ein methodisch orientiertes Kapitel vorangestellt, das Bedeutung, Probleme und Entwicklungschancen zusammenhängend behandelt, die die Umwelt-Epidemiologie für die Erkennung von umweltbedingten Gesundheitsrisiken hat. Die Identifizierung einer geeigneten Auswahl epidemiologischer Arbeiten erfolgte weitgehend über die Auswertung von Übersichtsarbeiten anderer Autoren, insbesondere auch von Übersichten nationaler und internationaler Forschungseinrichtungen oder -vereinigungen. Darüber hinaus wurden herkömmliche Literaturdienste benutzt. Hinweise zum Vorgehen finden sich ebenfalls in den einzelnen Kapiteln. Die Literatur konnte nicht immer in dem Umfang berücksichtigt werden, wie dies vielleicht wünschenswert erscheinen mag. Dennoch kann man davon ausgehen, daß die zusammenfassenden Aussagen - auch in den einzelnen Kapiteln - das Bild zuverlässig wiedergeben, das aus heutiger Sicht von der epidemiologischen Evidenz zu Fragen über Umwelt und Gesundheit entsteht.

Zum Schluß des Gutachtens findet sich eine kurze Darstellung der methodischen Grundbegriffe und epidemiometrischen Unabdingbarkeiten bei der Planung und Auswertung von umweltepidemiologischen Studien. Sie erschienen sinnvoll, um dem statistisch nicht versierten Leser auch die Möglichkeit zu bieten, allgemeine methodische Grundlagen und Grundüberlegungen der Studienplanung und -auswertung im Zusammenhang zu lesen.

Der Leser wird herzlich gebeten, die kritische Analyse der epidemiologisch belegten Evidenz zu Zusammenhängen zwischen Umwelt und Gesundheit nicht dahingehend fehlzuinterpretieren, als gäbe es zu anderen Erkenntniszutritten wie Arbeitsmedizin und Toxikologie keine methodischen Probleme, Mängel und Verbesserungsmöglichkeiten: Sie waren eben nur nicht Gegenstand dieser Analyse. Und schließlich sei vermerkt, daß eine zunehmend <u>funktionierende</u> Bewältigung der Umweltprobleme nur heißen würde, daß aus umweltepidemiologischen Studien <u>glücklicherweise</u> immer weniger Erkenntnisse gewonnen werden können.

2. Zusammenfassung der Ergebnisse

Diese Zusammenfassung orientiert sich zunächst an den Kapitelfolgen im Hauptteil, stellt jedoch am Ende nochmal die übergreifenden Schlußfolgerungen zusammen.

I. Luftverschmutzung

<u>inhaltlich:</u>

Die epidemiologischen Untersuchungen beziehen sich vorwiegend auf Schwebstaub und Schwefeldioxid. Sie belegen hinreichend deutlich Kurzzeiteffekte von Perioden so bestimmter erhöhter Luftverschmutzung auf Mortalität und Morbidität. Auf Grund der weitgehenden Verwendung von Aggregatdaten sind über diese generelle Aussage hinausgehende spezifischere Zusammenhänge nicht genügend sicher.

Langzeiteffekte in Gebieten erhöhter Luftverschmutzung werden ebenfalls in entsprechend höherer Morbidität akuter und chronischer Atemwegserkrankungen deutlich. Beziehungen zwischen chronischer Belastung und Mortalität konnten ebensowenig deutlich gemacht werden wie spezifische Auswirkungen auf die Krebsmorbidität.

Ein spezielles Kapitel behandelt die vorwiegend im deutschsprachigen Raum durchgeführten Pseudokrupp-Studien. Bisher haben sie allesamt keine ernstzunehmenden Hinweise auf die Existenz einer umweltbedingten Induktion erbracht. Dies liegt jedoch schon in den schwerwiegenden methodischen Mängeln bei der Planung und Auswertung begründet. Augenblicklich laufende Studien scheinen solche gravierenden Mängel im Ansatz nicht aufzuweisen und versprechen daher vertrauenswürdigere Aussagen.

<u>methodisch:</u>

Epidemiologische Luftverschmutzungsstudien weisen folgende methodische Probleme auf:

(1) Mehr als 100 verschiedene Substanzen werden unter dem Begriff "Luftverschmutzung" zusammengefaßt. Nur ein kleiner Teil wird in diesen Studien tatsächlich gemessen. Man geht explizit oder implizit vom Konzept der "Leitsubstanz" aus, also leichter zu messenden einzelnen Substanzen, die wegen hoher Korrelation zu den anderen "stellvertretend" beurteilt werden können. Tatsächlich untersucht werden meist:
   - Menge der Staubpartikel. Die in der Regel angewendeten Meßverfahren berücksichtigen nicht die Verteilung der Partikelgrößen im Staub. Dies wäre aber für die Beurteilung potentieller Gesundheitsauswirkungen wichtig.
   - Schwefelverbindungen. "Saurer Nebel" schädigt die Atemwege, kann selbst jedoch nicht zuverlässig bestimmt werden. Es ist aber auch unklar, wie gut Sulfationen-Bestimmungen die Schwefelsäurekonzentrationen annähern.
   - Kohlenmonoxide, Stickoxide und - weniger häufig - Ozon.
   Die Messung anderer bekannt toxischer und krebserregender Substanzen wird nur sporadisch durchgeführt.
   Ein "Leitsubstanz"- Konzept scheint in vielen, wenn nicht allen Fällen weder theoretisch noch empirisch begründet, sondern pragmatisch nach der Verfügbarkeit der Meßverfahren. Im Sinne der Indikatorenforschung ist ein solches Konzept zwar verfolgenswert, aber im vorliegenden Fall der Luftverschmutzungsmessungen bezogen auf potentielle Gesundheitsgefährdungen nicht empirisch

begründet. Somit bestehen für epidemiologische Untersuchungen ernstzunehmende meßtechnische Probleme, die überwunden werden müssen.

(2) Die Lokalisation der Meßstationen erfolgte nicht nach Gesichtspunkten, die für epidemiologische Studien optimal erscheinen. Auf der "Gesundheitsseite" solcher Studien stehen dagegen Aggregatdaten, die sich weitgehend nach geographisch-administrativen Gegebenheiten gliedern.

(3) Die Wahl der Meßintervalle (bis hin zur "Dauer"-messung) hat Bedeutung für die richtige Erkennung von Spitzenbelastungen. Letztere könnten besonders gesundheitsrelevant sein.

(4) Die Zusammenfassung von Meßwerten zu Aggregatwerten (wie Mittelwert etc.) kann so erfolgen, daß gesundheitlich sehr unterschiedlich bedeutungsvolle Belastungssituationen zusammengefaßt, bzw. gleichartig zu bewertende getrennt eingeordnet werden.

(5) Meist bilden Immissionsmessungen die Grundlage für die Umweltseite der Studien, obgleich die Expositionen für die in Betracht gezogenen Krankheiten oder Funktionseinschränkungen davon deutlich verschieden sein können: z.B. auf Grund des vorwiegenden Aufenthaltes in Wohnräumen bei Alten und Kranken, z.B. auf Grund des berufsbedingten Aufenthaltes außerhalb des Wohngebietes bis hin zur Wanderung alter und kranker Menschen heraus aus den belasteten Gebieten in Reinluftgebiete.

Alle diese Fehlerquellen können sowohl zu Überschätzungen als auch zu Unterschätzungen der Gesundheitsauswirkungen führen. Da sie jedoch in den meisten Studien nicht und in keiner ganz kontrolliert wurden, sind ihre realen Auswirkungen auf die Studienergebnisse nicht bekannt.

In Zukunft sollten Luftverschmutzungsstudien die diesbezüglich wichtigsten Merkmale kontrollieren:

- Altersstruktur
- Rauchgewohnheiten
- Verweildauer im Studiengebiet
- belastete Berufsgruppen.

Je nach Fragestellung kommen hinzu:

- Sozialstruktur
- medizinische Versorgungsstruktur
- Klima.

Die Luftverschmutzungs-Themen zeigen beispielhaft, daß Fragestellung und Design sorgfältigst ausgesucht werden müssen: Je seltener ein Gesundheitseffekt, je milder seine Ausprägung, je unsicherer seine Bestimmung, je unausgeprägter das zeitliche Intervall zwischen Verursachung und Effekt, je indirekter die Erfassung der Exposition und je unspezifischer sein Effekt (d. h. je eher auch andere Ursachen für ihn in Frage kommen), umso schwerer bis unmöglich wird der epidemiologische Nachweis.

Auf diesem Hintergrund wird deutlich, daß - treten keine ungewöhnlichen episodischen Belastungen auf - Arbeiten mit gebietsbezogenen Aggregatdaten keine Chance haben, Luftverschmutzungsauswirkungen auf die Gesundheit zu zeigen. Zudem litten alle so durchgeführten Studien unter:
- fehlenden Daten zu wichtigen Einflußgrößen,
- nicht nur fehlendem Individualbezug zwischen Ursache und Wirkung sondern auch unter ungeeigneten Maßnahmen zur Kontrolle unterschiedlich verteilter Störvariablen,
- grundsätzlichen Problemen in der statistischen Behandlung (z.B. im Regressionsansatz).

Allenfalls können somit aus solchen Studien qualitative Hinweise erwartet werden (derer es jetzt aber nicht mehr bedarf), d.h. sowohl die Bestätigung des Zusammenhangs als auch die Beurteilung seiner Größe müßte ohnehin über präziser angesetzte Studien erbracht werden.

Andererseits bergen die Veröffentlichungen von Ergebnissen aus Aggregatdaten-Studien die Gefahr der Verharmlosung, nach dem Fehlschluß, "daß wohl kein Effekt da ist, wenn sich keiner zeigen läßt".

Historisch haben übrigens Studien mit Aggregatdaten und zeitlichen Vergleichen verschiedener Gebiete bei entsprechend deutlicher Datenlage (z.B. Londoner Smogstudien) wesentliche Beiträge zur Erkennung des gesundheitsschädigenden Potentials der Luftverschmutzung gebracht. Dies ändert nichts an der Richtigkeit der obigen generellen Schlußfolgerung für zukünftige Studien.

Die Geschichte der Pseudokrupp-Studien lehrt leider, daß "neue" Themen zunächst viele unkoordinierte und schlecht geplante und mangelhaft ausgewertete Studien auslösen. Später als notwendig kommt es dann zur Konzeption von klareren Studien und ihrer Umsetzung. Dieser Ablauf mag zum Teil unvermeidbar sein.

Insgesamt kann man - insbesondere wenn in Zukunft weitere Fortschritte in der Reinhaltung der Luft gemacht werden - umweltepidemiologische Untersuchungen zur Gesundheitsverträglichkeit bestimmter Luftkontaminanten nur befürworten, wenn Studiengebiete, Studienzeiträume und Datenlagen sorgfältigst recherchiert sind, so daß das zu beurteilende Phänomen der Luftverschmutzung über zu erwartende zeitlich/räumliche Schwankungen genügend deutlich gemacht werden kann.

II. Lebensmittel

<u>Vorbemerkung:</u>

Es geht im Zusammenhang dieses Gutachtens ausschließlich um die Beurteilung der Verunreinigung der Nahrungsmittel mit Umweltkontaminanten. Primär nicht in Betracht gezogen werden so Zusatzstoffe oder Rückstände aus dem Produktionsprozeß. Dies ist selbstverständlich keine Bewertung des dort existierenden Regelbedarfs. Oft sind Unterscheidungen, ob eine Kontaminante Verunreinigung oder Rückstand ist, nicht möglich.

Fast alle relevanten Umweltfragestellungen treten auch im Bereich Nahrungsmittel auf. Aus den vielen möglichen Themen wurden folgende bearbeitet, um an ihnen die Chancen und Probleme der Umweltepidemiologie zu Nahrungsmitteln zu verdeutlichen:
- toxische Schwermetalle
- Organohalogene
- Nitrat, Nitrit, Nitrosamine.

(1) toxische Schwermetalle

- Cadmium:

<u>inhaltlich:</u>

Die Studien nehmen Bezug auf die Erfahrungen im Rahmen der japanischen Itai-Itai-Erkrankung. Dabei wird auch eine besondere Erkrankungsbereitschaft älterer Frauen erwartet. Auch aus arbeitsmedizinischen Untersuchungen ist der generelle Zusammenhang zwischen Cadmiumbelastung und Nieren- (und Lungen-) Erkrankungen bekannt. Die Häufigkeit von Nierenerkrankungen bei älteren Menschen und die geringen regionalen Unterschiede in der Cadmiumbelastung (des Lebensmittelangebots!!) machen es unter heutigen Bedingungen extrem schwierig, über umweltepidemiologische Studien zu neuen Aussagen zu kommen.

<u>methodisch:</u>

Da über das Rauchen ähnlich hohe Cadmiumaufnahmen erzielt werden können wie über die Nahrung, liegt hier eine weitere erhebliche Belastungsquelle vor. Modellrechnungen, die die Gesamtbelastung mit Cadmium zu schätzen versuchten sowie die Erfahrungen mit der Itai-Itai-Krankheit und Erkenntnisse aus der Arbeitsmedizin zugrundelegten, gehen für die Bundesrepublik von derzeit 20.000 bis 200.000 cadmiumbedingten Nierenfunktionsstörungen aus. Es soll hiermit nicht die Berechtigung der konkreten Annahmen diskutiert, sondern nur deutlich werden, daß kaum ein anderer Weg zur Abschätzung des Risikos zur Verfügung steht.

- Quecksilber

<u>inhaltlich:</u>

Auch beim Quecksilber ist die generelle Relevanz von Quecksilberbelastungen aus der Arbeitsmedizin bekannt. Hinzu kommen Erfahrungen nach der Fischbelastung in der Minamata-Bucht. Die nicht akut-toxischen Erscheinungen, wie sie bei chronischen Quecksilberbelastungen erwartet werden, sind sowohl unspezifisch wie auch nicht präzise faßbar. Wenn die methodischen Probleme - übrigens auch im Bereich der Expositionsmessung - nicht behoben werden, können umweltepidemiologische Aussagen zum Vorliegen von Gesundheitsstörungen auf Grund chronischer Quecksilberbelastungen nicht erzielt werden.

<u>methodisch:</u>

Die wesentliche Quecksilber-Quelle aus den Nahrungsmitteln entstammt den Fischen, weil vor allem hier das Quecksilber in der hochtoxischen gebundenen Form des Methylquecksilbers vorliegt. Die angemessenste Form der Expositionsmessung, die im Blut, am Haar und im Urin versucht wird, scheint noch nicht erreicht. Chronische Effekte, die vor allem im psycho-neuralen Bereich erwartet werden, sind durch die Unspezifität der Messungen und den hohen methodischen Aufwand belastet. Ein solcher Aufwand kann unter Beibehaltung der notwendigen Untersuchungsqualität über die ganze Studiendauer normalerweise nur in experimentellen Studien gerechtfertigt werden.

- Blei

<u>inhaltlich:</u>

Die grundsätzlichen Gefahren der Bleiexposition sind historisch belegt. Schwieriger ist die Beurteilung chronischer Bleibelastung in der heutigen Situation. Bevorzugt studierte Gesundheitsrisiken sind:

- erhöhter Blutdruck (sowohl systolisch wie diastolisch bei Erwachsenen)
- neuropsychologische Defizite (bei Kindern).

Zu beiden Themenbereichen liegen den grundsätzlichen Zusammenhang bestätigende Untersuchungen vor. In Hinblick auf die zu erwartende weitere Entlastung der Bleiexposition müßten epidemiologische Studien angesetzt werden, daß sie weitere Erkenntnisse über die gesundheitliche Bedeutung relativ niedriger chronischer Exposition bringen.

<u>methodisch:</u>

Im methodischen Bereich treten bezogen auf die Darstellung psycho-neurologischer Störungen ähnliche Probleme auf wie beim Quecksilber. Hier erscheint ein methodischer Fortschritt in Richtung auf breitenanwendungsfähige Testverfahren dringend geboten.

(2) Organohalogene

<u>inhaltlich:</u>

Aufgrund von Tierversuchen und arbeitsmedizinischen Erkenntnissen werden von persistenten Organohalogenen z.T. irreversible und schwerwiegende Gesundheits-schädigungen erwartet (z.B. Krebs). Obwohl halogenierte Kohlenwasserstoffe in praktisch allen Umweltmedien - und damit auch in Nahrungsmitteln - nachweisbar sind, gibt es keine systematischen Programme zur Aufklärung der möglichen Risiken für die Gesundheit der Bevölkerung.

<u>methodisch:</u>

Es ist jedoch unter den jetzigen Randbedingungen der epidemiologischen Forschung extrem schwierig, die Risiken, die für die Bevölkerung von den ubiquitären - in geringen Mengen, aber in zahlreichen Varianten verbreiteten - Organohalogenen ausgehen, in umweltepidemiologischen Studien nachzuweisen und zu erfassen. Als Quelle der Evidenz bleiben aber Tierversuche, Erfahrungen aus der Arbeitsmedizin und darauf aufsetzende Modellrechnungen. Arbeitsmedizinische Studien und Register könnten besonders dazu beitragen, bestehende Wissenslücken zu schließen. Dies gilt auch für neue Risiken. Gleichzeitig ist es notwendig, die Konzentrationen, die über Nahrungsmittel aufgenommen werden, routinemäßig zu bestimmen, wobei die Defizite in der Analytik, soweit sie nicht beseitigt werden können, durch konservative Schätzungen abgedeckt werden müssen. Beim Umgang mit diesen Stoffen hat die Vorsicht auch die nicht lokalen Auswirkungen unter ungünstigen Konstellationen und Annahmen einzuschließen.

(3) Nitrat, Nitrit, Nitrosamine

<u>inhaltlich:</u>

Kenntnisse oder Erfahrungen zu gesundheitsrelevanten Einflüssen von Expositionen mit dieser Stoffgruppe entstammen nicht epidemiologischen Studien. Aus jetziger Sicht kann somit nicht gesagt werden, ob die Krebsinzidenz durch Nitrosamine aus der Umwelt (hier: Ernährung) beeinflußt wird. Zu anderen untersuchten Effekten dieser Stoffgruppe wie akute Gefährdung von Säuglingen oder Retardierung der Kindes-entwicklung liegen schwache Hinweise vor. Angesichts offenbar weiter steigender Nitratbelastung wäre diesen Risiken angemessene Aufmerksamkeit zu schenken.

<u>methodisch:</u>

Die durchgeführten Studien zum Zusammenhang Krebsinzidenz und Nitrosamine in Nahrungsmitteln weisen Mängel und auch weitgehend nicht behebbare Schwierigkeiten auf. Weitere epidemiologische Untersuchungen können zu diesem Thema deswegen kaum mehr beitragen, es sei denn, es würden neue Design-Merkmale (z.B. mit Hilfe von Testverfahren ähnlich dem Nitrosoprolintest) zur Prüfung präziserer Hypothesen eingesetzt.
Generell können aus der Diskussion der Ergebnisse umweltepidemiologischer Studien zum Zusammenhang zwischen Nahrungsmittelkontamination (Verunreinigungen) und Gesundheit folgende Konsequenzen gezogen werden:

- Die Möglichkeiten der Erkenntnisgewinnung aus Tierexperimenten und arbeitsmedizinischen Studien und Registern müssen intensiv genutzt werden.
- Die Konzentrationen der Schadstoffe in Nahrungsmitteln sind über effektive und das heißt auch breit angelegte Monitoring-Programme so umfassend wie möglich zu verfolgen.
- Die Verzehrgewohnheiten in der Bevölkerung müssen wiederholt studiert werden, um ein möglichst genaues Bild von der qualitativen und quantitativen Belastung der Bevölkerung zu haben.
- Das Wirkungsschwellenwertkonzept sollte ohne empirischen Beleg nicht zur Grundlage von Modellberechnungen gemacht werden (z.B. bei ADI-Werten).
- Unter keinen Umständen dürfen geringe Chancen epidemiologischen Nachweises mit einem entsprechend geringen Umfang letztlich vermeidungswürdiger Risiken gleichgesetzt werden.
- Der Ansatz der Umkehr der Beweislast, wie er z.B. zum Teil im Arzneimittelbereich praktiziert wird, (d.h. der durch den Hersteller zu erbringende Nachweis der Unbedenklichkeit) würde bei seiner Anwendung im Bereich der Kontamination von Nahrungsmitteln auf vermutlich unüberwindbare methodische und praktische Probleme stoßen.

III. Trinkwasser

<u>inhaltlich:</u>

Auswirkungen der Wasserhärte auf die Gesundheit sind eher nicht anzunehmen. Die Cadmiumaufnahme über das Trinkwasser ist i.a. vernachlässigbar, anders bei Blei und Nitrat. In Altbauten mit Bleiinstallationen kann bereits die Bleizufuhr über das Trinkwasser die vorläufig duldbare wöchentliche Aufnahmemenge überschreiten. Es ist jedoch bei diesen Kontaminanten nur die Betrachtung der Gesamtbelastung angemessen. Hier sei auf die entsprechende Darstellung der anderen Belastungspfade verwiesen.

Obgleich weitgehend über das Ausmaß der Chlorierung des Trinkwassers bedingt (somit nicht dem hier behandelten Thema zugehörig), seien hier die mit einem erhöhten Krebsrisiko (z.B. der Blase) einhergehenden organischen Verunreinigungen (Trihalomethane u.a.) des Trinkwassers erwähnt. Die epidemiologische Evidenz hierzu ist zwar nicht "beweiskräftig", jedoch aufgrund allgemein gleichgerichteter Ergebnisse im Sinne leicht erhöhter Risiken genügend gegeben. Dies stützt die heute allgemeine Tendenz, die Haloformkonzentration im Trinkwasser so weit als verantwortbar zu reduzieren. Epidemiologisch dieses Thema weiter anzugehen, erscheint dann gerechtfertigt, wenn es damit gelingen könnte, auch kleinere Risiken statistisch zugänglich zu machen, um damit einer Risikoabwägung der Chlorierung quantitativ näher zu kommen.

IV. Lärm

<u>inhaltlich:</u>

Als mögliche Schädigungen durch Umwelt-Lärm (z.B. an Flugschneisen, Hauptverkehrsstraßen, Hauptbahnlinien) werden vor allen Dingen diskutiert:

- Hörschäden
- Schlafstörungen
- psychische Wirkungen
- andere Wirkungen über das zentrale und/oder vegetative Nervensystem wie z.B. Auslösung irreversibel erhöhten Blutdrucks
- Wirkungen auf den menschlichen Fötus.

Als epidemiologisch gesichert ist die Auslösung von Bluthochdruck anzusehen. Die sonst bekannten Risikogruppen für erhöhten Blutdruck sind natürlich bevorzugt betroffen.

Hinreichend gestützt erscheint auch ein Zusammenhang zwischen chronisch erhöhtem Lärmpegel und erniedrigtem Geburtsgewicht bzw. Frühgeburt.
Zu diesen beiden Themenbereichen sowie zum Bereich psychische Wirkungen erscheint es zwar wünschenswert, aber nur unter entsprechendem Aufwand sinnvoll, präzisierende epidemiologische Untersuchungen anzusetzen.

<u>methodisch:</u>

Die anderen oben genannten potentiellen Wirkungsbereiche der akuten und chronischen Lärmexposition scheinen kaum über umweltepidemiologische Studien zugänglich.

Erfolgversprechender scheinen sowohl die Extrapolation von Laboruntersuchungen als auch die Verwendung arbeitsmedizinischer Erkenntnisse.

V. Ionisierende Strahlung

<u>inhaltlich:</u>

Allgemein kann die ionisierende Strahlung als das hinsichtlich seiner Wirkungen am umfangreichsten untersuchte Umwelt-Agens angesehen werden. Es ist kaum anzunehmen, daß zu anderen Bereichen möglicher Umweltbelastungen Auseinandersetzungen mit ähnlichem wissenschaftlichen Aufwand geführt und auf ähnlich geringe (aber nicht vernachlässigenswerte!) Risiken gerichtet werden könnten, wie es z.B. in der Bundesrepublik nach dem Tschernobyl-Unfall mit dem Strahlenrisiko geschah.

Dennoch gilt, daß dem guten Wissen über das Strahlenrisiko bei mittleren und großen Dosen wenig gesichertes im Bereich niedriger Dosen, die unter den Begriff einer Umweltbelastung fallen würden, entgegensteht.

<u>methodisch:</u>

Die Bestimmung von Risikokoeffizienten für die Entstehung von Malignomen über epidemiologische Studien ist bei niedrigen Dosen illusorisch wegen des auch natürlichen Auftretens dieser Malignome mit beträchtlichen regionalen und zeitlichen Schwankungen der Inzidenz. Eher könnten noch durch Vertauschen von Null- und Alternativhypothesen Studien zum Ausschluß eines von außen vorgegebenen Wertes für einen Strahleneffekt Sinn machen.

Die Risikokoeffizienten der Internationalen Strahlenschutzkommission orientieren sich an resultierenden Todes- statt Erkrankungsfällen, so daß der unterschiedliche Fortschritt in der medizinischen Behandlung bereits in die primäre Risikodarstellung eingeht.

Die einzelnen Studien lassen sich wegen unterschiedlicher Verwendung von Risikodefinitionen nicht direkt vergleichen. Eine Darstellung der Ergebnisse mit einheitlichen Risikomaßzahlen sollte angestrebt werden.

Epidemiologische Studien über deutlich oder eher exponierte Personen, z.B. Patienten mit Strahlentherapie, entsprechende Beschäftigte in der Medizin oder in kerntechnischen Anlagen, sollten in der Bundesrepublik Deutschland ermöglicht werden.

VI. Allgemeine Schlußfolgerungen aus dem Gutachten

<u>methodische:</u>

- Schwer erfaßbare Effekte, wie z.B. im neuro-psychologischen Bereich, sind wegen meßmethodischer Schwächen kaum nachweisbar: hier ist die Entwicklung von für Breitenanwendung geeigneten Indikatoren notwendig.
- In Zukunft sollte in der wissenschaftlichen Diskussion der Unterschied zwischen Schwellenwert, statistischer Nachweisgrenze und (handlungsrelevanten) Grenzwerten stärker beachtet werden.
- Konfidenzintervalle und Vertrauensbereichsdarstellungen generell sollten die Verwendung statistischer Tests immer begleiten, wenn nicht ablösen.
- Die Bedeutung umweltepidemiologischer Studien für die Aufdeckung bisher unbekannter Gesundheitsgefährdungen ist z.Zt. gering zu veranschlagen. Meist sind sie tierexperimentellen u.a. toxikologischen Erkenntnissen, Erkenntnissen aus der Arbeitsepidemiologie und Studien über die Auswirkungen katastrophenförmiger Ereignisse in der Aussagekraft unterlegen.
- Auf epidemiologischen Überlegungen aufbauende grundlegende und routinemäßig durchzuführende Untersuchungen wie Monitoringprogramme, Expositonsmessungen sowie Wahl von Meßstellen und Meßwerterfassung sollten stärker gefördert werden, da sie insbesondere die inhaltliche Qualität der Modellrechnungen stark beeinflussen, wo doch letztere im wesentlichen die nicht erbringbare umweltepidemiologische Evidenz substituieren müssen. Gleichzeitig erhöhen diese Maßnahmen die potentielle Bedeutung umweltepidemiologischer Studien.

- Die Bedeutung umweltepidemiologischer Studien ist somit besonders da zu sehen, wo es sinnvoll erscheint, die Plausibilität über die Anwendung von Modellvorstellungen auf Expositionsdaten der Bevölkerung erhaltene Schätzungen der Morbidität empirisch zu belegen.

forschungspolitische:

- Sehr viele methodische Schwierigkeiten der Umweltepidemiologie reflektieren allgemeine Defizite der Epidemiologie in Deutschland, insbesondere das Fehlen von Morbiditätsstatistiken, speziell Krebsregistern.
- Darüberhinaus wird das Fehlen arbeitsmedizinischer Statistiken und Register deutlich.
- Eine insgesamt methodisch schwache Forschung leidet vor allem unter unvertretbaren "Leitsubstanz"- und "Surrogatwert"-Konzepten. Eine intensive Förderung der Indikatorenforschung in diesem Bereich ist dringend geboten.
- Wenn auch die Chancen, wissenschaftliche Evidenz aus umweltepidemiologischen Studien zu gewinnen, gering einzuschätzen sind, werden solche Studien zu geeigneten Fragestellungen, ggf. aber auch aus politischen Gründen immer wieder in Gang kommen müssen. Für solche Fälle sollten koordinierte Vorgehensweisen zwischen Bund- und Länderbehörden sowie anderen Forschungsförderungsstellen erarbeitet und eingehalten werden.
- Die Umweltmedizin wird ihre Beiträge umso glaubwürdiger erbringen können, je stärker sie sich der Gesundheitsforschung allgemein einordnet. Das weitgehende Fehlen einer starken Gesundheitsforschung in der Bundesrepublik (entsprechend dem angelsächsischen public health) schwächt somit auch nachhaltig die Chancen einer Umweltmedizin.

Auswertestrategien und Studienkonzepte bei umweltepidemiologischen Studien

Gerd Welzl und Hagen Scherb

Bei den durchgeführten Literaturrecherchen über epidemiologische Studien zum Thema 'Wirkung von Umweltfaktoren auf die menschliche Gesundheit' stand die Beurteilung der statistischen Auswertungsmethoden im Vordergrund. Daneben wurde der Kontrolle von Störvariablen besondere Beachtung geschenkt. Auf die Relevanz der Fragestellung, die Bedeutung einzelner Hypothesenprüfungen mittels epidemiologischer Studien im Prozeß wissenschaftlichen Erkenntnisgewinnes konnte nur ungenügend eingegangen werden. Es ist sicherlich ein schwieriges Unterfangen, den Stellenwert umweltepidemiologischer Untersuchungen innerhalb anderer wissenschaftlicher Zugänge zur Aufklärung von Umwelt/Gesundheitsbeziehungen allgemein festzulegen. Zu unterschiedlich sind die Zielsetzungen und die methodischen Zugänge zu den verschiedenen Problemkreisen. Bei der Untersuchung der Lärm/Schlaf-Beziehung werden z.B. ganz andere Kriterien für die Auswahl von Studienansätzen grundlegend sein, als etwa bei der Thematik Cadmium/Nierenfunktion. Im folgenden Abschnitt sollen dennoch - ausgehend von den durchgeführten Recherchen - einige Punkte zusammengestellt werden, die die Rolle der Umweltepidemiologie skizzieren können.

Es ist festzustellen, daß der Abstand von der Entwicklung neuer statistischer Auswertungsmethoden bis zu ihrer Verfügbarkeit in Statistikprogrammpaketen immer kürzer wird. Ein Beispiel dafür ist das von Epidemiologen der IARC empfohlene Programmpaket GLIM (Generalised linear interactive modelling). Es ist zu hoffen, daß der verstärkte Einsatz von derartigen Statistikpaketen dazu beiträgt, bisherige Probleme z.B. bei der Durchführung von multiplen Regressionsanalysen, insbesondere bei der Untersuchung von Interaktionen von Risikofaktoren, zu mindern.

Ein größerer Teil der recherchierten Untersuchungen benutzte jedoch lediglich einfache statistische Maßzahlen oder deren Vergleich sowie Signifikanztests. Gerade die Anwendung des reinen Signifikanztests im Forschungsprozeß ist häufig zu Recht kritisiert worden. Die Kritikpunkte - z.B. bezüglich der Interpretation des Signifikanzniveaus, der Interpretation nichtsignifikanter Ergebnisse, des Signifikanztests als hypothesenstützende Instanz - scheinen im Bereich der Umweltepidemiologie noch zu wenig Berücksichtigung zu finden. So geschieht es immer wieder, daß nichtsignifikante Ergebnisse als Nachweis einer Nichtwirkung dargestellt werden, daß von epidemiologischen Studien mit sich widersprechenden Ergebnissen gesprochen wird, wenn die eine Untersuchung ein signifikantes, die andere ein nichtsignifikantes Resultat ergab.

Ungerechtfertigt ist auch die Verwendung des reinen Signifikanztests zur Definition von Grenzwerten.

Mittlerweile stehen Auswertungsprogramme zur Verfügung, die auf der Basis der Berechnung von Gütefunktionen einen adäquaten Einsatz von statistischen Tests ermöglichen. Es sei jedoch bereits hier erwähnt, daß für den richtigen Einsatz dieser Verfahren die genaue Formulierung einer Hypothese und einer Alternative erforderlich ist. Diese Hypothesen sind üblicherweise das Resultat von Modellüberlegungen aus anderen Forschungsansätzen wie z.B. Tierversuchen, biochemischen Experimenten oder arbeitsmedizinischen Studien. Entscheidend ist dabei nicht die Berechnung statistischer Kenngrößen, sondern die Integration verschiedener Forschungsansätze.

Neben diesen hypothesenorientierten Aussagen steht bei vielen empirischen Untersuchungen die Quantifizierung bestimmter Risiken im Vordergrund. Dabei sollte stets eine Berechnung von Konfidenzintervallen durchgeführt werden. Bei umweltepidemiologischen Studien sind vorrangig Maßzahlen diskreter Verteilungen (Binomial- bzw. Poissonparameter) anzugeben bzw. ist der Vergleich solcher Verteilungen durchzuführen. Bei der Schätzung dieser Parameter und der Konstruktion von Konfidenzintervallen könnte auf asymptotische zugunsten exakter Verfahren verzichtet werden. Die Anwendung 'exakter' Methoden kann jedoch keinesfalls Schwächen im Studienansatz ausgleichen.

Eine <u>Kontrolle von Störvariablen</u> ist in neueren Studien meist in ausreichender Form durchgeführt worden. Es muß betont werden, daß der Begriff der Störvariablen nur sinnvoll im Kontext eines zu untersuchenden Zusammenhanges zwischen spezifischer Exposition und Gesundheitseffekt zu gebrauchen ist. Dies hat zur Folge, daß generell bereits bei der Planung einer Studie Faktoren, die sowohl zur Umweltexposition als auch zum Gesundheitseffekt eine gesicherte Beziehung aufweisen, berücksichtigt werden müssen. Wir möchten jedoch vor einer Überinterpretation von Confounding warnen. Häufig wird die Aussagekraft epidemiologischer Studien angezweifelt, weil bestimmte Faktoren nicht kontrolliert wurden. Dabei werden explizit oder implizit Umwelteinwirkungen aus verschiedenen Quellen gegeneinander ausgespielt: als ob die schädliche Wirkung der Luftverschmutzung deswegen angezweifelt werden muß, weil schlechte Ernährung und Lärm häufig gleichzeitig auftreten und die Faktoren nicht isoliert betrachtet werden können! Die untersuchten Faktoren müssen aber solange gemeinsam als potentielle Schädiger gelten, als es nicht gelungen ist, ihren jeweiligen speziellen Beitrag über andere Studienansätze aufzuklären. Der Versuch einer Einteilung in echte Beziehungen und 'Scheinkorrelationen' ist dabei nicht sinnvoll. Insbesondere der Faktor 'soziale Schicht' stellt im allgemeinen ein Maß für vermeidbare gesundheitliche Umweltbelastungen dar, die als Störvariable anders zu werten ist als etwa Alter und Geschlecht.

Bedeutsamer als Probleme der geeigneten Auswertungsstrategie ist die Frage, mittels welcher epidemiologischer Studienkonzepte welche Beiträge zur Lösung von Fragen nach dem Zusammenhang von Umweltexposition und Krankheitsentstehung erbracht werden können. Epidemiologische Studien spielten in der Vergangenheit eine wichtige Rolle bei der Aufklärung der Verbreitung von Infektionskrankheiten. Die Erkenntnis, daß viele chronische Krankheiten, insbesondere Krebs, mit Umweltfaktoren zusammenhängen, hat zu einer Verlagerung des Hauptanwendungsgebiets der Epidemiologie geführt. In der Mehrzahl der epidemiologischen Studien wird heute versucht, mögliche ätiologische Faktoren von 'Zivilisations'krankheiten zu identifizieren. Diese Faktoren werden in der physikalisch-chemischen Umwelt und in den sozioökonomischen Bedingungen von Bevölkerungsgruppen gesehen. In der Regel ist es jedoch wesentlich schwieriger, in umweltepidemiologischen Studien zu eindeutigen Aussagen zu kommen, als dies bei klassischen epidemiologischen Studienzielen der Fall ist. Der Grund dafür liegt in der wesentlich größeren Komplexität der Expositionsbedingungen in umweltepidemiologischen Studien.

Auf dem Gebiet der epidemiologischen Methodenlehre sind in den letzten Jahrzehnten große Fortschritte gemacht worden, und zwar in allen Forschungsansätzen der deskriptiven und analytischen Epidemiologie. Ökologische und geomedizinische Forschungsansätze sind der <u>deskriptiven Epidemiologie</u> zuzuordnen. Diese hier nicht näher berücksichtigten Methoden erhalten ihre besondere Bedeutung unter gesundheitsplanerischen Aspekten. Bereits durch explorative Studien beobachtete Inzidenzunterschiede zwischen Regionen oder im zeitlichen Verlauf können gesundheitspolitisches Handeln rechtfertigen. Ein weiterer Aspekt ist die Hypothesengewinnung aufgrund derartiger Studien, wobei dann anschließend eine Überprüfung mittels klassischer Forschungsansätze wie in vitro Tests, Tierversuche oder analytischepidemiologische Studien stattfinden muß. Trotz einiger positiver historischer Beispiele sollte unserer Meinung nach dieser Aspekt nicht überbewertet werden. Auch in Zukunft werden die wichtigsten Ideen, die zu neuen Modellbildungen und Hypothesen führen, den Köpfen forschender Wissenschaftler aber nicht großen Datenkörpern entspringen.

Derzeit werden in der Bundesrepublik Deutschland ökologische und geomedizinische Forschungsansätze durch die Regelung des Zugangs zu Mortalitäts- und Morbiditätsdaten erschwert. Beispielsweise ist die regional unterschiedliche - teilweise stark beschränkte - Aufbewahrungszeit von Todesbescheinigungen sehr hinderlich.

Nachdem früher Epidemiologie eher mit deskriptiver Statistik gleichgesetzt wurde, gewinnt - ausgehend von wichtigen Arbeiten im Ausland - zunehmend auch in der Bundesrepublik die Rolle der <u>analytischen Epidemiologie</u> in der Krankheitsursachenforschung an Bedeutung. Die klassische Theorie von Planung und Auswertung von Experimenten, die auf Kontrolle und systematische Variation von Einflußgrößen aufgebaut ist, kann auf Fragen nach dem Zusammenhang von Exposition und Krankheitsentstehung beim Menschen nicht angewendet werden. Krankheitsursachenforschung beim Menschen ist daher auf Beobachtung angewiesen. Diese Beobachtungen zu vereinheitlichen, die möglichen Verzerrungen, z.B. durch Selektion, Beobachtungsfehler und Confounding, auszuschalten oder zu mindern und möglichst effizient die Überprüfung konkreter Hypothesen zu ermöglichen, ist Ziel der analytischen Epidemiologie. Dies hat bisher hauptsächlich zu zwei Typen von Studienansätzen geführt: Fall-Kontroll-Studien und Kohortenstudien.

Bei Fall-Kontroll-Studien werden die zu untersuchende Umweltexposition sowie spezifische Störvariable an Personen, die die Zielkrankheit haben (Fälle) und an nicht daran Erkrankten (Kontrollen) erhoben und verglichen. Dieses schnelle und effiziente Verfahren bringt Probleme insbesondere bei der geeigneten Auswahl von "Kontrollen" mit sich. Es ist weniger geeignet, wenn mit einem seltenen Auftreten der Umweltexposition zu rechnen ist.

Bei Kohortenstudien werden zwei Gruppen unterschiedlich exponierter Personen untersucht und hinsichtlich des Auftretens der Zielkrankheit verglichen. Der Nachteil dieses ansonsten insbesondere bezüglich der Kontrolle von Variablen idealen Studientyps ist die zumeist notwendige lange Beobachtungsdauer. Werden Kohortenstudien mit zurückverlegtem Ausgangspunkt (historisch-prospektive Studien) durchgeführt, so liegt ein Problem darin, genügend in die Vergangenheit reichende Unterlagen zur Verfügung zu haben. Für seltene Krankheiten ist dieser Ansatz wenig geeignet.

Bei der Bewertung des Stellenwerts einzelner epidemiologischer Studien für die Untersuchung der Beziehung zwischen einem spezifischen Umweltfaktor und einer Krankheit ist stets der jeweils vorliegende Wissensstand zu berücksichtigen. Deskriptive Studien sollten nur am Anfang des Forschungsprozesses stehen, wobei wir aber davon ausgehen, daß neue Risikofaktoren derzeit im allgemeinen nicht durch umweltepidemiologische Studien aufgedeckt werden können. Die zu beobachtende Tendenz, in diesem Bereich verstärkt Studien ohne spezifische Fragestellung durchzuführen, erscheint deshalb fragwürdig. Erst recht gilt dies für Versuche, über umweltepidemiologische Studien Dosis-Wirkungs-Beziehungen oder gar Schwellenwerte aufzudecken. Es gibt eine Reihe von experimentellen Ergebnissen z.B. aus Tierversuchen oder kontrollierten Experimenten an Risikogruppen, die der Bestätigung im alltäglichen Umfeld bedürfen. Weitere Hypothesen können aus toxikologischen Experimenten, aus arbeitsmedizinischen Studien oder aus katastrophenartigen Ereignissen resultieren. Umweltepidemiologische Studien sind dann ein wichtiges Glied beim Nachweis einer Beziehung zwischen einem spezifischen Umweltfaktor und einer Krankheit. Diese Argumentationskette läßt sich am Beispiel der Untersuchung des Zusammenhangs von langfristiger Umweltlärmbelästigung und irreversibler Blutdruckerhöhung darstellen:

(1) Interventionsstudien an Menschen mit experimenteller Belastung zeigen einen Zusammenhang zwischen Lärmstörung und akutem Blutdruckanstieg.
(2) Tierexperimentell ist ein Zusammenhang zwischen langfristiger Wiederholung akuter lärmbedingter Blutdruckanstiege und irreversiblen Blutdruckerhöhungen nachgewiesen.
(3) Umweltepidemiologische Studien zeigen eine Erhöhung der Hypertonierate bei Bevölkerungsgruppen mit hoher Lärmexposition.

Umweltepidemiologische Studien alleine sind im allgemeinen wenig aussagekräftig. Trotzdem ist zu betonen, daß sie notwendig sind, um Antworten auf Fragen nach umweltbedingten Gesundheitsrisiken zu geben, wenn Experimente am Menschen im Zusammenhang mit irreversiblen Prozessen unethisch sind. Analytische epidemiologische Studien müssen also in den seinem Wesen nach iterativen Forschungsprozeß - Überprüfung von Hypothesen, ihre Widerlegung oder Verbesserung und erneute

Überprüfung - eingebettet werden. Der beobachtete repetitive Charakter etlicher Studien bewirkt daher häufig ein auf der Stelle treten im Erkenntnisgewinn. Leider scheint die größere Wahrscheinlichkeit, bekannte Hypothesen bestätigen zu können, gelegentlich die notwendige Untersuchung von Alternativen zu beschränken. Die geringe Koordination zwischen Bundes- und Länderbehörden begünstigt diese Entwicklung.

Bei der Interpretation der Ergebnisse von analytischen epidemiologischen Studien ist stets zu berücksichtigen, daß Voraussetzungen angegeben werden, Unsicherheiten dargestellt, Vermutungen stets als Vermutungen gekennzeichnet werden. Dies ist völlig kompatibel mit einer wissenschaftlichen Erkenntnistheorie, die als wahr bezeichnet, was sich heute noch nicht als Irrtum erwiesen hat. Eine Kritik an 'unklaren' Aussagen epidemiologischer Studien richtet sich daher im Prinzip gegen diesen Wahrheitsbegriff. Mag auch diese Sichtweise politischen Entscheidungsträgern wenig attraktiv erscheinen, so zeigt sie dennoch die einzige Möglichkeit auf, um auf wissenschaftlichem Weg Erkenntnisse über umweltbedingte Gesundheitsrisiken zu erhalten und stellt damit den Preis für das Etikett 'wissenschaftlich' dar.

Die kurze Skizzierung der Rolle der Umweltepidemiologie weist auf Schwachpunkte gegenwärtiger Forschung hin. Folgende Vorschläge zur Verbesserung erscheinen uns vorrangig:

Zur Datenlage:

- Zur Durchführung ökologischer und geomedizinischer Studien ist ein verbesserter Zugang zu anonymisierten Mortalitäts- und Morbiditätsdaten anzustreben.
- Analytisch-epidemiologische Studien sind im allgemeinen personenbezogen. Daher sind gesetzliche Grundlagen für bessere Voraussetzungen für eine personenbezogene Forschung zu schaffen.

Zu Auswertestrategien:

- Eine genaue Formulierung von Hypothese und Alternative(n) ist Voraussetzung für einen effektiven Einsatz statistischer Auswertungsmethoden. Folgende Aufgaben stehen dabei im Vordergrund:
  -- Überprüfung von Modellierungen, die aufgrund von Tierversuchen oder Laboruntersuchungen erfolgten
  -- Überprüfung der Übertragbarkeit (anhand von Modellen) von Ergebnissen bei Risikogruppen auf allgemeine Populationen
  -- Überprüfung von Interaktionen von Risikofaktoren
- Die Einbettung einzelner Studien in einen iterativen Forschungsprozeß macht eine verstärkte Durchführung von Metaanalysen notwendig. Sowohl statistisch-methodisch als auch inhaltlich-erkenntnistheoretisch sind bei der Zusammenfassung von Studienergebnissen noch große Anstrengungen zur Lösung der Probleme nötig.

<u>Zu Studienkonzepten:</u>

- Bei der Konzeption von Studien sind Elemente von politischem und wissenschaftlichem Aktionismus möglichst auszuschalten. Es sollten <u>koordinierte</u> Forschungsprogramme entwickelt werden, die den iterativen Erkenntnisprozeß fördern.
Innerhalb solcher Programme sollte deshalb die Verfügbarmachung der generierten Daten von vornherein mit berücksichtigt werden, damit Parallelarbeiten besser vermieden werden können. Auf der Ebene der Einzelstudien sind durch höhere Qualitätsanforderungen des Förderers, durch verstärkt personellen, materiellen und nicht zuletzt intellektuellen Aufwand mit Sicherheit erhebliche Verbesserungen erreichbar.

TEIL I

Beschreibung und Beurteilung von Studien
zur Untersuchung des Einflußes von Umweltfaktoren
auf Gesundheit und Krankheit

1. Luftverschmutzung

Theresa Faus-Kessler

1.1 Allgemeine Problematik beim Studium der Wirkung der Aussenluftverschmutzung

Der Einfluß emittierter Luftschadstoffe auf die menschliche Gesundheit durchläuft die Zwischenstationen Emission, Immission, Exposition, Gesundheitseffekt. Tabelle 1.1 gibt einen Überblick über die bei diesen Zwischenstufen jeweils zu berücksichtigenden intervenierenden Variablen und als Störvariablen wirkenden zusätzlichen Einflüsse.

Der 'Weg' von der Emission zur Immission, der von meteorologischen (insbesondere Windrichtung und -geschwindigkeit) sowie topographischen Gegebenheiten beeinflußt wird - und der nicht nur die räumliche Verteilung, sondern auch chemische und physikalische Eigenschaften der Schadstoffe modifiziert -, wird in aller Regel bei epidemiologischen Luftverschmutzungsstudien nicht berücksichtigt, sondern es werden die Immissionswerte selbst mit Gesundheitseffekten in Verbindung gebracht.

1.1.1 Feststellung der Immissionen

1.1.1.1 Schadstoffe und Meßprobleme

Nach CSICSAKY und WICHMANN (1985) sind mehr als 100 Substanzen an der Luftverschmutzung beteiligt, von denen nur ein sehr kleiner Teil routinemäßig gemessen wird. Man sieht deshalb häufig Substanzen wie SO_2 als 'Leitsubstanz' an, deren 'Konzentration mit weiteren, gleichsinnig wirkenden Substanzen hoch korreliert ist' und denen von daher Indikatorfunktion für die nicht gemessenen Bestandteile der Luftverschmutzung zukommt.

SCHACH (1980) beschreibt Reliabilitäts- und Validitätsprobleme bei Immissionsmessungen und ihre Konsequenzen für statistische Analysen. Auf die Güte von Meßverfahren wird jedoch in den einzelnen Veröffentlichungen gewöhnlich nicht eingegangen.

Tabelle 1.1   Überblick über Stufen der Wirkung der Luftverschmutzung auf den Menschen

Stufe	Messung	Intervenierende Einflüsse	Störvariablen
Emission	Messung an der Emissionsquelle		
		Schadstofftransport: meteorologische und topographische Gegebenheiten	
Immission	Immissionsmessungen	chemische und physikalische Umwandlungen	
		Anwesenheit im belasteten Gebiet: Berufstätigkeit, Aufenthalt im Haus, Wanderungsbewegungen	
Exposition	wird in der Regel nicht gemessen		anderweitige Exposition durch Arbeitsplatz, Innenraumverschmutzung, Rauchen
		Gesundheitsrelevantes Verhalten	
Gesundheitseffekt	z.B. Mortalitätsraten Morbiditätsraten Einweisungsraten Untersuchung oder Befragung von Bevölkerungsstichproben		Alter Geschlecht Genetische Faktoren Soziale Schicht Vorerkrankungen Ärztliche Versorgung Gesundheitseffekte durch andere Umweltschäden

Im folgenden werden Meßverfahren nur soweit angesprochen, als es Probleme mit der Vergleichbarkeit von Konzentrationsindizes für dieselbe Schadstoffgruppe gibt, und nur soweit solche Probleme der epidemiologischen Literatur zu entnehmen waren.

a) PARTIKELFÖRMIGE LUFTVERSCHMUTZUNG (Staub): Die biologische Wirkung von partikelförmiger Luftverunreinigung hängt ab von der Größe der Partikel (sie bestimmt die Verteilung in den Atemorganen) und ihrer chemischen Zusammensetzung. Bei routinemäßigen Messungen partikelförmiger Luftverunreinigungen werden diese Differenzierungen jedoch meist nicht gemacht.

Die üblichen Konzentrationsindizes (für Partikelmasse pro Volumeneinheit) bzw. Meßverfahren für Partikel sind (HOLLAND et al. 1979; LIPPMANN u. LIOY 1985):

- Total Suspended Particulates (TSP)
  Meßmethode: High Volume Sampler; bisher üblich in den Vereinigten Staaten. Nachteile: Es werden (in Abhängigkeit von den Windverhältnissen) größere, nicht inhalierbare Partikel miterfaßt; es können keine kontinuierlichen Meßwerte gewonnen werden, sondern nur kumulative Meßwerte über ca. 24 Stunden. Vorteil: Mit diesen Verfahren gesammelte Partikel können chemisch auf ihren Gehalt an Schwermetallen (Blei, Zink, Cadmium) und anderen Stoffen analysiert werden.

- British Smoke Index (BS, 'Smoke')
  Mit einem optischen Meßverfahren wird die Schwärzung eines Filterpapiers bestimmt. 'What it actually measures is the blackness of sampled particles' (LIPPMANN und LIOY 1985). Die Konzentrationsbestimmung beruht auf der sogenannten 'Standard-Smoke'-Kalibrierung, die standortspezifisch vorgenommen wurde, aber inzwischen nicht mehr als valide angesehen wird (HOLLAND et al. 1979). Der Meßbereich ist nach oben beschränkt, so daß Spitzenwerte (in Smog-Episoden) unterschätzt werden können. Im Gegensatz zum TSP-Index liegt die Größe der gemessenen Partikel im inhalierbaren Bereich.

- Coefficient of Haze (CoH) wird mit einem vergleichbaren Verfahren wie der British Smoke Index gemessen und gibt direkt die Schwärzung des Filterpapiers an, verzichtet also auf eine Kalibrierung.

- Das 'PM_{10}'-Verfahren (1984 von der EPA vorgeschlagen) mißt selektiv nur Partikel, die in die unteren Atemwege inhaliert werden können. Weitere Fraktionierungen nach Partikelgrößen werden vorgeschlagen (LIPPMANN und LIOY 1985).

- In der Bundesrepublik Deutschland wird das 'Beta-Staubmeter' benutzt, das auf der Absorption von ß-Strahlung beruht.

Die verschiedenen Konzentrationszindizes sind nicht direkt vergleichbar: sie messen jeweils verschiedene Eigenschaften der gesammelten Partikel. Lediglich zwischen TSP und BS wurden standortspezifische Umrechnungsformeln empirisch ermittelt. Der High Volume Sampler mißt von allen Verfahren die höchsten Werte (vgl. CSICSAKY und WICHMANN 1985).

b) SCHWEFELVERBINDUNGEN: Von den verschiedenen Schwefelverbindungen, die in der Außenluft vorkommen, wird Schwefeldioxid als die gesundheitlich relevanteste angesehen. SO_2-Messungen sind jedoch nicht allgemein gebräuchlich. Häufig benutzt man als Indikator für die SO_2-Belastung die Konzentration von Sulfationen (SO_4^{2-}), die aus Schwefeldioxid durch chemische Umwandlung entstehen. Die Aerosole, in denen die Sulfationen dissoziiert sind, stellen einen Teil der partikelförmigen Luftverschmutzung dar. Diese Aerosole entstehen teilweise erst durch die Messung aus Schwefelsäure, die als 'saurer Nebel' (acid mist) die Atemwege schädigt, selbst aber nicht zuverlässig gemessen werden kann (WHO 1979; CSICSAKY und

WICHMANN 1985). Wie gut die Schwefelsäurekonzentration durch SO_4^{2-} Messungen angenähert wird, ist nicht bekannt (z.B. EVANS et al. 1984).

c) SONSTIGES: Routinemäßig werden in der Bundesrepublik Deutschland normalerweise noch Kohlenmonoxid (CO) und Stickoxide (NO_x), speziell Stickstoffdioxid (NO_2) gemessen. Ozon (O_3) spielt vor allem in Gegenden mit stärkerer Sonneneinstrahlung eine Rolle und ist am sogenannten photochemischen Smog beteiligt; in der Bundesrepublik wird es nicht überall gemessen. Analysen der Zusammensetzung der partikelförmigen Luftverschmutzung und damit Messungen von toxischen und krebserregenden Bestandteilen (Schwermetalle, Benzo(a)pyren) werden nur sporadisch durchgeführt. Damit ist die Datenbasis zur Bearbeitung spezifischerer epidemiologischer Fragestellungen begrenzt.

1.1.1.2 Lokalisierung von Meßstationen

Die Repräsentativität von Immissionsmessungen für ein Gebiet und damit für die Exposition der dort sich aufhaltenden Bevölkerung hängt von Lokalisation und räumlicher Dichte der Meßstationen ab. Die Schadstoffkonzentrationen können bereits auf kleinem Raum sehr unterschiedlich sein. Meßstationen, die direkt neben der Straße installiert sind, überschätzen z.B. die durchschnittlichen Immissionswerte und können so zu einer Unterschätzung des Einflusses der Luftverschmutzung führen. Im Luftreinhalteplan für Nordrhein-Westfalen sind die Meßstationen verkehrsfern installiert (WICHMANN et al. 1986), wodurch insbesondere das Kohlenmonoxid, dessen Hauptquelle der Kfz-Verkehr ist, unterrepräsentiert ist. In vielen Studien wird noch mit den Daten von nur einer Meßstation pro Stadt gearbeitet.

1.1.1.3 Zeitliche Dichte und Aggregation von Immissionsmessungen

Der kleinstmögliche zeitliche Abstand zwischen zwei Messungen ist teilweise durch das Meßverfahren nach unten beschränkt (z.B. 24 Stunden beim High Volume Sampler). Kontinuierliche Messungen wären für alle Schadstoffe wünschenswert, da sonst Information über kurzzeitige Spitzenbelastungen nicht gewonnen werden kann. Für einige biologische Wirkungen werden gerade die 'peaks' für wirksamer gehalten als langdauernde mittlere Konzentrationen (LIPPMANN und LIOY 1985).

Eine ähnliche Problematik ergibt sich bei der zeitlichen Aggregation von Meßwerten. Verschiedene Immissionsmuster können zu gleichen z.B. Tages- oder Monatsmittelwerten führen. Die Wahl der zeitlichen Aggregation hat daher zu berücksichtigen, mit welchen Belastungsmustern der zu analysierende Gesundheitseffekt in Verbindung gebracht wird.

Abbildung 1.1 aus CSICSAKY und WICHMANN (1985) zeigt ein Beispiel für eine empirisch ermittelte Beziehung zwischen unterschiedlich aggregierten Meßwerten von SO_2.

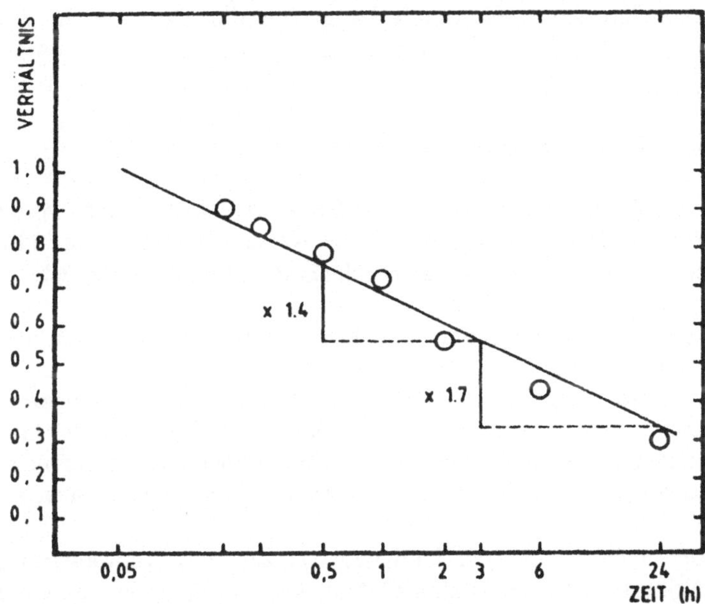

Abb. 1.1. Relative Höhe der SO_2-Tagesspitzenwerte in Abhängigkeit vom Meßzeitraum. Auf den Ordinaten sind Verhältniszahlen angegeben, unter deren Zuhilfenahme Meßwerte mit unterschiedlichen Mittelungszeiträumen ineinander übergeführt werden können. Beispiel: $SO_2(3h) = 1,7 \times SO_2(24h)$; $SO_2(0,5h) = 1,4 \times SO_2(3h)$. (Quelle: CSICSAKY und WICHMANN 1985)

1.1.2 Feststellung der Exposition

Außer bei experimentellen und arbeitsmedizinischen Studien ist die Exposition von Einzelpersonen gegenüber Luftschadstoffen nicht feststellbar. In Luftverschmutzungsstudien wird daher nicht die Exposition selbst, sondern die Immission in Verbindung mit Gesundheitseffekten gebracht. Hierdurch wird implizit die Annahme gemacht, daß alle Personen, die in einem durch eine bestimmte Immissionssituation charakterisierten Gebiet leben, den dort vorhandenen Luftschadstoffen in identischer Weise ausgesetzt sind.

SPENGLER und SOCZEK (1984) sowie SPENGLER et al. (1985) beschreiben eine Reihe von Studien, in denen persönliche Expositionen - sowohl aus der Außenluft als auch aus der Innenluft resultierend - gemessen und teilweise in Verbindung mit Immissionsmessungen gebracht werden. Keine dieser Studien betrachtet jedoch gleichzeitig gesundheitliche Effekte.

Eine indirekte Kontrolle der Unterschiede in der Exposition ist möglich, indem man intervenierende Variablen einbezieht, die den Aufenthalt in dem durch die Immission charakterisierten Gebiet betreffen. Darüber hinaus muß der Tatsache Rechnung getragen werden, daß die Bewohner eines Gebietes in unterschiedlicher Weise durch Arbeitsplatzbelastungen, Innenraum-Luftverschmutzung und Rauchen zusätzlich exponiert sind. Hierdurch kann sich die Dosis sowie die Zusammensetzung der aufgenommenen Schadstoffe ändern.

1.1.2.1 Intervenierende Variablen

Die Wohnbevölkerung eines Gebietes ist der dort vorhandenen Immission von Schadstoffen in unterschiedlicher Weise ausgesetzt. Die individuelle Exposition hängt ab von der Dauer des Aufenthalts in dem Immissionsgebiet.

So ist z.B. anzunehmen, daß Kinder und alte Menschen anderen Dosen von Schadstoffen aus der Außenluft dieses Gebietes ausgesetzt sind als Berufstätige, die nur einen Teil des Tages im Wohngebiet verbringen. Die Nichtberücksichtigung dieser Tatsache kann sowohl eine Über- als auch eine Unterschätzung der tatsächlichen Exposition der einzelnen Gruppen zur Folge haben. Um diese Verzerrung zu kontrollieren, sollten solche unterschiedlich 'anwesenden' Gruppen getrennt analysiert werden.

Bei einer Nichtberücksichtigung von Zu- und Wegwanderungen, also der Dauer des Wohnsitzes im belasteten Gebiet, kann darüber hinaus die Schätzung von Langzeiteffekten verzerrt werden, etwa indem in 'Reinluftgebiete' bevorzugt solche Personen einwandern, die nach langem Aufenthalt in belasteten Ballungsgebieten bereits gesundheitlich geschädigt sind.

1.1.2.2 Zusätzliche Expositionen

Auch bei einer Kontrolle der unterschiedlichen Aufenthaltsdauer im Immissionsgebiet ist die individuelle Exposition nur sehr ungenau durch die Immissionswerte charakterisiert. Durch Arbeitsplatzbelastungen, Luftschadstoffe in Innenräumen und Aktivoder Passiv-Rauchen entstehen unterschiedliche zusätzliche Expositionen. Diese können sowohl die individuell aufgenommene Dosis der Schadstoffe erhöhen, die auch in der Außenluft enthalten sind, als auch weitere Schadstoffe (z.B. Formaldehyd) ins Spiel bringen. Diese zusätzlichen Expositionsfaktoren sind wegen ihrer Komplexität kaum vollständig erfaßbar. Als 'Minimalprogramm' ist die Berücksichtigung von Rauchen und Zugehörigkeit zu extrem belasteten Berufsgruppen anzusehen.

1.1.3 Feststellung der Gesundheitswirkungen

1.1.3.1 Indikatoren

Vermutete Gesundheitseffekte der Luftverschmutzung kann man einteilen nach der Schwere des Effekts (von der Minderung der Lungenfunktion bis zum Tod) und nach seiner Spezifik in bezug auf die Luftverschmutzung.

Als Indikatoren für diese Wirkungen werden sowohl sehr grobe, aus Bevölkerungsstatistiken oder Routinedaten gewonnene Angaben - z.B. Mortalität, Arbeitsunfähigkeit, Krankenhauseinweisungen - als auch Erhebungen an einzelnen Individuen - wie Befragungen, Untersuchungen, Funktionsmessungen - herangezogen.

Je seltener ein Gesundheitseffekt in einer Bevölkerung vorkommt und je unspezifischer er als Folge von Luftverschmutzung ist, desto schwerer kann eine Assoziation mit Schadstoffeinwirkungen entdeckt werden. Sofern Vorwissen über eine besondere Empfänglichkeit bestimmter Bevölkerungsgruppen für einen Gesundheitseffekt vorliegt, sollte gemäß diesem Vorwissen eine homogene Studienpopulation betrachtet werden, in der Unterschiede deutlicher zutage treten. Ferner sollten für die Luftverschmutzung möglichst spezifische Gesundheitseffekte analysiert werden - z.B. Atemwegserkrankungen -, damit Effekte nicht durch Zufallsschwankungen von Gesundheitswirkungen anderer Genese überlagert werden.

1.1.3.2 Annahmen über Latenzzeiten

Jedes Studiendesign enthält explizit oder implizit eine Annahme über die Latenzzeit der analysierten Gesundheitswirkung. Langzeitwirkungen, wie erhöhte Krebsinzidenz der Atemwege, umfassen Zeiträume von Jahrzehnten und können deshalb strenggenommen nur analysiert werden, wenn Kohorten genügend lange verfolgt werden, oder, bei retrospektiver Betrachtung, Messungen von Immissionen entsprechend weit in die Vergangenheit zurückreichen. Da dies nur selten der Fall ist, wird häufig aus neueren Werten in die Vergangenheit extrapoliert (vgl. zu dieser Problematik Abschnitt 1.2 über Querschnittstudien). Bei vermuteten Kurzzeiteffekten ist die genaue Latenzzeit nicht immer bekannt. Von einigen Autoren wurden daher verschiedene Zeitverzögerungen durchprobiert, ohne daß sie zu konsistenten Ergebnissen gekommen sind (vgl. 1.3).

1.1.3.3 Störvariablen

Es gibt theoretisch eine Fülle von Störvariablen (confounder) für den Zusammenhang zwischen Exposition und Gesundheit, die je nach Studiendesign mehr oder weniger berücksichtigt werden müssen.

Stratifizierung bzw. Adjustierung nach <u>Alter und Geschlecht</u> gehört zum epidemiologischen Standard. Mit der Luftverschmutzung sind Alter und Geschlecht zum einen über die mit der Berufstätigkeit zusammenhängenden unterschiedlichen Expositionsmuster assoziiert; zum anderen haben ältere Menschen eine längere Exposition hinter sich.

Niedrige <u>soziale Schicht</u> führt einerseits zu höherer Exposition, sowohl wegen schlechterer Arbeitsbedingungen als auch wegen der stärker belasteten Wohngebiete, in denen die unteren Sozialschichten leben. Andererseits kann für manche Krankheiten die Anfälligkeit höher sein aufgrund von ungesünderer Ernährung, Wohnung, Lebensweise und schlechterer ärztlicher Versorgung.

Unterschiede in der <u>ärztlichen Versorgung</u>, die ebenfalls mit der Qualität von Wohngebieten und teilweise mit dem Industrialisierungsgrad zusammenhängen, sind vor allem bei ökologischen Studien und bei Analysen von langfristigen Trends in Betracht zu ziehen. Solche Unterschiede können als Störvariable in entgegengesetzten Richtungen wirken: Eine bessere ärztliche Versorgung kann Gesundheitseffekte der Luftverschmutzung teilweise kompensieren, sie kann aber auch zu einer vollständigeren Erfassung vorhandener Gesundheitseffekte und damit zu einer scheinbar höheren Inzidenz beitragen.

<u>Genetische</u> Faktoren sowie <u>Vorerkrankungen</u> können die individuelle Anfälligkeit für eine Krankheit erhöhen. Erstere sind vor allem bei Vergleichen von Bevölkerungen mit unterschiedlicher ethnischer Zusammensetzung zu berücksichtigen. Letztere machen unter Umständen die Abgrenzung zwischen Kurzzeit- und Langzeiteffekten problematisch, indem akute Wirkungen der Luftverschmutzung bevorzugt bei bereits durch die Luftverschmutzung geschädigten Individuen auftreten.

Unter 'gesundheitsrelevantes Verhalten' fallen eine Reihe von Lebensgewohnheiten, die teils zur Vermeidung von Exposition beitragen (z.B. Nichtrauchen, Vermeidung von Innenluftverschmutzung), teils den allgemeinen Gesundheitszustand und damit die Widerstandsfähigkeit gegenüber Umweltnoxen erhöhen (z.B Sport). Daten über diese Faktoren sind allenfalls in Fragebogenuntersuchungen zu erhalten; sie werden jedoch durch die Berücksichtigung von sozialer Schicht und Rauchen (vgl. 1.1.2.2) sicher zu einem Teil miterfaßt.

<u>Klimatische Bedingungen</u> wirken nicht nur auf die Ausbreitung und chemische Veränderung der Emissionen, sondern auch direkt auf die Gesundheit (vgl. Gutachten des Deutschen Wetterdienstes, Zentrale Medizinmeteorologische Forschungsstelle Freiburg, in PFLANZ und GENTHNER 1980). Viele vermutete Wirkungen der Luftverschmutzung, wie Pseudo-Krupp, treten z.B. überwiegend in den Wintermonaten auf. Es gibt für viele Krankheiten oder Symptome 'bevorzugte' Wetterlagen, die zugleich charakteristische Ausbreitungsbedingungen für die Emissionen aufweisen. Diese werden nur durch die gemeinsame Betrachtung mehrerer meteorologischer Parameter erschöpfend gekennzeichnet. Es gibt Versuche zur Operationalisierung solcher Wetterlagen (z.B. FEGELER et al. 1985). Die meisten Studien beschränken sich jedoch auf die isolierte Betrachtung von direkt verfügbaren Parametern wie Temperatur,

Luftfeuchtigkeit, Windgeschwindigkeit. Die Betrachtung von für Krankheit und Immissionssituation spezifischen Wetterlagen ist bei Zeitreihenanalysen von kurzzeitigen Effekten wichtig, während bei der Untersuchung von Langzeiteffekten das Klima nur für räumliche Vergleiche eine Rolle spielt. Hier werden stärker aggregierte Indikatoren wie z.B. Jahresmittelwert, -minimum und -maximum der Temperatur oder vorherrschende Windrichtung und -geschwindigkeit betrachtet.

Die Wirkung der Luftverschmutzung wird überlagert durch <u>Gesundheitseffekte von Umwelteinwirkungen aus anderen Quellen,</u> hauptsächlich aus Trinkwasser und Ernährung. Hierdurch kann z.B. Wasserverschmutzung zum Störeinfluß für Luftverschmutzung werden, aber auch umgekehrt, zumal beide zum Teil gemeinsame Quellen haben, z.B. Emissionen von Schwermetallen. Die Effekte von Luftverschmutzung und anderen Arten von Umweltverschmutzung sind daher schwer zu trennen.

Andererseits erscheinen Fragen der Art, ob z.B. Anwohner von verkehrsreichen Straßen ein erhöhtes kardiovaskuläres Risiko aufgrund von Luftverschmutzung oder aufgrund von Lärm haben, zumindest aus der Sicht der Betroffenen etwas spitzfindig. Angesichts der teilweise polemisch ausgetragenen Kontroverse, ob die Immissionseffekte echt sind oder nur durch Nichtberücksichtigung von Störgrößen zustandekommen (vgl. z.B. HOLLAND et al. 1979; SHY 1979), sollte man sich nicht dazu verleiten lassen, 'Confounder', die selbst wieder anthropogene Schädigungen darstellen, gegen die Schadstoffe aus der Luft auszuspielen. Verschwindet der Luftverschmutzungseffekt bei der Berücksichtigung solcher 'Störgrößen' (z.B. Arbeitsplatzbelastungen), so ist dies kein Beweis für eine gesunde Luft, sondern vielleicht eher ein Hinweis auf die Schädlichkeit dieser nicht unvermeidbaren Einwirkungen. Insbesondere könnte der Faktor 'soziale Schicht', dessen Kontrolle häufig Schadstoff-Effekte geringer werden läßt, als ein vages Maß für eine Fülle von vermeidbaren gesundheitsschädlichen Einwirkungen interpretiert werden, die nicht als 'Confounder' mit Naturgegebenheiten wie Alter und Geschlecht auf eine Stufe gestellt werden sollten.

1.2 Studien anhand aggregierter Daten

1.2.1 Einleitung

In sogenannten ökologischen Studien sind die Beobachtungseinheiten nicht Individuen, sondern nach Raum und/oder Zeit zusammengefaßte Gruppen von Individuen. Eine solche Gruppe ist durch eine Region und einen Zeitraum definiert (z.B. Stadtbezirk Berlin-Kreuzberg im Jahr 1982). Hierdurch wird der Typ der betrachteten Variablen modifiziert. An Stelle von Merkmalen von Individuen verwendet man Anteile, Raten oder Durchschnitte (z.B. Zahl der pro Tag Gestorbenen oder Mortalitätsraten statt Eintreten des Todes, Anteil an Rauchern statt individueller Rauchgewohnheiten). Variablen, die die Exposition widerspiegeln sollen - sofern diese durch Immissionsmessungen repräsentiert wird -, liegen ohnehin nur in aggregierter Form, d.h. innerhalb von Gruppen von Individuen nicht unterschieden, vor.

Bei Korrelationsrechnungen mit solchen aggregierten Variablen muß man die Gefahr des 'ökologischen Fehlschlusses' in Betracht ziehen. Ein starker Zusammenhang zwischen Raten läßt keinen Schluß auf einen entsprechenden Zusammenhang der individuumspezifischen Merkmale zu. Wie SCHACH (1980) ausführt, ist der ökologische Fehlschluß ein Spezialfall von Verzerrung durch Nichtberücksichtigung von Störvariablen, die in den verglichenen Gruppen unterschiedlich verteilt sind.

In Studien anhand von aggregierten Daten wird häufig auf Informationen zurückgegriffen, die zu anderen Zwecken routinemäßig gesammelt werden, wie z.B. Sterbeziffern, Zahlen über Krankenhauseinweisungen oder demographische Angaben aus amtlichen Statistiken. Aus der 'nachträglichen' Verwendung solcher Informationen für wissenschaftliche Zwecke können Probleme wie ungeeignete Codierung oder nicht ausreichende Datenqualität entstehen, auf die jeweils eingegangen wird.

Ein weiteres Problem ergibt sich aus der Notwendigkeit, daß die aus den verschiedensten Quellen stammenden aggregierten Daten den gleichen Beobachtungseinheiten entstammen müssen. So wird z.B. die Lokalisierung von Meßstationen gewöhnlich nicht unter dem Gesichtspunkt vorgenommen, daß ihre Meßwerte repräsentativ für einen nach ganz anderen Gesichtspunkten abgegrenzten statistischen Bezirk sind.

Häufig fehlen auch Informationen über Störvariablen auf dem in der Studie gewählten Aggregationsniveau, z.B. über Arbeitsplatzexposition.

Die Wahl des Aggregationsniveaus erfordert eine Abwägung zwischen der Homogenität der analysierten Einheiten und der Präzision der zu berechnenden Schätzer (SCHACH 1980; BRECHT et al. 1984). Je kleiner in Raum und/oder Zeit die Einheiten gewählt werden, desto genauer spiegeln die Luftmeßwerte die tatsächliche Immissionsbelastung wider und desto weniger aus Störgrößen erwachsende Unterschiede sind vorhanden. Auf der anderen Seite streuen aggregierte Informationen wie Raten oder Mittelwerte umso stärker, je kleiner die Bevölkerungszahl oder der Zeitraum ist, auf die sie sich beziehen; hierdurch werden Schätzungen für solche Raten unpräziser.

Ferner ist bei der Benutzung von Routinedaten in der Regel eine Einschränkung der analysierbaren Latenzzeiten gegeben. Bei der Untersuchung chronischer Effekte von langdauernder Exposition (z.B. Lungenkrebs) läßt die Datenlage es (noch) nicht zu, die theoretisch anzunehmende Latenzzeit von mehreren Jahrzehnten im Design zu berücksichtigen. Umgekehrt lassen sich akute Wirkungen von Belastungsspitzen wegen zu grober zeitlicher Disaggregierung der Messungen nicht immer erfassen. Bei regionalen Vergleichen wird für das Studium von Langzeitwirkungen die häufig plausible Annahme gemacht, daß die <u>Unterschiede</u> zwischen den Beobachtungseinheiten, zumindest der Rangordnung nach, in der Zeit erhalten bleiben; so lassen sich qualitative Aussagen über Schadstoffeffekte, nicht jedoch Dosis-Wirkungs-Beziehungen gewinnen.

Je nachdem, ob mit aggregierten Daten räumliche Unterschiede oder zeitliche Entwicklungen analysiert werden, sind spezifische Störvariablen zu berücksichtigen. Bei der Gegenüberstellung verschiedener Regionen können Bevölkerungscharakteristika - wie demographische Struktur, Sozialstruktur, Beschäftigungsstruktur, Rauchgewohnheiten - oder klimatische Gegebenheiten durch Kovariation sowohl mit Immissionswerten als auch mit dem Gesundheitseffekt den wahren Einfluß der Luftverschmutzung verschleiern. Bei Zeitreihenanalysen innerhalb eines umschriebenen Gebietes ist dagegen - bei genügend kurzen Zeiträumen - die Bevölkerung in den oben aufgeführten Faktoren als konstant anzusehen; es müssen jedoch saisonale, wöchentliche oder andere den zu bestimmenden Effekt überlagernde Schwankungen berücksichtigt werden, z.B. die jahreszeitlichen Klimabedingungen oder Wochentagseffekte bei Merkmalen der ärztlichen Versorgung.

1.2.2 Räumliche Vergleiche

1.2.2.1 Mortalitätsstudien anhand von Daten aus den USA

Mortalitätsraten sind besonders leicht zugängliche Indikatoren für Gesundheitswirkungen. Damit mögliche Effekte der Luftverschmutzung nicht überlagert werden durch die aus der demographischen Struktur der betrachteten Bevölkerung resultierenden Mortalitätsunterschiede sowie durch Sterbefälle aufgrund von Todesursachen, die nichts mit Luftverschmutzung zu tun haben, sollten die analysierten Mortalitätsraten alters- und geschlechtsstandardisiert sowie todesursachenspezifisch sein, wobei eine grobe Einteilung der Todesursachen genügt. Die Validität der auf den Sterbeurkunden angegebenen Todesursachen ist jedoch umstritten (z.B. FRENTZEL-BEYME et al. 1980; KELLHAMMER 1983; HOLLAND et al. 1979).

Regionale Vergleiche von Mortalitätsraten werden seit den 40er Jahren angestellt und seither immer mehr verfeinert. Nachdem einfache Korrelationsrechnungen Mortalitätsunterschiede zwischen Stadt/Land und zwischen schwach und stark belasteten Regionen aufgezeigt hatten, versucht man seit den 70er Jahren, regionale Vergleiche durch Einbeziehung möglicher Störvariablen und durch Ausnutzung der vollen

Information über Schadstoffkonzentrationen immer mehr zu verbessern. Vermutlich aus Gründen der Datenverfügbarkeit wurden fast alle Studien dieser Art anhand von Datenmaterial aus den USA durchgeführt. Beobachtungseinheiten waren dort entweder SMSA's (Standard Metropolitan Statistical Areas), oder Counties oder Städte. Über diese neueren Querschnittstudien finden sich Übersichten bei HOLLAND et al. (1979), EVANS et al. (1984) und z.B. RICCI und WYZGA (1983), LIPFERT (1982) sowie ÖZKAYNAK und SPENGLER (1985). In den meisten dieser amerikanischen Studien werden multiple Regressionsmodelle benutzt, um den Einfluß der Luftverschmutzung auf die Mortalität unter Kontrolle von möglichen Störvariablen abzuschätzen und Risikoanalysen durch Berechnung von Elastizitäten durchzuführen.

Die umfangreichste Studie dieses Typs ist die Arbeit von LAVE und SESKIN (1977), die als repräsentatives Beispiel für das beschriebene Vorgehen näher besprochen werden soll. LAVE und SESKIN analysierten die Daten von 117 SMSA's, die aus Gründen der Datenverfügbarkeit als Beobachtungseinheiten gewählt wurden. Mit diesen SMSA's als Beobachtungseinheiten und Daten aus den Jahren 1960 und 1969 führten sie über 300 Regressionsrechnungen durch: mit den verschiedensten Kombinationen von Luftverschmutzungsvariablen und Störvariablen, mit und ohne Transformationen und Interaktionstermen von unabhängigen Variablen, Entfernung von Ausreißern, Jackknife-Techniken sowie mit rohen, adjustierten und krankheitsspezifischen Mortalitätsraten.

Es wurden Immissionsmeßwerte für Partikel (TSP) und SO_4 sowie für 69 SMSA's SO_2 und NO_x benutzt, wobei jeweils ein Meßwert für ein SMSA als repräsentativ angesehen wurde; als zeitliches Aggregat wurden Minimum, Maximum und Mittelwert aus zweiwöchigen Messungen, teilweise in derselben Regressionsgleichung, gewählt. Tabelle 1.2 aus LAVE und SESKIN (1977) zeigt die Interkorrelationen der hauptsächlich verwendeten sechs Luftverschmutzungsvariablen.

Tabelle 1.2 Korrelationsmatrix der Luftverschmutzungsvariablen 1960 (S = Sulfat, P = Partikel) (Quelle: Lave und SESKIN (1977), S.32)

	Min S	Mean S	Max S	Min P	Mean P	Max P
Min S	1.000					
Mean S	.603	1.000				
Max S	.390	.846	1.000			
Min P	.324	.587	.422	1.000		
Mean P	.272	.586	.542	.754	1.000	
Max P	.070	.401	.527	.391	.788	1.000

Als Maße für die demographische und soziale Struktur wurden - in verschiedenen Kombinationen - herangezogen: Bevölkerungsdichte, Prozentsatz der Personen über 65 Jahre, Prozentsatz der Farbigen, Prozentsatz der Armen (Einkommen unterhalb einer Armutsgrenze), Anteile von Angehörigen bestimmter Berufe, Anteile von bestimmten Heizungsarten. Ferner wurden klimatische Variablen (Temperaturminimum, -maximum, Niederschlagsmenge, mittlere Windgeschwindigkeit, Nebeltage u.a.) einbezogen. Keinerlei Angabe, auch kein Surrogat-Maß, lag über das Rauchen vor.

Die unterschiedlichen Bevölkerungszahlen der einzelnen SMSA's, die Einfluß auf die Varianz der SMSA-spezifischen Mortalitätsraten haben, wurden - logarithmiert - selbst als unabhängige Variablen in die Regressionsberechnungen eingeschlossen. Die Heteroskedastizität sollte jedoch besser durch die Schätzmethode - gewichtete Kleinste Quadrate nach Aitken - berücksichtigt werden, wie dies CHAPPIE und LAVE (1982) und andere Autoren getan haben.

Die Arbeit von LAVE und SESKIN ist repräsentativ für eine Reihe weiterer Studien (Übersicht in EVANS et al. 1984), die mit der besprochenen Arbeit gemeinsam haben, daß die Regressionskoeffizienten der Luftverschmutzungsvariablen sich als sehr instabil gegenüber alternativen Spezifikationen der Regressionsgleichungen herausstellten. Als Illustration sei aus der Übersichtsarbeit von EVANS et al. (1984) zitiert:

'Augmentation of the basic seven-variable data set with these 13 additional variables ... (über Beschäftigung und 'occupational mix') ... caused the coefficient of minimum SO_4^{2-} to drop by 63% and the coefficient of mean TSP to drop by 29%. Their introduction also caused the coefficient of population density to change sign and the coefficient of percentage poor to change by two orders of magnitude'.

Solche Effekte resultieren aus der Tatsache, daß fast alle betrachteten Variablen untereinander hoch korreliert sind (vgl. Tab. 1.2 aus LAVE und SESKIN 1977). Hierdurch wird die Varianz des Schätzers für den Koeffizientenvektor, in die die Kovarianzen der Regressoren eingehen, sehr groß. Die Einbeziehung neuer, ebenfalls untereinander und mit den alten Variablen hoch korrelierter Einflußgrößen in die Gleichung kann deshalb zu dramatischen Änderungen der Punktschätzer der Koeffizienten führen. Denselben Effekt können kleine Änderungen der Daten, wie die Entfernung eines Ausreißers, haben. In THIBODEAU et al. (1980) finden sich Sensitivitätsanalysen über die Auswirkungen von Ausreißern. Abbildung 1.2 (aus EVANS et al. 1984) zeigt die Sensitivität des TSP-Koeffizienten gegenüber der Entfernung eines Datenpunktes bei einer Regression mit 60 unabhängigen Variablen. (Zum Problem der Kollinearität vgl. auch die unten folgende Diskussion der Kritik an den Regressionsansätzen.)

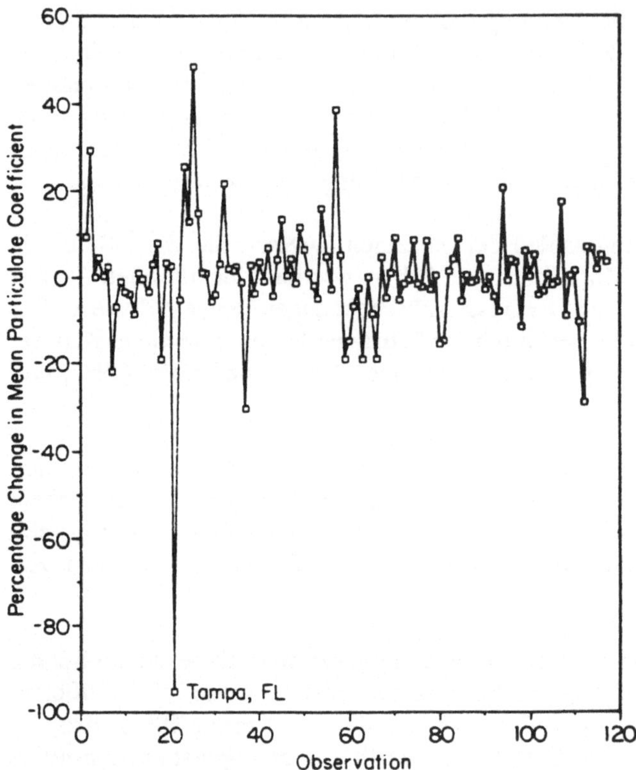

Abb. 1.2. Instabilität des Partikel-Koeffizienten gegenüber Entfernung eines Datenpunktes (117 SMSA's, 60 Variablen) (Quelle: EVANS et al. 1984)

Die Autoren fassen das Ergebnis ihrer Regressionsanalysen wie folgt zusammen:

> 'The statistical associations between specific measures of air pollution and mortality rates existing under a wide variety of circumstances demonstrate additional support for the causal hypothesis' (S. 235).

Die so abgeleitete Evidenz für eine Wirkung der betrachteten Luftverschmutzungsvariablen ist rein qualitativer Natur und geht über die vorher vorliegenden Ergebnisse insofern nicht hinaus, als angesichts der geschilderten und bei diesem Ansatz unausweichlichen Instabilität der Regressionskoeffizienten von einer quantifizierten Expositions-Effekt-Beziehung unter Kontrolle anderer Einflußfaktoren kaum gesprochen werden kann. LAVE und SESKIN halten hingegen ihre Methode für prinzipiell geeignet, um Risikoabschätzungen und darauf aufbauende Kosten-Nutzen-Analysen durchzuführen. Unter anderem leiten sie die Forderung nach strengeren Emissionsgrenzwerten ab, ohne sich jedoch auf bestimmte Grenzwerte festzulegen. Sie halten die Schwellenwerthypothese für unplausibel und empfehlen die Festlegung von Grenzwerten nach Kosten-Nutzen-Überlegungen.

An den multivariaten Regressionsanalysen mit Regionen als Beobachtungseinheiten, die nach dem Muster von LAVE und SESKIN durchgeführt wurden, ist viel Kritik geübt worden, die sich folgendermaßen zusammenfassen läßt:

a) UNVALIDE BZW. UNGENAUE DATEN:
Mangelnde Repräsentativität der Immissionsmeßwerte für das zugeordnete Gebiet; Nichtberücksichtigung von Variablen, die die Exposition modifizieren, insbesondere Migration; Nichtberücksichtigung der Latenzzeit der betrachteten Gesundheitswirkungen (teilweise lagen die Immissionsbeobachtungen zeitlich nach den betrachteten Mortalitätsraten); mangelnde Spezifität der TSP- und SO_4^{2-}-Meßwerte für Gesundheitseffekte.

b) NICHTBERÜCKSICHTIGUNG VON STÖRVARIABLEN:
Ungenügende Adjustierung der Mortalitätsraten nach Alter, Geschlecht und Rasse (stattdessen z.B. '% über 65' als unabhängige Variable); mangelnde Berücksichtigung von Arbeitsplatzexposition, Ernährung, Qualität der ärztlichen Versorgung und vor allem Rauchen.

Es wurde viel Mühe darauf verwendet, Surrogatwerte für nicht vorhandene Angaben über Störvariable zu finden und damit die Daten von LAVE und SESKIN neu zu analysieren. Diese Surrogatvariablen sind jedoch naturgemäß nur sehr grobe Näherungen des interessierenden Sachverhalts:

Für Ernährungsgewohnheiten und Rauchen wurde versucht, das Ausmaß der zusätzlichen Exposition über Konsumstatistiken zu erfassen. CHAPPIE und LAVE (1982) verwenden z.B. Pro-Kopf-Ausgaben für Tabakwaren. Hierbei entsteht das Problem, daß in den einzelnen Bundesstaaten verschieden hohe Tabaksteuern erhoben werden. Man kann zwar die dadurch entstehenden unterschiedlichen Zigarettenpreise bundesstaatsspezifisch auf den Pro-Kopf-Konsum umrechnen, jedoch bleibt der Effekt, daß zwischen benachbarten Staaten 'grenzüberschreitender Zigarettenimport' stattfindet. Effekte dieser Art wurden unter gewissen Annahmen ebenfalls abgeschätzt (Lipfert 1978, zit. in EVANS 1984), wodurch das Problem der fehlenden Variablen auf das Problem der Gültigkeit solcher Annahmen verlagert ist.

Eine andere Methode zur Konstruktion von Surrogatvariablen ist die Benutzung von Ergebnissen des Mikrozensus oder anderer repräsentativer Erhebungen. So wurden Ernährungsgewohnheiten für die einzelnen SMSA's aus Ergebnissen eines Survey von 3000 Haushaltungen hochgerechnet, aus dem die gemeinsame Verteilung dieser Ernährungsgewohnheiten mit sozioökonomischen Variablen hervorging (Crocker et al. 1979, zit. nach EVANS et al. 1984). Eine solche Extrapolation setzt voraus, daß es außer einer unterschiedlichen Verteilung der im Mikrozensus aufgeschlüsselten Variablen keine regionenspezifischen Determinanten des zu messenden Sachverhalts gibt.

Als weiteres Beispiel für die Konstruktion von Surrogatvariablen sei die Ersetzung von Daten über Wanderungsbewegungen durch das Bevölkerungswachstum einer

Region erwähnt. Zusammenfassend läßt sich sagen, daß die vielfältigen Anstrengungen zur Berücksichtigung von Störgrößen, für die Aggregatdaten fehlen, dazu führen, daß die Modellberechnungen eher noch schwerer nachvollziehbar werden. Angesichts der starken Instabilität der Koeffizienten bei diesem Typ von Regression dürfte der Einfluß von fehlerhaft getroffenen Annahmen bei der Konstruktion der Surrogatvariablen sehr stark sein.

c) VERLETZUNGEN VON VORAUSSETZUNGEN DES LINEAREN MODELLS: Die Nichtberücksichtigung von Faktoren mit systematischem Einfluß (Spezifikationsfehler) führt zum Verlust der Erwartungstreue der Koeffizientenschätzer. Die Kritik an der Modell-Spezifikation wurde bereits unter b) abgehandelt.

Nicht-Normalität der abhängigen Variablen liegt sicher vor, wenn untransformierte Raten seltener Ereignisse betrachtet werden. Dennoch wird in keinem der überblickten Ansätze eine geeignete Transformation der Mortalitätsraten verwendet.

Heteroskedastizität - ungleiche Varianz der Fehlerterme - liegt vor, wenn die Beobachtungseinheiten Regionen mit ungleich großer Bevölkerung sind, und führt dazu, daß der gewöhnliche Kleinste-Quadrate-Schätzer seine Optimalitätseigenschaft (kleinste Varianz unter allen linearen erwartungstreuen Schätzern) verliert. In einigen Arbeiten wird aus diesem Grund die gewichtete Kleinste-Quadrate-Schätzung nach Aitken verwendet (vgl. z.B. SCHACH und SCHÄFER 1978). Die Anwendung dieser Methode auf die Daten von LAVE und SESKIN durch CHAPPIE und LAVE (1982) führte erneut zu starken Änderungen einiger Koeffizientenschätzer.

Das meistdiskutierte Problem bei der Anwendung des linearen Modells ist die Multikollinearität. Durch Interkorrelation der unabhängigen Variablen ist zwar keine Voraussetzung des linearen Modells verletzt, sie führt jedoch zu einer großen Varianz der Koeffizientenschätzer und damit zu den oben erwähnten Instabilitäten. Hier werden alternative Schätzmethoden (z.B. 'Ridge Regression' oder zweistufige Regression) vorgeschlagen, die zu einer Verringerung der Varianz auf Kosten der Erwartungstreue führen. Zu diesem Problem wird argumentiert, daß aufgrund einer nie ganz korrekten Spezifikation auch der Kleinste-Quadrate-Schätzer nicht erwartungstreu ist (RICCI und WYZGA 1983). In jedem Fall ergibt sich bei nicht erwartungstreuen Schätzmethoden erneut das Problem der Interpretation der Koeffizienten:

> 'Though ridge regression leads to smaller standard errors for the estimated coefficients, these coefficients are no longer interpretable as partial regression coefficients, that is, measures of the effects of changes in a single variable while the other variables are held fixed' (WARE et al. 1981).

Eine Übersicht über die aus der Verwendung interkorrelierter unabhängiger Variablen entstehenden Probleme und über Methoden ihrer Entdeckung findet sich bei HOCKING und PENDLETON (1983).

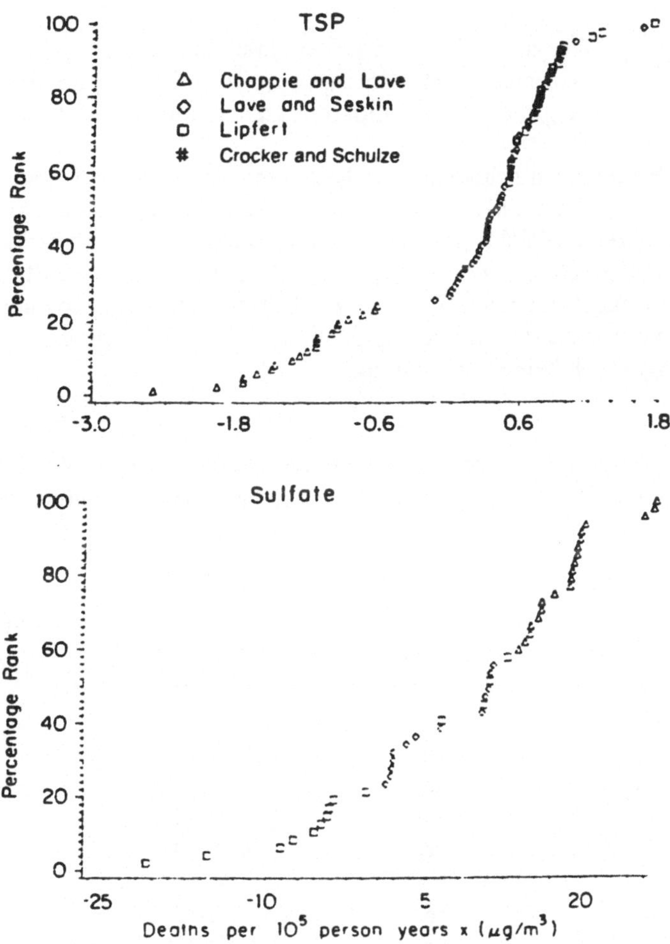

Abb. 1.3. Empirische Verteilungsfunktionen der Regressionskoeffizienten verschiedener Autoren für Partikel und Sulfat (Quelle: EVANS et al. 1984)

Zusammenfassend läßt sich zu den Regionalvergleichen von Mortalitätsraten mit Regressionsmethoden sagen, daß die berichteten Effekte sehr inkonsistent sind und daß deshalb nicht von einer Evidenz - weder für noch gegen ein Mortalitätsrisiko durch Staub und Schwefelverbindungen - gesprochen werden kann. In Abbildung 1.3 (aus EVANS et al. 1984) sind die 'empirischen Verteilungsfunktionen' der Koeffizienten für TSP und Sulfat aus vier Studien dargestellt. Für beide Stoffe sind über 20% der Koeffizienten negativ. Diese Heterogenität raubt den Reviewern EVANS et al. nicht die Hoffnung, aus der Zusammenfassung vieler für sich jeweils angreifbarer Modellrechnungen in der Tendenz den wahren Effekt der Luftverschmutzung erkennen zu können:

'We are of the opinion that the cross-sectional studies reflect a causal relationship between exposure to airborne particles and premature mortality ... We grant that the apparent association is weak to moderate in strength ...'.

Die Autoren scheinen eine Mittelung der verschiedenen Regressionskoeffizienten für eine geeignete Methode zu halten, um diese Evidenz darzustellen. Die Tabellen 1.3 und 1.4 zeigen nicht nur nach verschiedenen Gesichtspunkten gemittelte Regressionskoeffizienten, sondern auch die Mittelwerte aus den Standardfehlern dieser Regressionskoeffizienten. Daß das Zustandekommen solcher Mittelwerte vollkommen undurchsichtig und die Zahlen deshalb inhaltlich nicht interpretierbar sind, bedarf eigentlich keiner Erwähnung.

Tabelle 1.3 Über verschiedene Studien gemittelte Regressionskoeffizienten und gemittelte Standardfehler der Regressionskoeffizienten für verschiedene Schadstoffe, Gesamtmortalität als abhängige Variable (Quelle: EVANS et al. 1984)

Pollutant	Age Adjustment	Coefficient[a]	Standard Error[a]	Number of Coefficients
TSP	no	0.33	0.57	152
	yes	0.45	0.27	77
Sulfates	no	2.58	3.47	137
	yes	2.75	2.47	71
BaP	no	4244.40	2311.30	9
	yes	-	-	0
Iron	no	16.42	8.04	10
	yes	-	-	0
Manganese	no	190.80	77.20	30
	yes	-	-	0

[a] Units = number of deaths x 10^{-6} person yr $(ug/m^3)^{-1}$

Tabelle 1.4 Gemittelte Regressionskoeffizienten und gemittelte Standardfehler der Regressionskoeffizienten für Partikel und Sulfat, abhängige Variable Gesamtmortalität, nach Autor, Kontrolle von Hintergrundsvariablen und Jahr der Mortalitätsdaten (Quelle: EVANS et al. 1984)

	TSP			Sulfates		
	Coefficient[a]	Std.[a] Error	Number of Coefficients	Coefficient	Std. Error	Number of Coefficients
Author(s):						
Chappie and Lave	0.16	1.03	60	3.75	4.37	60
Crocker and Schulze	0.11	0.55	1	-	-	0
Lave and Seskin	0.33	0.25	69	2.51	2.61	63
Lipfert	0.84	0.33	22	-2.49	3.93	14
Control Variables:						
Smoking - without	0.32	0.30	75	2.74	2.64	70
- with	0.35	0.83	77	2.43	4.35	67
Diet - without	0.36	0.47	124	2.34	3.34	110
- with	0.22	1.01	28	3.62	4.02	27
Years of Mortality:						
1959, 1969	1.02	0.40	3	-7.35	4.75	2
1960	0.34	0.23	17	3.77	2.56	17
1960, 1969	0.30	0.095	12	1.68	0.916	12
1961	0.52	0.18	1	4.56	2.44	1
1962-1968	0.37	0.15	12	2.40	1.34	9
1969	0.37	0.36	31	0.880	3.72	28
1969, 1971[b]	0.82	0.31	15	1.14	3.84	8
1970	0.11	0.55	1	-	-	0
1974	0.16	1.03	60	3.75	4.37	60

[a] Units = number of deaths x 10^{-6} person yr $(ug/m^3)^{-1}$.
[b] Represents a three year average.

Im Unterschied zu LAVE und SESKIN (1977) und der besprochenen Übersichtsarbeit ziehen HOLLAND et al. (1979) die entgegengesetzte Schlußfolgerung, daß trotz größten Rechenaufwandes keine Evidenz zum Vorschein gekommen sei:

> 'In conclusion, the book by LAVE and SESKIN is a "tour-de-force" by nonstatisticians using limited data and a large computer ... There may be an effect of air pollution on mortality, but, whatever the authors think, there is still room for doubt, and the evidence in this book is insufficient to dispel the doubt'.

Durch die große Heterogenität der berichteten Effekte wurde es offensichtlich sowohl Gegnern als auch Befürwortern der Kausalhypothese leicht gemacht, die Ergebnisse in ihrem Sinne zu interpretieren. In jedem Falle ist LIPFERT (1982) zuzustimmen, der empfiehlt:

> 'The results should not be used for cost benefit or policy analysis'.

1.2.2.2 Weitere Querschnittstudien

MORTALITÄT IN LUDWIGSHAFEN (FRENTZEL-BEYME 1982)

Eine deskriptive Mortalitätsstudie wurde von FRENTZEL-BEYME (1982) anhand der Totenbescheinigungen aller Sterbefälle 1969-1971 in Ludwigshafen durchgeführt. Die Stadtbezirke, denen die Sterbefälle nach ihrem Wohnort zugeordnet waren, wurden nach Bevölkerungsdichte, nach Entfernung von der BASF (dem Hauptemittenten) und nach dem Prozentsatz der Personen mit keiner höheren als Volksschulbildung (als Indikator für soziale Schicht) in Quartile eingeteilt. Messungen von Luftverschmutzungskomponenten werden berichtet, jedoch nicht den einzelnen Stadtbezirken zugeordnet, vermutlich wegen mangelnder Repräsentativität der Meßpunkte. Über Rauchen und Wanderungsbewegungen lagen keine Daten vor.

Der Vergleich von standardisierten todesursachenspezifischen Mortalitätsraten (SMR) ergab keine erkennbaren Unterschiede zwischen den nach sozialer Schicht zusammengefaßten Bezirken. Zwischen den nach Nähe zur BASF eingeteilten Bezirken stellt FRENTZEL-BEYME für die Todesursachen Lungenkrebs sowie Blasen- und Nierenkrebs Unterschiede nicht in den SMR's selbst, sondern in der Ratio der SMR's von Männern und Frauen fest. Solche Unterschiede ergaben sich nicht bezüglich Atemwegs- und Herz-Kreislauf-Erkrankungen. Aus diesem Ergebnis schließt der Autor, daß die regionalen Mortalitätsunterschiede eher auf berufliche Exposition als auf die Einwirkung der Luftverschmutzung zurückzuführen sind.

Um die Schlüssigkeit dieser Interpretation zu überprüfen, haben wir versucht, die Absolutzahlen von Gestorbenen, die zu den betrachteten standardisierten Mortalitätsraten und -ratios führten, zu errechnen. Für Lungenkrebs, der häufigsten Todesursache mit unterschiedlichen Männer/Frauen-Mortalitätsratios, zeigt die Tabelle 1.5 in den ersten drei Zeilen die von FRENTZEL-BEYME berichteten Maßzahlen und in den letzten zwei Zeilen die von uns errechneten Sterbeziffern. Diese Rechnung beruhte auf der sicherlich vereinfachenden Annahme, daß die Bevölkerung von Ludwigshafen 158000 betrug (Quelle: Taschenkalender 1985), daß die Geschlechterproportion 1:1 war, und daß die Quartile exakt 1/4 der Bevölkerung enthalten. Die Standardisierung bzw. der Unterschied von kumulativen und standardisierten Mortalitätsraten konnte mangels Daten ebenfalls nicht berücksichtigt werden. Berechnet man aufgrund dieser Zahlen exakte 95%-Konfidenzintervalle für den Anteil der Frauen an den Todesfällen, so erhält man für die kleinste Proportion (1 von 13) das Intervall [0.000, 0.318], für die größte Proportion (3 von 14) das Intervall [0.039, 0.479]. Diese Zahlen zeigen, daß der festgestellte Unterschied in den empirischen Mortalitätsratios mit einer so großen Zufallsschwankung behaftet ist, daß Schlußfolgerungen nicht gezogen werden sollten. Ein Unterschied der Mortalitätsraten selbst wäre ebenfalls nicht leicht zu entdecken, wenn man bedenkt, daß das exakte Konfidenzintervall für den Parameter einer Poisson-Verteilung bei 14 beobachteten Fällen von 7.8 bis 22.8 reicht. Die bei dieser Berechnung abgeschätzten Absolutzahlen dürften sich größenordnungsmäßig kaum ändern, wenn man die korrekten Bevölkerungszahlen und Geschlechterproportionen in den einzelnen Quartilen zugrundelegt, die dem Bericht von FRENTZEL-BEYME nicht zu entnehmen waren.

Tabelle 1.5 Ratios von kumulativen Mortalitätsraten (CMR) für Lungenkrebs zwischen Männern und Frauen, altersstandardisierte Mortalitätsraten (SMR) und geschätzte absolute Todeszahlen in 4 Quartilen von Stadtbezirken nach Entfernung von der BASF (1969-70) (Daten aus FRENTZEL-BEYME 1982)

	Quartile nach Entfernung zur BASF			
	I	II	III	IV
Ratio der CMR's	16.2	14.4	13.3	4.2
SMR Männer	59	68	62	56
SMR Frauen	4	5	6	16
Todesfälle Männer	12	13	12	11
Todesfälle Frauen	1	1	1	3

Da die betrachteten Wohngebiete relativ nah beieinanderliegen, ist zu vermuten, daß die Immissionsunterschiede zwischen ihnen nur gering waren. Aus diesem Grund und wegen der Seltenheit der betrachteten Gesundheitseffekte (tumorspezifische Krebstodesfälle) ist der Umfang der betrachteten Populationen bei weitem nicht ausreichend für den Nachweis einer Beziehung zwischen Luftverschmutzung und Krebssterblichkeit.

MORTALITÄT IN DER UMGEBUNG VON ASBESTEMITTENTEN
(NEUBERGER et al. 1984)

In einer österreichischen Studie (NEUBERGER et al. 1984) wurden die Mortalitätsraten für Lungen- und Magenkrebs in einer Stadt mit natürlichem Asbestvorkommen und einer Stadt mit einer Asbestzementfabrik analysiert. Es wurden Vergleiche mit fünf verschiedenen Referenzpopulationen durchgeführt, über die entsprechende Mortalitätsangaben vorlagen: die Bevölkerungen des Staates, des Bundeslandes, des Bezirks sowie von Gemeindeklassen, die in Größe und Industrialisierungsgrad mit dem Studiengebiet übereinstimmten. Aus diesen fünf Vergleichspopulationen wurden erwartete Sterbeziffern für die Studienpopulationen berechnet und mit den beobachteten SMR's verglichen.

Aus Fallzahlgründen wurden die Sterbefälle von elf Jahren kumuliert betrachtet. Die Autoren geben für jeden Vergleich ein 'minimal relative risk (RR) to be detected' an, das je nach Studien- und Vergleichspopulation und je nach Todesursache zwischen 1.45 und 2.04 liegt. Es werden keine Irrtumswahrscheinlichkeiten angegeben. Eigene Berechnungen ergaben, daß es sich um diejenigen relativen Risiken handelt, die bei einem Signifikanzniveau von 5% mit einer Teststärke von 90% zur Ablehnung der Nullhypothese 'RR = 1' führen.

Für Lungenkrebs ergaben sich niedrigere Mortalitätsraten als aufgrund der Vergleichsziffern erwartet. Die Raten für Magenkrebssterblichkeit waren in den betroffenen Bezirken gegenüber ganz Österreich erhöht, in den betroffenen Gemeinden jedoch erniedrigt.

Die Schwäche der Studie liegt, auch nach Meinung der Autoren, in der ungenauen Bestimmung der Exposition: Konzentrationsmessungen von Asbest in der Luft lagen nur für die unmittelbare Nachbarschaft der Asbestfabrik vor. Es ist deshalb nicht bekannt, bis zu welchem Umkreis der Emittenten erhöhte Asbestkonzentrationen zu erwarten sind, welche Population daher als exponiert anzusehen ist. Die Arbeitsplatzbelastung von Mitgliedern der Population mußte ebenfalls unberücksichtigt bleiben.

LUNGENKREBSINZIDENZ IN ERIE COUNTY, NEW YORK (VENA 1983)

VENA (1983) analysierte Inzidenzraten für Lungenkrebs aus dem Krebsregister von Erie County, New York, aufgeschlüsselt nach 209 Zensustrakten. In dieser Region lagen sowohl die Inzidenz für Lungenkrebs als auch die Emission von als krebserregend eingestuften Benzo(a)pyren weit über dem Landesdurchschnitt. Mit Partikeln (TSP) und Benzo(a)pyren als Einflußvariablen und den sozioökonomischen Parametern Arbeitslosenrate, Median des Familieneinkommens und Median der Ausbildungsjahre als Störvariablen wurden Regressionsmodelle für geschlechtsspezifische und altersstandardisierte Inzidenzraten angepaßt. Die von 12 Meßstationen bestimmten Schadstoffkonzentrationen wurden den 209 Zensustrakten mittels komplizierter Interpolationsverfahren zugeordnet, wodurch implizit sehr weitreichende Annahmen über die regionalen Unterschiede in der Immissionsbelastung gemacht werden.

Der Beitrag der Schadstoffvariablen für die Inzidenzraten wird bestimmt als Anteil an zusätzlich - über die von den sozioökonomischen Variablen hinaus - erklärter Varianz (ausgedrückt durch den Bestimmtheitskoeffizienten R^2). Dieses Verfahren ist konservativ, d.h. es unterschätzt eher den Einfluß der Luftverschmutzung (vgl. die Besprechung von WICHMANN et al. 1986). Für die Gesamtbevölkerung ergab sich dabei für Partikel ein Beitrag von $R^2 = 0.034$ und für Benzo(a)pyren ein Beitrag von $R^2 = 0.002$. Hieraus schließen die Autoren, daß die Hypothese über eine Verursachung von Lungenkrebs durch Benzo(a)pyren aus ihrem Material nicht gestützt wird. Mögliche Ursachen für eine hohe Irrtumswahrscheinlichkeit für den Fehler 2. Art werden diskutiert. Insbesondere stammen Einfluß- und Zielvariablen aus dem gleichen Zeitraum (1973), so daß ein wahrer Zusammenhang durch die Nichtberücksichtigung der Latenzzeit für Lungenkrebs verschleiert sein könnte. Ältere Meßwerte für Benzo(a)pyren waren jedoch nicht verfügbar.

ZUSAMMENFASSUNG

Keiner der besprochenen regionalen Mortalitätsvergleiche erbrachte eine eindeutige Evidenz für eine Wirkung der Luftverschmutzung auf die Mortalität. Hieraus darf keineswegs auf das Fehlen eines Zusammenhangs geschlossen werden, und zwar nicht nur aus prinzipiellen erkenntnistheoretischen Gründen, sondern weil alle betrachteten Studien, wie im einzelnen aufgezeigt, gravierende Mängel in Datenqualität, -umfang und/oder Auswertungsmethodik aufweisen.

1.2.3 Zeitliche Vergleiche

Unter den Begriff 'Zeitliche Vergleiche' werden Studien gefaßt, in denen Schwankungen der Luftverschmutzung in Beziehung zu Schwankungen von - in aggregierter Form vorliegenden - Gesundheitswirkungen gesetzt werden. Mit dieser Betrachtung von gewöhnlich tageweisen Änderungen sollen Kurzzeitwirkungen der Luftverschmutzung analysiert werden.

Bei der Beschränkung auf genügend kurze Zeiträume dient die Studienpopulation als ihre eigene Kontrolle, so daß nach demographischen und sozioökonomischen Variablen nicht kontrolliert werden muß. Es kommen dafür andere, für Zeitreihenstudien typische Störgrößen ins Spiel, wie saisonale und Wochentagsschwankungen der Einfluß- und Zielvariablen. Vor allem Klimafaktoren wirken sowohl auf die Gesundheit als auch auf die Entstehungs- (Heizung) und Ausbreitungsbedingungen der Luftschadstoffe. Es sind sowohl die Jahreszeiten als auch kürzerfristige Wetteränderungen zu berücksichtigen. Ferner spielen Auswirkungen von Arbeitstagen und Sonn- bzw. Feiertagen (sog. Kalendereffekte) eine Rolle: hierdurch werden sowohl - über das Verkehrsaufkommen und den Betriebsrhythmus von Emittenten - die Immission als auch Gesundheitsindikatoren, wie z.B. die Zahl der Krankenhauseinweisungen, beeinflußt. Besonders ausgeprägt ist in diesem Zusammenhang der Wochengang vieler interessierender Variablen. Hier bietet es sich an, die abgeleitete Variable 'Abweichung vom Wochentagsmittel' zu betrachten.

Studien über die Auswirkungen von Smogepisoden gehören zu den Pionierarbeiten auf dem Gebiet der Luftverschmutzung. Vor allem für den Großraum London wurde seit den 50er Jahren eine Fülle von Arbeiten veröffentlicht, in denen ein krasses Ansteigen der Todesfälle in Smogepisoden - bei Konzentrationen von Staubpartikeln und Schwefeldioxid, die heute nicht mehr erreicht werden - berichtet wird (vgl. z.B. HOLLAND et al. 1979). Das Studium von Smogepisoden in Ballungsgebieten erscheint aus der Sicht des Analytikers insofern vielversprechend, als der Effekt der Luftverschmutzung aufgrund besonders hoher Konzentrationen und großer Bevölkerungszahlen deutlich hervortritt. Auf der anderen Seite ist es nicht ohne weiteres möglich, auf den Effekt von niedrigeren Schadstoffkonzentrationen zu extrapolieren.

Zur genaueren Analyse wurden die Smogepisoden bald eingebettet in größere Zeitabschnitte, was durch die zeitliche Verdichtung der Immissionsmessungen ermöglicht wurde. Meist werden die tageweisen Schwankungen von Immissionskonzentrationen, meteorologischen Variablen und Mortalitätsraten über die Wintermonate hinweg betrachtet (am ausführlichsten in London und New York) und mit korrelationsstatistischen Methoden analysiert.

Die älteren Studien (zusammengefaßt in HOLLAND et al. 1979) arbeiteten meist mit den Daten von nur einer Meßstation für einen gesamten Ballungsraum. Darüber hinaus wurde die für Zeitreihenanalysen wichtigste Gruppe von Störvariablen - meteorologische Parameter - meist nicht berücksichtigt. Durch die Betrachtung der Abweichungen von gleitenden 15-Tage-Mittelwerten wurde jedoch nach längerfristigen, inhaltlich nicht spezifizierten Trends bereinigt. Die hier besprochenen neueren Studien, die tageweise Schwankungen von in aggregierter Form vorliegenden Daten über den Gesundheitszustand der Bevölkerung (vor allem Mortalität) in Beziehung zu Schadstoffschwankungen analysieren, haben folgende Gemeinsamkeiten:

- Sie nehmen einen linearen Zusammenhang zwischen den tageweisen Schadstoffkonzentrationen und der tageweisen Mortalität bzw. Morbidität an; es werden daher regressionsanalytische Methoden benutzt, wobei ein stärkeres Problembewußtsein bezüglich der Beschränkungen dieses Ansatzes (insbesondere Multikollinearität) als bei den Querschnittstudien vorzuliegen scheint.

- Sie berücksichtigen als entscheidende Störvariable das Wetter. HOLLAND et al. (1979) betonten in ihrer Übersicht das damit zusammenhängende Dilemma: Da meteorologische Parameter mit den Schadstoffkonzentrationen kovariieren und zugleich einen eigenständigen Einfluß auf die Mortalität haben, ist es kaum möglich, die Effekte von Wetter und Luftverschmutzung voneinander zu trennen. Das bedeutet, daß eine perfekte Kontrolle des Störeinflusses 'Wetter' einen vermutlich großen Teil des Effekts der Luftverschmutzung zum Verschwinden bringt. Wenn z.B. an kalten Tagen mehr geheizt wird und dadurch die Immissionen ansteigen, dann ist mit statistischen Methoden nicht zu entscheiden, wie viele der an solchen Tagen auftretenden zusätzlichen Todesfälle auf das Konto der Kälte und wie viele auf das Konto der erhöhten Luftverschmutzung gehen. Deshalb entstehen immense Interpretationsprobleme, wenn die Berücksichtigung des Wetters einen Schätzer für einen Schadstoffeffekt zum Verschwinden bringt.

- Sie versuchen, über die meteorologischen Störvariablen hinaus möglichst viele andere zeitlich variierende Störeinflüsse auszuschalten, wie z.B. Grippewellen, jahreszeitliche oder Wochentagseffekte. Da solche Störeinflüsse häufig nicht direkt beobachtet werden konnten, werden gewöhnlich unspezifische Bereinigungsverfahren ('Filter') verwendet, wie z.B. die schon erwähnte Betrachtung der Abweichungen von gleitenden 15-Tage-Mittelwerten.

Die Wahl der tageweisen Mortalität als abhängige Variable in Regressionsanalysen wirft einige spezifische Probleme auf. Ein Großteil der Gestorbenen - vor allem, wenn man die Mortalität an Herz-Kreislauf- und Atemwegserkrankungen betrachtet - besteht aus Personen, die bereits todkrank waren. Eine Erhöhung der Mortalität an Tagen mit hoher Luftverschmutzung wird deshalb häufig als Vorverlegung des Todeszeitpunkts um eine relativ kurze Zeitspanne diskutiert und mit dem unschönen Begriff der 'Vorweg-Sterblichkeit' umschrieben. Unabhängig von der moralischen Dimension, die die Diskussion um die 'Vorweg-Sterblichkeit' hat, wirft diese Argumentation methodische Probleme auf:

Sterben an einem Tag besonders viele Todkranke, so verringert sich dadurch der Anteil der Personen, die unter einem hohen Sterberisiko stehen. Aus diesem Grund sind für die nachfolgenden Tage weniger Todesfälle zu erwarten. In den üblicherweise angewendeten Regressionsansätzen wird diese 'Autokorrelation' nicht berücksichtigt. Um sie modellmäßig zu berücksichtigen, müßte man eine plausible Annahme darüber machen können, wie lange dieser Effekt nachwirkt.

Das zweite Problem resultiert aus der Tatsache, daß die meisten Gestorbenen vor ihrem Tode wohl kaum der Außenluft, sondern vielmehr der Innenraumluft ausgesetzt waren. Die Schadstoffkonzentrationen im Inneren der Wohnungen schwanken jedoch nicht notwendig parallel zu den außen gemessenen Konzentrationen, so daß gerade bei den Personen mit hohem Sterberisiko die Exposition besonders ungenau durch Immissionsmessungen geschätzt wird.

1.2.3.1 Mortalitätsstudien aus Großbritannien und den USA

REANALYSE DER LONDONER WINTER 1958-1960
(WARE, THIBODEAU et al. 1981))

WARE, THIBODEAU et al. (1981) haben die Daten der Winter 1958-1960 reanalysiert und die früher anhand dieser Daten aufgestellten Schwellenwerte von 750 ug/m^3 für Staub (British Smoke) und 710 ug/m^3 für SO_2 zurückgewiesen. In der Reanalyse berechneten WARE et al. für Konzentrationsbereiche, die jeweils 100 ug/m^3 umfassen, die an Tagen mit diesen Konzentrationen im Durchschnitt aufgetretenen Abweichungen der tageweisen Mortalität von gleitenden 15-Tage-Mittelwerten. Sie zeigen, daß ein lineares Dosis-Wirkungsmodell mit den so aufbereiteten Daten ebenso verträglich ist wie verschiedene Schwellenwerthypothesen.

ANALYSE VON 14 LONDONER WINTERN
(MAZUMDAR, SCHIMMEL und HIGGINS 1982)

MAZUMDAR, SCHIMMEL und HIGGINS (1982) versuchten, die Daten der 14 Londoner Winter 1958/59-1971/72 umfassend von Störeinflüssen zu bereinigen. Es wurden eine Vielzahl von Transformationen und Hilfsregressionen berechnet, so daß es schwer nachvollziehbar wird, welche Variablen letztlich der Regression von der Mortalität auf SO_2 bzw. Staubpartikel zugrundeliegen. Die angewendete Methodik wird wie folgt beschrieben:

'In each of the above analyses, allowance was made for certain confounding factors. The mortality and pollution variables were divided by their winter means (indexed or percent) resulting in variables adjusted for year-to-year variation. Spurious associations resulting from seasonal trends were eliminated by treating each variable as a deviation (i.e., residual) from a 15-day moving average. These residuals were corrected for weather influences by regressing separately index mortality, SO_2, and Smoke residuals on temperature and humidity residuals of the same day, the previous day, and lag days up to 1 wk. The separate regressions were performed for each of the 4 months; dummy variables were included to remove day-of week effects. Finally, the corrected indexed pollution variables were reconverted to absolute units by multiplying each value by the corresponding winter mean. The mortality values, however, were left in indexed form as it is assumed, that in any association between mortality and pollution, absolute concentrations of pollution will have proportional effects on mortality'.

Separate Regressionsanalysen der 14 Winter anhand der so korrigierten Daten ergaben starke Inkonsistenzen bei der gemeinsamen Berücksichtigung von SO_2 und Staubpartikeln (vgl. Tab. 1.6). Auf der Basis der Mittelung von Regressionskoeffizienten und zugehörigen t-Werten über die 14 Winter versuchen die Autoren dennoch, Aussagen über die relative Bedeutung von SO_2 und Staub zu machen:

'The 14-winter average of SO_2 coefficients is trivial compared to that of Smoke, being only 1.165% change in mortality per mg/m^3 of SO_2 compared to 25.09 % for Smoke'. .

Tabelle 1.6   Koeffizientenschätzungen für Staub und Schwefeldioxid aus separaten Regressionsanalysen der 14 Londoner Winter (Quelle: MAZUMDAR et al. 1982)

	Crude Means			Joint Regressions on SO_2 and Smoke[b]				Regression on Smoke Alone[bc]			
	M^a	SO_2	Smoke	SO_2		Smoke		Smoke		$(Smoke)^2$	
									Mean Effects (%)		Mean Effects (%)
Winter		(mg/m^3)		Coeff.	t	Coeff.	t	Coeff.		Coeff.	
58-59	334	.404	.547	17.99	3.71	2.87	.71	15.84	8.66	7.49	3.13
59-60	269	.302	.351	-11.55	-.89	19.15	1.98	11.47	4.03	8.20	1.50
60-61	315	.281	.253	-17.97	-1.65	32.85	3.06	17.12	4.33	19.43	1.61
61-62	316	.328	.196	5.81	.49	22.97	1.74	28.97	5.68	37.46	2.25
62-63	362	.419	.206	22.33	3.95	-12.28	-.66	21.86	4.50	9.93	1.01
63-64	278	.338	.190	-11.87	-1.02	31.12	2.06	16.88	3.21	26.33	1.42
64-65	272	.269	.135	-27.99	-2.47	60.22	3.64	23.70	3.20	35.12	1.02
65-66	284	.233	.106	9.91	.71	17.37	.93	29.82	3.16	61.84	0.99
66-67	263	.243	.098	11.68	.71	11.50	.43	29.00	2.84	66.78	0.93
67-68	310	.236	.083	-26.32	-1.70	66.07	2.41	26.94	2.24	73.90	0.67
68-69	279	.219	.066	8.84	.68	28.90	1.18	42.73	2.82	186.55	1.12
69-70	291	.201	.073	16.78	.86	7.47	.19	38.97	2.84	118.90	0.83
70-71	253	.191	.067	14.36	1.02	6.08	.21	32.02	2.15	111.84	0.67
71-72	266	.181	.060	4.29	.27	57.03	2.56	64.73	3.88	317.44	1.59
First 7[d] winters	307	.334	.268	-3.32	.80	22.41	4.73	19.41	4.80	20.57	1.71
Second 7[d] winters	278	.215	.079	5.65	.96	27.77	2.99	37.47	2.85	133.89	0.97
All 14[d] winters	292	.275	.174	1.16	1.25	25.09	5.46	28.58	3.82	77.23	1.34

[a] M = Mortality, i.e., daily number of deaths.

[b] Regressions are based on "corrected" data. Coefficients are percent excess over mean mortality which is 100.

[c] "Mean Effect" is equal to the product of the coefficient by the mean value of the pollution variate and represents "percent premature deaths" associated with pollution.

[d] Values given are averages for the period except for t (or normal) where the sum is divided by the square root of the number of winters averaged so that the result is also a normal variate.

Weiter argumentieren die Autoren, daß die gemittelten t-Werte für die Koeffizienten ($\sum_i t_i / \sqrt{14}$) einer Standardnormalverteilung folgen und schließen auf einen signifikanten Gesamteinfluß von Staub im Unterschied zu SO_2. Es wird jedoch, speziell bei den Koeffizienten von SO_2, zwischen positiven und negativen Koeffizienten gemittelt, deren separate Betrachtung nach diesen Verfahren jeweils signifikante 'Einflüsse' ergäbe ('pooled t' für positive SO_2-Koeffizienten = 4.13, für negative SO_2-Koeffizienten = 3.46). Daher ist es zweifelhaft, ob derart inkonsistente Ergebnisse - wobei die Ursache der Inkonsistenz, die Kollinearität zwischen SO_2 und Staub, den Autoren bekannt ist - überhaupt zusammenfassend interpretiert werden können.

Naheliegender ist der Verzicht auf die gemeinsame Berücksichtigung zweier hoch korrelierter Schadstoffe. Die Regressionskoeffizienten für Staubpartikel als einzige Schadstoffvariable (rechte Spalte in der Tabelle) sind auch wesentlich konsistenter und ergeben eine deutliche Evidenz für einen Einfluß der Staubpartikel auf die Mortalität.

Zusätzlich wurde ein quadratisches Modell für den Einfluß der Staubpartikel angepaßt, das von den Autoren als eine Approximation für ein Schwellenwertmodell mit einer Wirkungsschwelle von 150 ug/m^3 (British Smoke) eingeführt wird (vgl. dazu unten die Besprechung von OSTRO 1984). Auf Basis der Anpassungsgüte kann nicht zwischen dem linearen und dem quadratischen Ansatz unterschieden werden, die Autoren scheinen jedoch ein Schwellenwertmodell für plausibler zu halten als eine lineare Dosis-Wirkungs-Beziehung.

Sowohl beim linearen als auch beim quadratischen Ansatz erkennt man ein Ansteigen der Regressionskoeffizienten im Lauf der Jahre, parallel zu sinkenden Schadstoffkonzentrationen. Neben einer falschen funktionalen Spezifikation ziehen die Autoren als Erklärung hierfür die Möglichkeit in Betracht, daß eine nicht identifizierte Variable, die parallel zur Staubkonzentration schwankt, aber nicht dem gleichen langfristigen Rückgang unterliegt, die Schwankungen in der Mortalität bewirkt haben könnte. Diese nicht identifizierte Variable könnte z.B. ein hoch toxischer Bestandteil der partikelförmigen Emissionen sein. Ferner könnten Charakteristika der Population - z.B. Rauchen oder medizinische Versorgung - sich über diesen langen Zeitraum verändert haben. Diese Vermutungen können am vorliegenden Datenmaterial nicht überprüft werden.

REANALYSE DER 14 LONDONER WINTER (OSTRO 1984)

OSTRO (1984) wendet gegen die Argumentation von MAZUMDAR et al. (1982) ein, daß ein quadratisches Modell ebensowenig die Schwellenwerthypothese stützt wie ein lineares Modell; das quadratische Modell unterstellt lediglich ein geringeres Risiko bei niedrigen Konzentrationen als das lineare Modell.

Zur Überprüfung der Schwellenwerthypothese wurden die Daten der 14 Londoner Winter von OSTRO erneut reanalysiert. Um den von MAZUMDAR et al. (1982) suggerierten Wirkungsschwellenwert von 150 ug/m^3 zu überprüfen, splittet OSTRO die Staubkonzentration in zwei Variablen auf: Ist x die beobachtete Konzentration und x* der hypothetische Schwellenwert, dann wird erklärt

$$x_1 := \begin{cases} x & \text{falls } x \le x^* \\ x^* & \text{falls } x > x^* \end{cases}$$

$$x_2 := \begin{cases} 0 & \text{falls } x \le x^* \\ x-x^* & \text{falls } x > x^* \end{cases}$$

Mit diesen neuen Variablen, deren Summe die ursprüngliche Konzentration ergibt, sowie Temperatur und relativer Luftfeuchtigkeit wurde ein Regressionsmodell für die Abweichungen der tageweisen Mortalität vom gleitenden 15-Tage-Mittelwert berechnet; da die Adjustierung nach den meteorologischen Störvariablen also in wesentlich anderer Weise stattfindet als bei MAZUMDAR et al. (1982), sind die Ergebnisse nicht direkt vergleichbar. OSTRO kommt es jedoch weniger auf die genaue Höhe der Koeffizienten an als auf die Signifikanz des Koeffizienten für die Variable x_1, die die unterhalb des fraglichen Schwellenwerts liegenden Konzentrationen repräsentiert. Ein signifikant von Null verschiedener Koeffizient für diese Variable bedeutet nach diesem Ansatz die Zurückweisung der Hypothese, daß unterhalb des Schwellenwerts kein Effekt vorliegt.

OSTRO findet mit diesem Verfahren konsistent signifikante Koeffizienten für die Variable, die die niedrigen Konzentrationen repräsentiert. Lediglich in drei der ersten 5 Winter war dies nicht der Fall, wobei in dieser Zeit Konzentrationen unter 150 ug/m^3 BS nur selten vorkamen (1958/59 betrug das Winter-Minimum 133 ug/m^3, das Mittel 552 ug/m^3!), so daß ein Effekt schwerer entdeckt werden konnte. Diese Ergebnisse geben einen klaren Hinweis darauf, daß der diskutierte Wert von 150 ug/m^3 nicht als Wirkungsschwellenwert für die Beziehung zwischen Staubpartikeln und Mortalität anzusehen ist.

ANALYSE DER NEW YORKER MORTALITÄTSDATEN 1963 (SCHIMMEL 1978)

Studien über tageweise Schwankungen der Mortalität mit der Luftverschmutzung haben in New York ebenfalls eine lange Tradition. Am umfassensten ist die Studie von SCHIMMEL (1978) angelegt, die die Mortalitätsdaten von 1963 im Zusammenhang mit SO$_2$- und Staubkonzentration (gemessen als Coefficient of Haze) analysiert. Ähnlich wie in der Londoner Studie von MAZUMDAR, SCHIMMEL und HIGGINS (1982) wurde dabei der Anspruch verfolgt, möglichst alle Störvariablen auszuschalten. Es wurden ebenfalls Filter (Betrachtung der Abweichungen von gleitenden Mittelwerten) auf abhängige und unabhängige Variablen angewendet. Nach Temperatur wurde korrigiert, indem die Variablen durch ihre Residuen aus einer Regression mit bis zu 9 verschiedenen Funktionen der Temperaturen der vergangenen 13 Tage ersetzt wurden. Diese Bereinigungen wurden einzeln und kombiniert in Regressionsgleichungen mit verschiedenen Zeitverzögerungen angewendet.

Wie nicht anders zu erwarten, sind die Koeffizientenschätzungen stark von der verwendeten Methode abhängig. Die SO$_2$-Koeffizienten sind teilweise negativ, während die Koeffizienten für Staub sich bis zu einem Faktor 10 unterscheiden. Trotz der Eliminierung von all der Varianz, die sich mit den 9 Temperaturfunktionen erklären ließ, waren alle Koeffizienten für Staubpartikel signifikant, was auf einen starken Effekt hinweist.

Abbildung 1.4 illustriert die Auswirkungen der Temperaturbereinigung in einer vereinfachten Analyse. Die Tage wurden nach der SO_2-resp. Staubkonzentration in Quartile eingeteilt und die Abweichung der Mortalitätsraten innerhalb der Quartile von der mittleren Mortalität betrachtet. Ohne Berücksichtigung der Temperatur - aber mit der Anwendung eines Filters - zeigen die Mortalitätsraten sowohl für SO_2 als auch für Staub einen deutlichen Trend, während die temperaturbereinigten Variablen nur noch einen sehr schwachen oder gar keinen Zusammenhang zwischen Immissionen und Sterblichkeit erkennen lassen.

In der Diskussion über die Studie von SCHIMMEL warnen TUKEY (1978) sowie GOLDSTEIN und GOLDSTEIN (1978) davor, diese Ergebnisse als Hinweis auf die Unschädlichkeit von Schwefeldioxid zu interpretieren:

> 'Dr. Schimmel ... proposes to estimate the direct effect of pollution on health by first eliminating variations due to temperature. But does this not tacitly make a scientific hypothesis for which no justification is offered? Can we be confident that sulfur dioxide does not cause some substantial part of the effect attributed to temperature?' (GOLDSTEIN und GOLDSTEIN)

> 'It was clearly and graphically demonstrated that temperature correction took away the effect of SO_2. This does not necessarily say that SO_2 has no effect: something has an effect and there are alternative descriptions for it. Data of this character will not decide which'. (TUKEY)

Auch ÖZKAYNAK und SPENGLER (1985), die eine Reihe von Sensitivitätsanalysen für die von SCHIMMEL verwendeten Bereinigungstechniken durchführten, weisen darauf hin, daß aus den Daten kein Kriterium dafür gewonnen werden kann, welche Kontrolle nach meteorologischen Variablen angemessen ist:

> 'SCHIMMEL included nine functions of temperature as explanatory variables in his regressions. Clearly, too little control could lead to overestimates of pollution effects, while too much control could lead to underestimates. Thus, without a sound basis for choice of model, it is impossible to know whether any particular choice leads to too little or too much control'.

In den Sensitivitätsanalysen wurden in erster Linie andere Mittelungszeiträume für die Filterung durchprobiert. Die Koeffizienten für Staubpartikel blieben durchweg signifikant positiv.

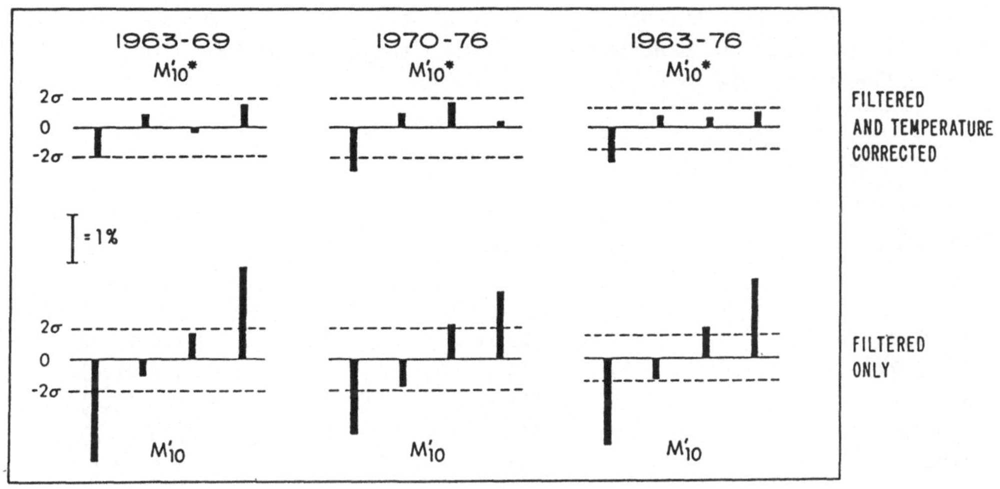

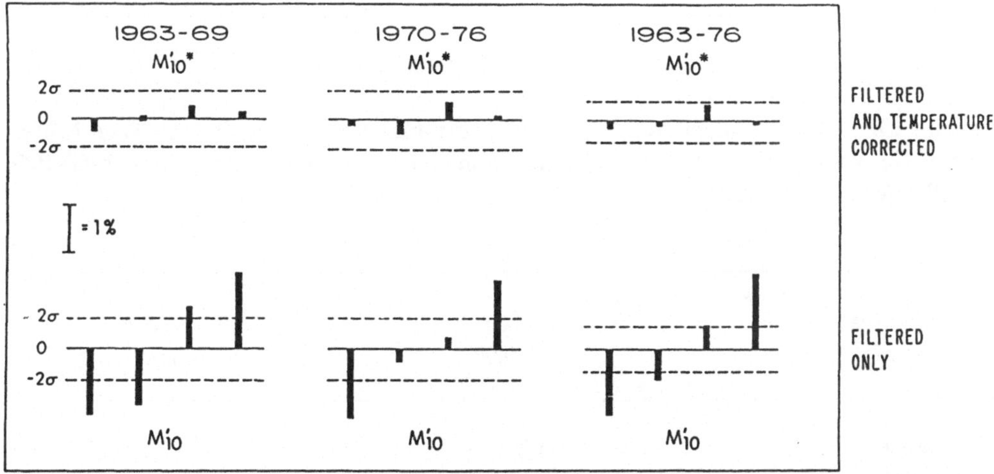

Abb. 1.4. Auswirkung der Temperaturbereinigung auf die Mortalität in Quartilen nach Staub- bzw. SO$_2$-Konzentration (Quelle: SCHIMMEL 1978)

REANALYSE VON NEW YORKER DATEN 1960-1964 (WARE et al. 1981)

WARE et al. (1981) argumentieren wie bei den Ergebnissen aus London gegen eine Schwellenwerthypothese, indem sie die Abweichungen der täglichen Mortalität vom gleitenden 15-Tage-Mittelwert innerhalb von 250 ug/m^3-Intervallen für SO$_2$ und 1.0 CoH (Coefficient of Haze)-Intervallen für Staubpartikel berechnen; die Ergebnisse deuten auf eine monotone (nicht unbedingt lineare) Dosis-Wirkungs-Beziehung hin (s. Tab. 1.7 und 1.8).

Tabelle 1.7 Abweichungen der täglichen Mortalität von gleitenden 15-Tage-Mittelwerten für verschiedene Konzentrationen von Staubpartikeln, New York 1960-1964 (Quelle: WARE et al. 1981)

Smoke shade level (CoH)	Number of days	Mean deviation (SE)
<1.0	26	-2.8 (3.5)
1.0-1.9	160	-1.6 (1.4)
2.0-2.9	318	-2.4 (1.0)
3.0-3.9	239	1.5 (1.2)
4.0-4.9	83	2.5 (2.3)
5.0-5.9	19	18.8 (4.3)
6.0-	9	17.2 (7.8)

Tabelle 1.8 Abweichungen der täglichen Mortalität von gleitenden 15-Tage-Mittelwerten für verschiedene Konzentrationen von Schwefeldioxid, New York 1960-1964 (Quelle: WARE et al. 1981)

SO_2 concentration ug m^3	Number of days	Mean deviation (SE)
<262	112	-3.5 (1.6)
262-524	311	-3.1 (1.0)
525-786	172	1.8 (1.4)
787-1048	66	9.4 (2.0)
>1048	80	11.9 (2.5)

ANALYSE VON MORTALITÄT UND MORBIDITÄT IN PITTSBURGH
(MAZUMDAR und SUSSMAN 1983)

MAZUMDAR und SUSSMAN (1983) analysierten Daten aus Pittsburgh und Umgebung (Allegheny County, Pennsylvania). Als Zielvariable diente neben der tageweisen Mortalität (gesamt und mit Todesursache Herz-Kreislauf-Erkrankungen) die Zahl der täglichen Noteinweisungen in Krankenhäuser, aufgeschlüsselt nach Alter, Geschlecht, Rasse, Diagnose und Wohnort. Tägliche Messungen von SO_2 und Staubpartikeln

(Coefficient of Haze) von drei Meßstationen standen zur Verfügung. In analoger Weise wie in der Londoner Studie von MAZUMDAR et al. (1982) wurden korrigierte Variablen konstruiert. Mit diesen in komplizierter Weise bereinigten Daten wurden getrennt für die drei den Meßstationen zugeordneten Gebiete Regressionsmodelle mit den unabhängigen Variablen SO_2 und Staub - gemeinsam und separat - angepaßt.

Die Korrelation zwischen SO_2 und Staub ist in diesem Datenmaterial relativ niedrig (r = 0.56, 0.32 und 0.17 für die drei Meßstationen, wobei der höchste Wert aus dem am stärksten verschmutzten Gebiet kommt), so daß der Unterschied in den Regressions-koeffizienten zwischen der separaten und der gemeinsamen Berücksichtigung der Variablen weniger stark ist als in anderen Studien. Die Elastizitäten sind für die Morbiditätsvariable, besonders bezogen auf Herz-Kreislauf-Erkrankungen, höher als für die Mortalität.

Die Koeffizienten für SO_2 liegen insgesamt deutlich niedriger als für Staubpartikel und sind bei der Mortalität nicht signifikant. Dieses Ergebnis werten die Autoren als weiteren Hinweis (neben Ergebnissen aus London und New York) für eine geringere Bedeutung von SO_2 verglichen mit Staubpartikeln. Die Autoren sind sich der potentiellen Verzerrung bewußt, die daraus resultiert, daß durch Kontrolle nach meteorologischen Störvariablen ein Teil des Einflusses der Luftverschmutzung fälschlicherweise den Störvariablen zugeschrieben werden kann:

'If the air pollution series were highly correlated with the temperature series, and if there was a true causal effect of air pollution on mortality/morbidity, then adjustment for temperature would tend to remove part of the association of interest'.

ZUSAMMENFASSUNG

Die Analyse der Londoner und New Yorker Mortalitätsdaten mit unterschiedlichen methodischen Ansätzen ergab konsistent eine deutliche Evidenz für einen schädlichen Effekt von partikelförmiger Luftverschmutzung ohne Wirkungsschwellenwert. Keine eindeutige Aussage konnte für Schwefeldioxid getroffen werden. Die Notwendigkeit, in der zeitlichen Analyse meteorologische Störvariablen zu berücksichtigen, führt zu nach wie vor ungelösten Problemen bei der Analyse und Interpretation der Daten.

1.2.3.2 Studie über die Smogepisode 1985 in Nordrhein-Westfalen

In der Studie 'Untersuchung der gesundheitlichen Auswirkungen der Smogsituation im Januar 1985 in Nordrhein-Westfalen' setzen WICHMANN et al. (1986) tageweise Häufigkeiten von medizinischen Ereignissen (Sterbeziffern, Krankenhausaufnahmen, ambulante Behandlungen in Krankenhäusern, Krankentransporte und Behandlungen bei einer Stichprobe von niedergelassenen Ärzten) in Beziehung zu meteorologischen Größen (Temperatur, Biotropie) und Immissionsmessungen für Schwebstaub, SO_2, NO_2 und CO. Die Analysen werden getrennt für die zwei Smoggebiete (östliches und westliches Ruhrgebiet), das Belastungsgebiet Köln/Düsseldorf sowie teilweise für vier

Nicht-Belastungsgebiete und ein 'Übergangsgebiet' durchgeführt. Der betrachtete Zeitraum umfaßt sechs Wochen; die Smogperiode lag in der dritten Woche.

Hervorzuheben sind zunächst die ausführlichen Überlegungen zu Validität und Vollständigkeit der Daten und ihrem möglichen Einfluß auf die studierten Zusammenhänge. Eine Übersicht über diese Überlegungen ist in Tabelle 1.9 zusammengestellt. Soweit Kalender(Wochentags)-effekte vorlagen, wurden die medizinischen Originaldaten durch ihre Abweichungen vom Wochentagsmittel ersetzt. Die Immissionsmessungen und die meteorologischen Größen werden als weitgehend vollständig und valide beurteilt, abgesehen von einer vermuteten Unterschätzung der CO-Konzentration, da die Meßstationen verkehrsfern installiert sind. Die räumliche Dichte der Meßstationen ist in den Belastungsgebieten hoch; in den restlichen Gebieten gibt es hingegen nur vereinzelte Meßstationen. Tabelle 1.10 zeigt die maximalen beobachteten Meßwerte.

Tabelle 1.9 Medizinische Daten: Vollständigkeit, Qualität und Wochentagsbereinigung

| med. Datum | Zahl der ursachen-spezif. Fälle | Vollständigkeit (Response-Rate) | Validität der Diagnosen | Möglichkeiten der systematischen Verzerrung | | | | Wochentags-bereinigung |
| | | | | zeitlich | | räumlich | | |
				Vollst.	Validität	Vollst.	Validität	
Krankenhaus-einweisungen	187 Kliniken 11654 Fälle	46% der Krankenhäuser	gut	?	?	ja	ja	ja
ambulante Behandlung im Krankenhaus	109 Ambulanzen 5394 Fälle	? (Nenner unbekannt)	schlecht*	?	?	ja	ja	ja
Kranken-transporte	30869 Transporte davon 1464 wegen einschlägiger Krankheiten	100% (58% Rückmeldung der Diagnosen)	gut	nein	nein	?	?	ja
niedergelassene Ärzte (10% Zufalls-stichprobe)	440 Ärzte 679342 Arzt-besuche wegen einschl. Diagnose	93% der Ärzte	schlecht, insbesondere zeitl. Zuordnung	nein	nein	nein	nein	ja
Mortalität	24048 gesamt	98%	mäßig	nein	nein	nein	nein	nein

* codiert in 'mit Befund', 'ohne Befund', 'zweifelhaft'

Tabelle 1.10   Höchste beobachtete Schadstoffkonzentrationen in der Smogperiode Januar 1985

Schadstoff	max. Halbstundenmittel (mg/m^3)	max. Tagesmittel (mg/m^3)
SO_2	2.17	0.83
Schwebstaub (gleitende 3 Std-Mittel)	0.85	0.60
NO_2	0.41	0.23
CO	27.22	8.00

Neben ausführlichen deskriptiven Darstellungen des Datenmaterials wurden im wesentlichen zeitliche Vergleiche der Parameter aus den Belastungsgebieten durchgeführt. Den tageweise aggregierten medizinischen Daten wurden dabei gewichtete Mittelwerte der Immissionsmessungen gegenübergestellt; bei dieser (räumlichen) Mittelung wurden die Meßwerte (Tagesmittel) proportional zu der Anzahl der Daten aus den Krankenhäusern, denen die jeweilige Meßstation zugeordnet war, gewichtet. Bei Mortalitätsdaten und bei den Daten der niedergelassenen Ärzte wurde der gewöhnliche Mittelwert des zugehörigen Areals (eines der drei Belastungsgebiete) verwendet. Es wurden zwei alternative Annahmen über Latenzzeiten gemacht, indem zum einen die Immissions- und Wetterwerte desselben Tages und zum anderen die des vorvergangenen Tages den medizinischen Daten zugeordnet wurden.

An den so konstruierten Beobachtungseinheiten wurden die Zusammenhänge mit korrelationsstatistischen Methoden untersucht. WICHMANN et al. benutzen folgendes Verfahren, um Aussagen aus Regressionsanalysen dieser Daten zu gewinnen, ohne die aus der Interkorrelation der unabhängigen Variablen resultierenden Instabilitäten in Kauf nehmen zu müssen: Zunächst wird ein Modell mit den meteorologischen Variablen Temperatur und Biotropie (ein Maß für die Stärke des Wettereinflusses auf den Organismus) angepaßt und der Bestimmtheitskoeffizient R^2 berechnet. Anschliessend wird jeweils eine Schadstoffvariable zusätzlich ins Modell aufgenommen und die zusätzlich erklärte Varianz (Differenz der beiden R^2) als Maß für den Zusammenhang zwischen dieser Einfluß- und der Zielvariable interpretiert. Schließlich werden alle vier Schadstoffvariablen ins Modell aufgenommen und der gemeinsam verursachte Zuwachs in R^2 gegenüber den meteorologischen Parametern als Maß für ihren gemeinsamen Einfluß genommen.

Diese Vorgehensweise trägt der Tatsache Rechnung, daß wegen der hohen Interkorrelation der Schadstoffvariablen (der niedrigste empirische Korrelationskoeffizient zwischen Tagesmittelwerten betrug in den Belastungsgebieten 0.81) deren Einflüsse nicht voneinander zu trennen sind. Über ihren gemeinsamen Einfluß kann jedoch eine Aussage gemacht werden. Dieser gemeinsame Einfluß ist besser durch ein 'partielles R^2' als durch die mit großer Streuung behafteten Regressionskoeffizienten charakterisiert. Daher werden von WICHMANN et al. keinerlei Regressionskoeffizienten angegeben, was dann sinnvoll ist, wenn sie alle das 'richtige' Vorzeichen haben.

Durch die Art und Weise der Kontrolle der Störvariablen birgt diese Vorgehensweise allerdings die Gefahr der Maskierung eines vorhandenen Einflusses der Schadstoffvariablen in sich. Da nur der über die meteorologischen Variablen hinaus bewirkte Zuwachs von erklärter Varianz als Einfluß der Schadstoffvariablen interpretiert wird, kann bei Kovariation der beiden Variablengruppen ein Teil des wirklichen Einflusses der Schadstoffe fälschlicherweise den meteorologischen Variablen zugeschrieben werden. WICHMANN et al. legen erklärtermaßen den höheren Wert auf die Vermeidung des umgekehrten Fehlers:

'Diese Vorgehensweise ist konservativ, d.h. sie vermeidet es, Einflüsse der Störvariablen fälschlicherweise den Einflußvariablen zuzuordnen' (S.6).

Die empirischen Korrelationskoeffizienten zwischen meteorologischen und Schadstoffvariablen sind jedoch relativ niedrig (maximales $r = -0.22$ für SO_2 und Temperatur), so daß die aus diesem Vorgehen resultierende Unterschätzung des Einflusses der Luftverschmutzung nicht allzu groß sein dürfte.

In der Tabelle 1.11 sind die 'partiellen R^2' für meteorologische und Schadstoffvariablen nach Belastungsgebiet, Zeitverzögerung und medizinischer Zielvariable zusammengestellt.

Eine Besonderheit zeigte sich bei den Arztbesuchen: die Häufigkeit von Besuchen bei niedergelassenen Ärzten ging in der Smogperiode zurück, um unmittelbar danach stark anzusteigen. Die Koeffizienten der meteorologischen und Schadstoffvariablen hatten entsprechend das entgegengesetzte Vorzeichen als bei den anderen Zielvariablen. Die Interpretation dieses Ergebnisses ist naheliegend: die Patienten folgten der Aufforderung der Behörden, während des Smogalarms möglichst zu Hause zu bleiben und verschoben nach Möglichkeit ihren Arztbesuch bis zum Ende der Smogepisode.

Tabelle 1.11 Anteil der durch meteorologische (M) und durch Luftverschmutzungsvariablen (L) erklärten Varianz für verschiedene abhängige Variablen, Belastungsgebiete und Zeitverzögerungen

abhängige Variable		keine Zeitverzögerung			2 Tage Zeitverzögerung		
		Smoggebiet I	Smoggebiet II	Köln/ Düsseldorf	Smoggebiet I	Smoggebiet II	Köln/ Düsseldorf
Krankenhauseinweisungen wegen Atemwegs- oder	M	0.04	0.02	0.16	0.05	0.12	0.08
Herz-Kreislauf-Krankheiten	L	0.08	0.06	0.12	0.15	0.11	0.24
ambulante Behandlungen in Krankenhäusern	M	0.04	0.04	0.02	0.09	0.09	0.06
	L	0.14	0.21	0.23	0.17	0.23	0.30
Krankentransporte wegen Atemwegs- oder	M	0.00	0.08	0.04	0.03	0.26	0.31
Herz-Kreislauf-Krankheiten	L	0.26	0.34	0.12	0.50	0.04	0.08
Arztbesuche wegen Atemwegs- oder	M	0.51	0.57	0.55	0.46	0.58	0.42
Herz-Kreislauf-Krankheiten	L	0.15	0.15	0.09	0.02	0.11	0.08
Gesamtmortalität	M	0.03	0.03	0.12	0.13	0.15	0.09
	L	0.02	0.12	0.16	.0.03	0.09	0.16

Bei den anderen Zielvariablen sind die Effekte der Schadstoffvariablen nicht konsistent
über die Belastungsgebiete und über die verschiedenen medizinischen Parameter.
Insbesondere für die Krankentransporte ist der relative Anteil an erklärter Varianz
durch meteorologische und Schadstoffvariablen inkonsistent. Es ist auch keine eindeutige Entscheidung zwischen den Modellen mit und ohne Zeitverzögerung möglich.
Dennoch liegt in den meisten Regressionsmodellen ein deutlicher gemeinsamer Beitrag
der vier Luftverschmutzungsvariablen vor. Die Ergebnisse geben also einen klaren
Hinweis darauf, daß die in der Smogperiode erhöhte Morbidität und Mortalität
zumindest teilweise auf die hohen Immissionen zurückzuführen sind.

Angesichts dieses Ergebnisses, das auf eine - in der Wahl des Modells unterstellte -
lineare Beziehung zwischen Schadstoffkonzentration und gesundheitlichen Auswirkungen hinweist, erscheint es befremdlich, wenn WICHMANN et al. feststellen:

'Der beobachtete Anstieg der medizinischen Daten zeigt, daß die Auslösekriterien der Smogverordnung von Nordrhein-Westfalen in etwa den Schwellen-
werten entsprechen, bei denen die gesundheitliche Belastung durch Luftschadstoffe beginnt.' (S. 66)

Mittels der gewählten Methodologie wäre es gar nicht möglich gewesen, einen eventuell
vorhandenen Wirkungsschwellenwert aufzufinden oder nachzuweisen. Als 'Würdigung'
der Auslösekriterien der Smogverordnung ist dagegen festzuhalten, daß derart hohe
Schadstoffkonzentrationen offenbar einen statistischen Nachweis erhöhter Morbidität
und Mortalität erlauben. Das Resumé von WICHMANN et al. sei daher zustimmend
zitiert:

'Unter Würdigung der genannten Verzerrungsmöglichkeiten und der anderen
Schwächen der Daten erscheint es daher unwahrscheinlich, daß die beobach-
teten gesundheitlichen Auswirkungen von den erhöhten Konzentrationen der
Luftschadstoffe unabhängig sind.' (S. 65)

1.3 Studien anhand von Individualdaten

Bei Studien anhand von Individualdaten wurde aus Kapazitätsgründen der Schwerpunkt auf die Besprechung neuerer deutscher Studien gelegt.

Für die Untersuchung der Wirkung der Luftverschmutzung besonders interessant sind Stichproben aus empfindlichen Gruppen wie Kindern und Kranken bzw. vorgeschädigten Individuen. Bei beiden Gruppen ist zu erwarten, daß sie im Vergleich zur Normalbevölkerung bereits bei niedrigeren Schadstoffkonzentrationen Reaktionen zeigen. Hierdurch treten Effekte der Luftverschmutzung deutlicher hervor, die bei der Betrachtung einer repräsentativen Stichprobe wegen des überwiegenden Anteils gesunder Individuen sich nur in geringen Unterschieden niederschlagen würden. Gerade für gesundheitspolitische Folgerungen ist es wichtig, die Auswirkungen auf die am meisten betroffenen Bevölkerungsgruppen zu kennen.

Kinder gelten noch aus einem weiteren Grund als besonders geeignete Studienobjekte zur Untersuchung der Wirkung von Luftverschmutzung: Bei ihnen entfallen die Störvariablen Rauchen, berufliche Exposition, berufsbedingte Abwesenheit vom Wohngebiet und zum Teil Wanderungen.

Eine Übersicht über die älteren Studien an Kindern findet sich bei HOLLAND et al. (1979). Bei diesen Studien handelt es sich überwiegend um räumliche Vergleiche von Inzidenzraten für Atemwegserkrankungen und von Lungenfunktionsmessungen zwischen stark und schwach belasteten Gebieten. Eine Stichprobe von knapp 4000 Kindern in Großbritannien wurde im National Survey of Child Health and Development (Douglas und Waller, zit. in HOLLAND et al. 1979) bis zum 25. Lebensjahr weiterverfolgt; es wird berichtet, daß Unterschiede in der Inzidenz von Atemwegserkrankungen in unterschiedlich belasteten Gebieten - aus denen allerdings keine Immissionsmessungen, sondern Kohleverbrauchsstatistiken vorlagen - nach dem 20. Lebensjahr verschwanden. Im Alter von 20 und 25 Jahren waren die Inzidenzen bei denjenigen Gruppen erhöht, die rauchten und die als Kinder Krankheiten der unteren Atemwege gehabt hatten. Letzteres könnte allerdings eine Langzeitwirkung von Luftverschmutzung sein. Diese und eine andere Follow-up-Studie aus Sheffield (Lunn, zit. in HOLLAND et al. 1979) weisen darauf hin, daß die Effekte der Luftverschmutzung sich mit zunehmendem Alter der Kinder verringern bzw. vom Effekt des Rauchens überlagert werden. Ein Kohorteneffekt durch die im Laufe der langen Zeiträume stark zurückgegangenen Schadstoffkonzentrationen ist ebenfalls in Betracht zu ziehen.

1.3.1 Krupp-Syndrom und obstruktive Bronchitis

Das Krupp-Syndrom (akute stenosierende subglottische Laryngotracheitis, 'Pseudokrupp') und die obstruktive Bronchitis (die bei mehr als dreimaligen Auftreten als Asthma bronchiale bezeichnet wird) sind Krankheitsbilder, die die gleiche Bevölkerungsgruppe betreffen (Säuglinge und Kleinkinder, Jungen häufiger als Mädchen) und die bevorzugt in den Wintermonaten auftreten. Beide Krankheiten werden in der Regel von Viren ausgelöst; Witterungseinflüsse und Verschmutzung der Außen- und Innenluft werden als auslösende Faktoren diskutiert. Zur genauen Definition und Abgrenzung von Krupp-Syndrom und obstruktiver Bronchitis siehe WICHMANN (1985) und FEGELER et al. (1985).

Zum Studium von diesen und anderen akuten Atemwegserkrankungen bei Kindern bieten sich nach SCHLIPKÖTER, WICHMANN und KRÄMER (1985) mehrere Ansätze an, die nicht alternativ, sondern einander ergänzend zu sehen sind.

- QUERSCHNITTSTUDIEN: Damit sollen räumliche Unterschiede der Inzidenz zwischen unterschiedlich belasteten Gebieten erfaßt werden. Hierzu ist es notwendig, alle Kinder der Studienregion bzw. eine repräsentative Stichprobe zu betrachten und nach den Störgrößen zu kontrollieren, die den räumlichen Vergleich verzerren, vor allem Unterschiede in der sozialen Schichtung und der Innenluftverschmutzung (speziell Passivrauchen). Eine hohe Antwortrate und ganz besonders die Vermeidung von Unterschieden im Antwortverhalten zwischen Vergleichsregionen sind zu gewährleisten.

- LÄNGSSCHNITTSTUDIEN: Damit soll die Wahrscheinlichkeit des Auftretens von Anfällen in Verbindung mit dem zeitlichen Muster der Immissionskonzentrationen und der meteorologischen Parameter gebracht werden. Hierzu ist es notwendig, in einem umschriebenen Gebiet eine Totalerhebung aller Erkrankungsfälle anzustreben und ihnen Immissionswerte, die für ihren Wohnort repräsentativ sind, zuzuordnen.

- GROßSTUDIEN: Sie sollen zugleich räumliche und zeitliche Muster von Erkrankungshäufigkeit und Schadstoffbelastung untersuchen. Damit werden gleichzeitig die für Quer- und Längsschnittstudien notwendigen Anforderungen an das Datenmaterial gestellt. SCHLIPKÖTER et al. (1985) empfehlen, bei einem Teilkollektiv die genaue Innenluftverschmutzung durch 'personal sampler' zu messen und den Virusstatus durch Sekretuntersuchung zu bestimmen, um den Einfluß dieser Störgrößen genauer abschätzen zu können.

Die besprochene Literatur äußert sich nicht immer klar über die in den Analysen zugrundegelegten Beobachtungseinheiten. Während in Querschnittstudien Personen die Beobachtungseinheiten sind, sind es in Längsschnittstudien Zeiträume, z.B. Tage. In Querschnittstudien werden daher auch Kinder mit mehreren Pseudokrupp-Anfällen nur einmal gezählt, während in Längsschnittstudien, wo man z.B. die Zielvariable 'Zahl der Anfälle pro Tag' betrachtet, jeder Anfall gesondert gezählt wird.

Dennoch werden in manchen Querschnittstudien für Inzidenzberechnungen 'Fälle' (z.B. Einweisungen) und nicht Personen betrachtet, so daß Doppelerfassungen desselben Kindes nicht auszuschließen sind. Hierdurch wird jedoch die bei den durchgeführten statistischen Analysen vorausgesetzte Unabhängigkeit der Beobachtungen verletzt; Kinder mit mehreren Anfällen sind 'überrepräsentiert', so daß Verzerrungen in den durchgeführten Analysen vorhanden sein dürften.

In SCHLIPKÖTER et al. (1985) findet sich eine Zusammenstellung und Bewertung von Studien zum Zusammenhang zwischen Krupp-Syndrom und Luftverschmutzung, die bis 1983 erschienen sind. Die dort ausführlich besprochenen Studien seien hier nur kurz aufgeführt:

1) Vier amerikanische Querschnittstudien, zwei davon aus dem CHESS-Program (Community Health and Environmental Surveillance System, vgl. HOLLAND et al. 1979; PFLANZ und GENTHNER 1980), versuchten, über die Eltern von Schulkindern die Inzidenzen von Pseudokrupp retrospektiv zu erfassen. Drei dieser Studien adjustierten die Inzidenzraten nach Alter, Geschlecht und Sozialstatus und fanden um den Faktor 1.4 bis 3 erhöhte Inzidenzen in den stärker belasteten Gebieten. Nach der Bewertung von SCHLIPKÖTER et al. (1985) stellen diese Studien eine Evidenz für den Zusammenhang zwischen Luftbelastung und Krupp-Syndrom dar. Diese Evidenz wird von PRINZ, SCHWELA et al. (1986) und PRINZ (1986) unter Berufung auf die häufig geübte Kritik an den CHESS-Studien (zusammengefaßt z.B. in PFLANZ und GENTHNER 1980) bezweifelt; die Immissionsdaten stellten nur grobe Schätzungen aus Emissionsdaten dar, und wegen der retrospektiven Erhebung des Krupp-Syndroms über Elternfragebögen seien die Daten nicht als valide anzusehen. WICHMANN (1986) weist jedoch darauf hin, daß die Rangordnung der Gebiete hinsichtlich der Luftbelastung nicht von der Ungenauigkeit der Immissionsdaten betroffen sein dürfte und daß die Validitätsprobleme nur dann ein 'falsch positives' Ergebnis zustandegebracht haben könnten, wenn die Verzerrung selektiv stattgefunden hat - eine Möglichkeit, die nicht überprüft werden kann, aber nach WICHMANN unplausibel erscheine.

2) Fünf retrospektive Längsschnittstudien aus Frankfurt, die eine Korrelation zwischen der Häufigkeit von Pseudokrupp-Anfällen (erfaßt anhand von Klinikeinweisungen) und Schadstoffkonzentrationen (SO_2 und Staub) berechneten, ohne nach Jahreszeiten bzw. klimatischen Gegebenheiten zu korrigieren. SCHLIPKÖTER et al. (1985) zeigen an einem Teil der Originaldaten, daß die gefundene Korrelation ausschließlich durch den klimatisch bedingten weitgehend parallelen Jahresgang von Schadstoffkonzentration und Pseudokrupp-Häufigkeit zustandekommen kann. In dem reanalysierten Beispiel verschwindet die vorher hohe Korrelation bei einer Stratifizierung in Sommer- und Winterzeiträume nahezu vollständig.

Das gleiche gilt für Studien aus Mannheim, Darmstadt und Freiburg (WEMMER 1984), in denen die Häufigkeit des Krupp-Syndroms ebenfalls retrospektiv anhand von Einweisungsdaten erfaßt wurde. Hier findet sich als zusätzlicher Hinweis darauf, daß nur jahreszeitlich bedingte 'Scheinkorrelationen' berechnet wurden, eine - physiologisch unplausible - negative Korrelation zur Ozonkonzentration, die, ebenfalls klimabedingt, im Sommer am höchsten liegt.

3) Eine Querschnittstudie mit retrospektiv erfaßten Einweisungsdaten aus Essen vergleicht die relative Häufigkeit von Pseudokrupp-Fällen, bezogen auf alle Einweisungen, zwischen unterschiedlich mit SO_2 belasteten Gebieten. Nach PRINZ et al. (1986) - PRINZ war der Erstautor der von SCHLIPKÖTER et al. besprochenen Essener Studie - ist die Zahl der Gesamteinweisungen als Bezugsgröße für den Vergleich

zeitlicher Verläufe zwischen Gebieten mit unterschiedlicher und unbekannter Zahl von unter Risiko stehenden Personen geeignet; zugleich kann durch die Wahl dieser Bezugsgröße grob nach allen Störfaktoren kontrolliert werden, die den Zugang zu Einrichtungen des Gesundheitswesens modifizieren. Die Essener Studie, in der kein signifikanter Zusammenhang zwischen Luftbelastung und Erkrankungshäufigkeit gefunden wurde, wird von SCHLIPKÖTER et al. (1985) als wenig aussagekräftig bewertet, da wichtige Störvariablen nicht berücksichtigt sind.

4) Eine Querschnittstudie aus Duisburg (HAUPT 1985) erfaßte retrospektiv alle stationären Fälle von Krupp-Syndrom und obstruktiver Bronchitis (180 bzw. 268 Fälle von 1979 bis 1982) aus einem eng umschriebenen Gebiet um die Kinderklinik. Als sozioökonomische Variable wird die Kinderdichte pro bebaute Fläche betrachtet. Die Gebiete werden nach SO_2 und Staubniederschlag in zwei Gruppen eingeteilt. Die verglichenen Inzidenzraten scheinen auf die Gesamtzahl der Kinder bis zum 4. Lebensjahr bezogen zu sein; auf das Problem der Doppelerfassung wird nicht eingegangen.

PRINZ et al. (1986) kritisieren, daß als Nenner nicht die Gesamtzahl der Krankenhauseinweisungen genommen wurden, wie in der unter 3) aufgeführten Studie beschrieben. An den Essener Daten der letztgenannten Studie demonstrieren PRINZ et al., daß die Wahl der Einweisungszahl als Bezugsgröße einen Unterschied zwischen stark und gering belasteten Gebieten zum Verschwinden bringen kann. Dabei scheinen sie jedoch gegen eine Benutzung der Absolutzahlen als Indikator für die regionenspezifische Erkrankungshäufigkeit - und damit an dem Duisburger Studienteam vorbei - zu argumentieren.

In den stärker belasteten Gebieten ist die aus den Duisburger Daten geschätzte Inzidenz des Krupp-Syndroms um die Hälfte höher als in den geringer belasteten Gebieten, obwohl erstere weiter entfernt von der Klinik liegen. SCHLIPKÖTER et al. (1985) werten diese Studie als 'ernstzunehmenden Hinweis auf einen Zusammenhang zwischen Pseudokrupphäufigkeit und Luftverschmutzung'.

In dem Gutachten von SCHLIPKÖTER et al. (1985) findet sich auch eine Aufzählung und Beschreibung laufender bzw. geplanter Studien zum Thema Krupp-Syndrom (s. dazu auch WICHMANN 1985). Dabei ist bemerkenswert, daß das Interesse am Krupp-Syndrom auf die Bundesrepublik Deutschland beschränkt zu sein scheint. In den einzelnen Bundesländern laufen derzeit mehrere Studien zum Krupp-Syndrom und zur obstruktiven Bronchitis, die zum Teil Fortsetzungen der hier erwähnten Studien darstellen. SCHLIPKÖTER et al. (1985) haben zur Koordinierung dieser Studien ein Konzept vorgeschlagen, das durch Verwendung einheitlicher Erhebungs- und Meßinstrumente die Vergleichbarkeit der Ergebnisse sichern soll und das einen Katalog von zu berücksichtigenden Störvariablen aufstellt. Für jeden der drei anfangs beschriebenen Studientypen werden Erhebungs- und Auswertungsstrategien vorgeschlagen. Eine Koordinierung künftiger Studien nach den Vorschlägen dieses Konzepts könnte sicherlich die meisten hier kritisierten Unzulänglichkeiten der bisherigen Studien vermeiden.

Im folgenden werden sechs von SCHLIPKÖTER et al. (1985) noch nicht berücksichtigte Studien beschrieben.

WIRKUNGSKATASTER IN NORDRHEIN-WESTFALEN (WICHMANN 1985)

Im Rahmen der Wirkungskataster-Untersuchungen 1983 in Nordrhein-Westfalen (vgl. dazu 1.3.2.1) wurde im Belastungsgebiet Duisburg-Süd und im Kontrollgebiet Goch Eltern von Kindern zwischen 9 und 13 Jahren unter anderem die Frage nach früheren Krupp-Erkrankungen gestellt. WICHMANN (1985) berichtet von den Ergebnissen einer logistischen Regressionsrechnung, die anhand der Daten von 768 Kindern durchgeführt wurde (Antwortrate: 33% in Duisburg, 25% in Goch). Das relative Risiko für Duisburg bezogen auf Goch - unadjustiert beträgt es 1.5 - ist von den Störvariablen Sozialstatus (gemessen am Schulabschluß der Eltern), Passivrauchen und gemeinsames Schlafzimmer mit Geschwistern abhängig. Besonders deutlich ist der Unterschied beim Sozialstatus: Bei niedrigem Sozialstatus beträgt das relative Risiko 2.5, bei hohem Sozialstatus 0.8. Eltern mit hohem Schulabschluß gaben 2.6 mal so häufig Pseudokrupp an als Eltern mit niedrigem Schulabschluß. Diese Zahlen können nicht weiter statistisch beurteilt werden, weil keine Angaben über Randverteilungen gemacht sind. Wegen der niedrigen Responserate und des langen Zeitraums, über den die Eltern sich erinnern sollten, sieht WICHMANN (1985) diese Ergebnisse nur als vorläufig an und warnt vor ihrer Überinterpretation. An der Tatsache, daß umso seltener Pseudokrupp angegeben wurde, je älter die Kinder waren, wird erneut sichtbar, welchen Validitätsproblemen Daten aus retrospektiven Befragungen unterliegen.

ATEMWEGSERKRANKUNGEN BEI KINDERN IN BIEL/SCHWEIZ
(MARTY et al. 1985)

MARTY, KÜMMERLI et al. (1985) erfaßten in einer prospektiven Längsschnittstudie über 17 Monate alle Fälle von Pseudokrupp, Epiglottitis, Pneumonie, akuter Bronchitis, allergischem Asthma und Infektasthma bei Kindern, die in der Kinderklinik und in zwei Kinderarztpraxen in Biel (Schweiz) vorgestellt wurden. Immissionsmessungen lagen von 10 Meßstationen vor und lieferten Monatsmittelwerte für Staubniederschlag und 14-Tage-Mittelwerte für Schwefeldioxid. Tagesbezogene Immissionkonzentrationen wurden unter Benutzung der kontinuierlich aufgezeichneten meteorologischen Gegebenheiten mit Hilfe einer 'Markoff-Ketten-Simulation' hochgerechnet. Die Gültigkeit einer solcher Hochrechnung, über die keine Details angegeben sind, kann hier nicht beurteilt werden. Für 3 Monate lagen Halbstundenwerte von SO_2 vor.

Der Zeitpunkt des Auftretens der 372 verwendbaren Fälle von akuter Atemwegserkrankung zeigte den bekannten Jahresgang und die üblichen starken Korrelationen mit tiefen Temperaturen, hoher Luftfeuchtigkeit und hohen SO_2-Konzentrationen. Da Versuche fehlen, die Korrelation mit der Luftverschmutzung nach den meteorologischen Gegebenheiten zu adjustieren, läßt sich aus diesem Ergebnis kein Hinweis auf einen inhaltlichen Zusammenhang gewinnen. Die Studie unterliegt daher den gleichen Einwänden wie die bei SCHLIPKÖTER et al. (1985) besprochenen Studien aus Frankfurt, Mannheim, Darmstadt und Freiburg.

RETROSPEKTIVE LANGZEITSTUDIE ÜBER PSEUDOKRUPP UND
SCHWEFELDIOXIDBELASTUNG IN BOCHUM (MIETENS und SEVERIEN 1986)

MIETENS und SEVERIEN (1986) erfaßten retrospektiv bei 1200 Kindern aus Bochum,
die zwischen 1967 und 1984 wegen Pseudokrupp stationär behandelt worden waren,
Wohnort und Zeitpunkt des Anfalls. Zur Untersuchung einer Beziehung zwischen
Krupp-Syndrom und SO_2-Immissionen wurden räumliche und zeitliche Vergleiche
durchgeführt.

Für den räumlichen Vergleich wurden zunächst die jahreweisen Inzidenzen für die 30
statistischen Bezirke Bochums geschätzt. Aus dem Artikel geht nicht hervor, ob und
wie Doppelerfassungen von Kindern mit mehreren Anfällen vermieden wurden. Für
jedes Jahr getrennt wurden Rangkorrelationen zwischen diesen Inzidenzen und
Jahresmittel- sowie -spitzenkonzentrationen von SO_2 berechnet. Für die Spitzenwerte
ergab sich dreimal eine signifikant ($\alpha = 5\%$) positive und einmal eine signifikant
negative Korrelation. Vorzeichen und Höhe aller anderen - nicht signifikanten -
Korrelationskoeffizienten werden nicht berichtet. Bei den geringen Fallzahlen, die
durch die zeitliche und räumliche Disaggregierung entstehen - 736 für die räumliche
Auswertung verwertbare Fälle verteilen sich auf 30 Regionen und 13 Jahre, man hat
also im Durchschnitt weniger als zwei Fälle pro Beobachtungseinheit - sind die
Inzidenzschätzungen mit einer großen Streuung behaftet, so daß die Korrelationsrechnung wenig aussagekräftig ist; dies gilt insbesondere, wenn die Ergebnisse
ausschließlich im Hinblick auf Signifikanz bewertet werden.

Bei der zeitlichen Analyse wurden alle Tage des betrachteten Zeitraums nach dem
Tagesmittel der SO_2-Konzentration in drei Gruppen eingeteilt (< 80 ug/m^3,
80-160 ug/m^3, > 160 ug/m^3) und die an Tagen dieser Gruppen aufgetretenen Häufigkeiten von Pseudokrupp-Fällen gegen die Gleichverteilungshypothese getestet. Es
wurde keinerlei Korrektur nach meteorologischen Faktoren vorgenommen. Für die
einzelnen Jahre ergaben sich widersprüchliche Ergebnisse.

Die Bochumer Studie ist also von der Methodik her nicht geeignet, einen eventuellen
Zusammenhang zwischen Krupp-Syndrom und Schwefeldioxidimmissionen nachzuweisen. Die Autoren scheinen jedoch nur geringes methodisches Problembewußtsein zu
haben und ziehen den verhängnisvollen Fehlschluß:

'Demnach spielte die Schwefeldioxidbelastung bei den Pseudokrupp-Patienten
während der Untersuchungszeit keine kausale oder begünstigende Rolle'.

PSEUDOKRUPP 1983/1984 IN ESSEN (PRINZ et al. 1986)

In einer prospektiven Längs- und Querschnittstudie versuchten PRINZ, SCHWELA et al.
(1986) möglichst vollständig die Fälle von Krupp-Anfällen innerhalb eines Jahres in
Essen zu erfassen. Alle Kinderärzte und die Leiter der Kinderabteilungen der Essener
Krankenhäuser wurden um ihre Mitarbeit gebeten. Die Eltern aller betroffenen Kinder
wurden aufgefordert, einen Fragebogen auszufüllen, in dem Angaben zu Vorerkrankungen, sozialer Schicht und - als Indikatoren für Innenluftverschmutzung - zu

Heizungsart und Rauchgewohnheiten gesammelt wurden. Es wurden 458 Anfälle von Pseudokrupp - zu etwa gleichen Teilen Erstfälle und Wiederholungsfälle - gemeldet. Stadtteilspezifische Inzidenzraten wurden durch Bezug auf die Zahl der 0-5jährigen Kinder gebildet.

Die Verwertbarkeit des Datenmaterials ist stark durch unterschiedliches Meldeverhalten der beteiligten Ärzte eingeschränkt. 6 von 41 Essener Kinderärzten verweigerten die Teilnahme; fast die Hälfte der gemeldeten Fälle stammt von lediglich 2 Ärzten. Deshalb sind wegen der unterschiedlich verteilten Einzugsbereiche meldefreudiger bzw. unkooperativer Kinderärzte insbesondere beim räumlichen Vergleich Vorbehalte angezeigt. Die hochsignifikanten Unterschiede zwischen den Inzidenzen der einzelnen Stadtbezirke ergaben sich vermutlich wegen der unterschiedlichen Vollständigkeit der Meldungen; diese Unterschiede zeigten nämlich keine Konsistenz hinsichtlich der SO_2-Konzentrationen.

Die zeitliche Analyse der Pseudokruppfälle brachte einen wie bei FEGELER et al. (1985) beschriebenen Jahresgang mit Häufigkeitsmaxima im Oktober und März zum Vorschein; dies gilt für Erstfälle und Wiederholungsfälle. PRINZ et al. (1986) berichten von einer multiplen Regressionsanalyse zur Erklärung der absoluten Fallzahlen aus meteorologischen und Immissionsvariablen, die für SO_2 und NO_2 negative Koeffizienten ergab. Es ist jedoch nicht ersichtlich, mit welchen Beobachtungseinheiten (Tage, Wochen; mit oder ohne Zeitverzögerung) diese Regressionsanalyse durchgeführt wurde. Möglicherweise bezieht sich die Analyse auf Monate (dies suggeriert die Überschrift des Abschnitts); in diesem Fall sind mit vier unabhängigen Variablen keine zuverlässigen Schätzwerte zu erwarten, auch wenn man das Problem der Multikollinearität außer acht läßt.

Die Schichtung nach den einzelnen Ärzten ergab Inkonsistenzen im Vorzeichen der Korrelationskoeffizienten zwischen Erkrankungshäufigkeit und Immissionswerten sowie Temperatur. Eine weitere Regression auf der Basis gleitender 5-Wochen-Mittelwerte für Pseudokrupp-Häufigkeit und SO_2 erbrachte ebenfalls keine Hinweise auf einen Einfluß von SO_2.

Im Smogmonat Januar 1985 - 4 Monate nach Abschluß der Erhebungen - wurden erneut die Pseudokrupp-Fälle erfaßt; ihre Häufigkeit war mit 27 niedriger als im Januar 1984. Unterschiede im Meldeverhalten werden als Erklärung für dieses Phänomen für wenig wahrscheinlich gehalten.

Wegen der geschilderten Inkonsistenzen und wegen der Abhängigkeit der Daten von der unterschiedlichen Kooperationsbereitschaft der Kinderärzte ist diese Studie nicht geeignet, um Aussagen über den Zusammenhang zwischen Krupp-Syndrom und Luftverschmutzung zu gewinnen.

ATEMWEGSERKRANKUNGEN VON KINDERN IN BERLIN 1979-1982
(FEGELER et al. 1985)

FEGELER et al. (1985) und BAARTZ (1985) analysierten in einer Längsschnittstudie die
Häufigkeiten von Einweisungen und Notfallbehandlungen wegen Erkrankungen der
oberen und unteren Luftwege in zwei Berliner Kinderkliniken. Alle Fälle aus einem
Dreijahreszeitraum (1979-1982) wurden u.a. hinsichtlich der Diagnose und des
Wohnorts ausgewertet. Den Wohnorten konnten tageweise Immissionsmeßwerte für
SO_2 und Staubpartikel aus dem BLUME-Meßstellennetz (4 x 4 km-Anordnung)
zugeordnet werden. Ferner lagen auf Tagesebene meteorologische Parameter vor, aus
denen für biologisch relevant erachtete abgeleitete Variablen definiert wurden.

Die Atemwegserkrankungen wurden in vier Diagnosegruppen unterteilt, die getrennt
analysiert wurden:

- Krupp-Syndrom
- Bronchitis und Pneumonie
- obstruktive/spastische Bronchitis/Pneumonie
- Infekte der oberen Luftwege.

FEGELER et al. (1985) stellen ausführliche Betrachtungen über vermutete Wirkungsmechanismen an und leiten daraus Erwartungen über den zeitlichen Verlauf und die
Korrelationen der Variablen ab.

Die Überprüfung dieser Erwartungen scheitert allerdings zum Teil an sehr geringen
Fallzahlen. Für die ersten drei Diagnosegruppen wurde durchschnittlich weniger als
1 Fall pro Tag und Krankenhaus registriert. Beschränkt man sich auf die Monate
September bis Februar und betrachtet man die Summe der Fälle in beiden Kliniken,
dann ergeben sich folgende durchschnittliche Fallzahlen pro Tag:

Diagnosegruppe 1: 1.57
Diagnosegruppe 2: 2.76
Diagnosegruppe 3: 1.52
Diagnosegruppe 4: 19.25

Auf dem Aggregationsniveau von Tagen läßt noch am ehesten ein Extremvergleich das
Entdecken von Effekten erwarten. FEGELER et al. führten solche Extremvergleiche für
5 Episoden mit sehr hohen Immissionen durch; diese Episoden wurden mit gleich
langen Zeiträumen vor und nach der Episode verglichen. Tabelle 1.12 zeigt diese
Vergleiche für die Diagnose Krupp-Syndrom. Bei einer Episodendauer von 8 Tagen
und einer durchschnittlichen Fallzahl in den Vergleichsperioden von 1.5 (12 Fälle)
müßte z.B. die Erhöhung der Fallzahl in der Belastungsperiode 67% betragen (20 Fälle
= 2.5 Fälle pro Tag), um ein signifikantes Ergebnis beim Vergleich der Parameter
zweier Poisson-Verteilungen mit α = 0.05 zu liefern. Diese hypothetische Rechnung
gibt allerdings nur die Größenordnung eines Unterschiedes an, die bei der vorliegenden Konstellation in einer Signifikanzaussage resultieren würde, denn sie abstrahiert
von den komplizierten, getrennt für die einzelnen Diagnosegruppen durchgeführten

Wochentagsbereinigungen. Die beobachteten Unterschiede lagen jedoch größtenteils, vor allem für die Diagnose Krupp-Syndrom, weit unter dieser Abschätzung; wo größere Unterschiede beobachtet wurden (bei den restlichen Diagnosegruppen), traten die Steigerungen der Fallzahlen nicht konsistent in oder nach der Belastungsepisode auf. Signifikante Erhöhungen gab es sowohl in der Vorperiode, der eigentlichen Belastungsperiode als auch in der Nachperiode, so daß kein einheitliches Bild zu erkennen ist.

Tabelle 1.12 Mittlere tägliche Pseudokrupp-Fallzahlen (wochentagsbereinigt) für Episoden mit starker Luftverschmutzung sowie zeitgleiche Vor- und Nachperioden (Quelle: FEGELER et al. 1985)

Croup-Syndrom

Nr	Monat	n	vor HP SO_2	P/d	während HP SO_2	P/d	nach HP SO_2	P/d	B-Mon P/d
1	Nov.79	5	149	1,0	213	0,7	149	1,0	1,0
2	Jan.80	8	231	0,8	309	1,2	193	1,2	0,9
3	Jan.81	9	125	1,2	258	1,4	91	1,7	1,0
4	Dez.81	11	104	0,7	246	0,9	105	0,6	0,8
5	Jan.82	13	108	0,4	325	0,7	103	0,7	0,5
		$\bar{x}$	127	0,82	271	0,93	119	0,95	0,90
		(P_1)	(-9%)		(+3%)		(+6%)		(100%)
		(P_2)	(100%)		(+13%)		(+16%)		

Nov.79 : Hochbelastungsperiode 15.11.79 - 19.11.79
Jan.80 : Hochbelastungsperiode 12.01.80 - 19.01.80
Jan.81 : Hochbelastungsperiode 22.01.81 - 30.01.81
Dez.81 : Hochbelastungsperiode 15.12.81 - 25.12.81
Jan.82 : Hochbelastungsperiode 10.01.82 - 22.01.82

n   : Anzahl der Tage pro Hochbelastungsperiode
HP   : Hochbelastungsperiode
B-Mon   : Arithmetisches Mittel der Erkrankungsrate des entsprechenden Monats
$\bar{x}$: Mittelwert des dritten bis achten Dezils der Werterangfolge (mittlerer Medianwert)
(P_1) : prozentuale Abweichung zur mittleren Erkrankungsrate der Monate mit Hochbelastungsperioden
(P_2) : prozentuale Abweichung zur Erkrankungsrate der Vorperiode

Das Problem der kleinen Fallzahlen wird vermieden bei gröberer zeitlicher Aggregation; gleichzeitig jedoch können durch die breitere Mittelung Unterschiede verwischt werden und Langzeiteffekte zum Tragen kommen, die für den interessierenden Zusammenhang von Luftverschmutzung und akuten Erkrankungen Störvariablen darstellen. Daher bringt die Betrachtung von Wochen- und Monatsmittelwerten bei

FEGELER et al. nicht so sehr Ergebnisse über die akute Wirkung von Luftverschmutzung, sondern eher globale Trends zum Vorschein wie z.B., daß das Maximum
der Pseudokrupp-Inzidenz im Herbst, etwa zu Beginn der Heizperiode, auftritt.

Diese Berliner Studie hat ihre Bedeutung darin, daß sie eine Sammlung von umfang-
reichen deskriptiven Darstellungen enthält. FEGELER et al. werten das deskriptive
Material zur Generierung von detaillierten Hypothesen über die einzelnen Formen von
Erkrankungen der oberen und unteren Luftwege aus.

BERLINER PSEUDOKRUPP-STUDIE
DES INSTITUTS FÜR WASSER-, BODEN- UND LUFTHYGIENE
(ENGLERT 1986)

In der 'Berliner Pseudokrupp-Studie des Instituts für Wasser-, Boden- und Lufthygiene'
(ENGLERT 1986) ist eine ganze Reihe der Empfehlungen aus SCHLIPKÖTER,
WICHMANN und KRÄMER (1985) bereits verwirklicht. Auf Basis eines Zwischenberichts
ist die Studie jedoch nur vorläufig zu beurteilen. Die Studie besteht aus drei Teilen:

- In einem retrospektiven Teil wurden über einen Zeitraum von 2 Jahren alle Kinder
  erfaßt, die wegen Pseudokrupp in einer der 5 Berliner Kinderkliniken behandelt
  wurden. Der Zeitraum - Juli 1982 bis September 1984 - schließt an den von FEGELER
  et al. (1985) betrachteten an. Die Eltern dieser Kinder wurden um die Beantwortung
  eines Fragebogens gebeten, dessen Inhalt nicht genauer beschrieben ist; die
  Antwortrate lag je nach Klinik bei 50-70%.

- In einem prospektiven Teil, der das an den retrospektiven Teil anschließende
  Winterhalbjahr umfaßt, wurde versucht, die auftretenden Pseudokrupp-Fälle
  möglichst vollständig zu erfassen. Bei ca. 20% der so gesammelten Fälle wurden
  Nasen-Rachen-Sekretproben virologisch untersucht. Für die Immissionswerte wurde
  das Berliner BLUME-Meßnetz (31 Stationen im 4x4 km-Raster) herangezogen.

- Für eine Beobachtungsstudie wurden Kinder mit rezidivierenden Pseudokrupp-
  Anfällen ausgewählt. Bei diesen Kindern wurden in der Wohnung Temperatur und
  Luftfeuchtigkeit kontinuierlich registriert und mit Passivsammlern über 48 Stunden
  SO_2 und NO_2 erfaßt. Außerdem führten die Eltern ein Tagebuch über Befinden und
  Besonderheiten.

Die retrospektiven Daten wurden für regionale Vergleiche, die prospektiven für
zeitliche Vergleiche genutzt.

In den zwei Jahren, die retrospektiv betrachtet wurden, wurden 2350 Pseudokrupp-
Anfälle erfaßt, wobei anscheinend Rezidive mehrfach gezählt sind. Ob und wie für die
Auswertungen Daten derselben Kinder zusammengeführt wurden, ist aus dem Bericht
nicht zu ersehen. Die regionalen Unterschiede in der Erkrankungshäufigkeit werden im
Zwischenbericht nicht mit Immissionsmeßwerten in Verbindung gebracht.

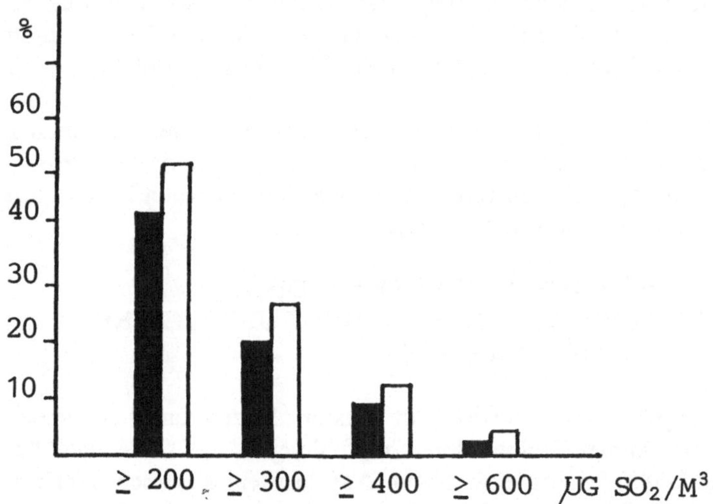

Zeitliche Analyse. Schwarze Säulen: Anteil der Tage im Winterhalbjahr (17.09.84 - 31.03.85) mit Halbstunden-Maxima der SO_2-Konzentration über bestimmten Bezugswerten. Weiße Säulen: Anteil der entsprechenden Tage in 15-Tagen-Zeiträumen im Umfeld von Pseudokrupp-Anfällen. Alle Anfälle, alle BLUME-Meßstellen

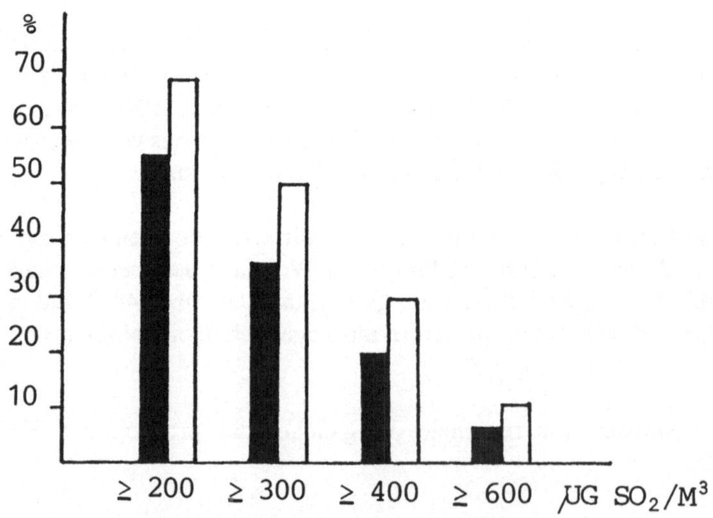

Wie oben, jedoch nur für BLUME-Meßstellenbereiche 10 und 11 in Berlin-Wedding

Abb. 1.5. (Quelle: ENGLERT 1986)

Bei den zeitlichen Vergleichen, die anhand der prospektiv gesammelten Daten durch-geführt werden, wird für jeden der ca. 500 Pseudokrupp-Anfälle der Zeitraum von 15 Tagen vor dem Anfall (einschließlich des Anfalltags) betrachtet und ermittelt, an wievielen der 15 Tage die Schwefeldioxid-Konzentration am Wohnort des Kindes über einem bestimmten Wert lag (diese Werte wurden variiert). Der durchschnittliche Anteil dieser Tage im 15-Tage-Zeitraum wird verglichen mit dem Anteil entsprechender Tage im gesamten betrachteten Winterhalbjahr. Für jeden Bezugswert der SO_2-Konzentra-tion ab 200 ug/m^3 war der durchschnittliche Anteil der Tage im Vorfeld der Pseudo-krupp-Anfälle, an denen die SO_2-Konzentration über dem Bezugswert lag, erhöht (vgl. Abb. 1.5).

Diese Erhöhung statistisch zu beurteilen, z.B. in Form eines Signifikanztests, ist aller-dings schwierig wegen der Abhängigkeiten, die in den 15-Tage-Stichproben enthalten sind; es werden insgesamt 7500 Tage im 'Vorfeld' der Pseudokrupp-Anfälle betrachtet, die alle aus denselben 200 Tagen des Winters 1984/85 stammen. Der Autor geht auf dieses Problem nicht ein und macht auch keine Angaben über die Variabilität der betrachteten Anteile. Ein derart langer Zeitraum - 15 Tage - für die Nachwirkung von erhöhten SO_2-Konzentrationen wurde in keiner anderen Studie über das Krupp-Syndrom betrachtet. Die ätiologische Bedeutung dieses Zeitraums kann von uns nicht beurteilt werden.

ZUSAMMENFASSUNG

Beim Studium des Krupp-Syndroms ist die Aussagekraft der besprochenen Studien stark durch Mängel in der Erfassungs- und Auswertungsmethodik eingeschränkt. Es ist jedoch zu erwarten, daß in Kürze, den Empfehlungen von SCHLIPKÖTER et al. (1985) und WICHMANN (1985) folgend, Studienergebnisse vorliegen werden, die verläßlichere Schlußfolgerungen zum Thema Krupp-Syndrom erlauben.

1.3.2 Studien über andere Erkrankungen und Beschwerden der Atemorgane

1.3.2.1 Räumliche Vergleiche

WIRKUNGSKATASTERUNTERSUCHUNGEN IN NORDRHEIN-WESTFALEN

Im Rahmen der Luftreinhaltepläne werden seit 1976 in Nordrhein-Westfalen neben Emissions- und Immissionskatastern auch sog. Wirkungskataster über die Wirkung von Luftverunreinigungen auf Menschen und Sachgüter erhoben. Solche Kataster werden für fünf Belastungsgebiete im Turnus von fünf Jahren erstellt. Sie sind beschrieben in PFLANZ und GENTHNER (1980), KOCH (1984), KRÄMER (1984), EIKMANN et al. (1986), DOLGNER et al. (1980), MINISTERIUM FÜR ARBEIT, GESUNDHEIT UND SOZIALES DES LANDES NRW (1983 und 1985).

In diesen Studien über die Wirkung der Luftverschmutzung auf den Menschen werden Regionen (Stadtteile) aus dem Belastungsgebiet ausgewählt, wobei man in den letzten Jahren bemüht war, diese Regionen bestimmten Emittenten zuordnen zu können. Zu diesen Regionen werden geringer verschmutzte Vergleichsgebiete gewählt, die mit Ausnahme der Immissionskonzentration in allen wichtigen Faktoren dem Belastungs-gebiet ähnlich sind. Teilweise werden zusätzlich noch stärker verschmutzte Vergleichs-gebiete betrachtet.

Zielpopulationen sind die 8-12jährigen und die 60-65jährigen Personen deutscher Nationalität, die mindestens 5 Jahre (Kinder 3 Jahre) am Ort wohnten. Je nach Größe der Region sollte die ganze Zielpopulation oder eine Zufallsstichprobe aus ihr unter-sucht werden (mindestens je 800 Kinder und Erwachsene). Die Beteiligungsrate war teilweise sehr niedrig: z.B. betrug sie im neuesten Luftreinhalteplan (Ruhrgebiet West 1984-1988) je nach Zielgruppe und Gebiet zwischen 20 und 33%.

Schwerpunkt der Wirkungserfassungen beim Menschen ist die interne Schadstoff-belastung. Sie wird über laborchemische Analysen von Blut und Urin bestimmt, vor allem im Hinblick auf Schwermetalle. Außerdem werden Lungenfunktionsprüfungen durchgeführt und Angaben zu Atemwegserkrankungen sowie Störgrößen erfragt.

In den Veröffentlichungen des MINISTERIUMS FÜR ARBEIT, GESUNDHEIT UND SOZIALES DES LANDES NRW (1983 und 1985) sind nur deskriptive Auswertungen wiedergegeben. Es wurden zwar alle wichtigen Störgrößen erhoben, jedoch sind die regionalen Vergleiche lediglich nach Geschlecht und Rauchen geschichtet worden. Im allgemeinen ist dabei ein Trend zu niedrigeren Prävalenzen von Atemwegserkran-kungen und -symptomen in den geringer belasteten Vergleichsgebieten zu erkennen.

Die insgesamt sehr umfangreiche quer- und auch längsschnittliche Information, die in den Erhebungen gewonnen wurde, könnte sicherlich wesentlich besser ausgeschöpft werden. Gerade dieses Datenmaterial zeichnet sich dadurch aus, daß alle wichtigen Störgrößen auf Individuenebene vorliegen und damit angemessen in die Berechnungen einbezogen werden können.

'Der riesige Aufwand, der für die Erhebung der Daten bis hin zur korrekten Dateneingabe getrieben wird, steht in einem krassen Mißverhältnis zum Aufwand, der für die Auswertung getrieben wird' (KRÄMER 1984).

Um das Wirkungskataster für epidemiologische Studien wirklich nutzen zu können, müßten allerdings Anstrengungen zur Erhöhung der Antwortraten unternommen werden. Zumindest müßte man ausschließen, daß durch Unterschiede zwischen Teilnehmern und Nicht-Teilnehmern Verzerrungen entstanden sind (KRÄMER 1984).

Ein Beispiel für über die geschilderten Deskriptionen hinausgehende Auswertungen ist in KRÄMER (1984) präsentiert. Hier werden für die Daten des Luftreinhalteplans Ruhrgebiet Ost (1978) logistische Modelle für die chronische Bronchitis bei Erwachsenen angepaßt. Mit einem schrittweisen Vorgehen wird berechnet, wie stark ein Schadstoffindex (das Mittel aus SO_2 und NO_2) zusätzlich zu den Störvariablen Rauchen und Vorerkrankungen die Prävalenzschätzungen verbessert; dies ist ein konservatives Vorgehen, wie in WICHMANN et al. (1986) beschrieben und im Abschnitt 1.2.3.2 kommentiert. Es ergab sich ein Wechselwirkungseffekt zwischen Rauchen und dem Schadstoffindex. Die nach Rauchern und Nichtrauchern getrennt durchgeführte Analyse erbrachte einen signifikanten Beitrag des Schadstoffindex.

Auswertungen des Kinderkollektivs (Jahrgang 1969) des Luftreinhalteplans Ruhrgebiet-Mitte für das Jahr 1979 durch EIKMANN et al. (1986) ergaben heterogene Prävalenzmuster, also keinen einheitlichen Trend, bei den Atemwegserkrankungen. Die Autoren finden dagegen signifikante Unterschiede in der Körpergröße: je höher belastet das Gebiet war, desto kleiner waren die Kinder im Durchschnitt (in Duisburg 137,8 cm, in Dülmen 141,5 cm). Eine Abhängigkeit der Körpergröße von der Luftbelastung wurde, wie die Autoren zeigen, in der Literatur schon häufiger erwähnt. Beim Körpergewicht waren keine derartigen Unterschiede vorhanden. Bei Schichtung nach dem Sozialstatus der Eltern - die Kinder aus höheren Schichten waren im Durchschnitt größer - stellte sich heraus, daß der Zusammenhang zur Luftbelastung in den unteren Schichten deutlicher ausgeprägt war als in den höheren Schichten.

ATEMWEGSERKRANKUNGEN BEI FAMILIEN IN JUGOSLAWIEN
(SARIC et al. 1981)

In einer jugoslawischen Studie (SARIC et al. 1981) wurden 78 Schüler einer Schule in einer stark belasteten Gegend in Zagreb mit 70 Schülern aus einem ländlichen Kontrollgebiet verglichen. In beiden Gebieten wurden während des Winters 1977/78 SO_2 und Staubpartikel gemessen. Die Winter-Mittel waren 117 und 23 ug/m^3 für SO_2 sowie 72 und 23 ug/m^3 für Staub (British Smoke). Zur Verbesserung der Expositionsschätzung wurden im belasteten Gebiet auch die Konzentrationen von SO_2 und Staub im Inneren der Schule bestimmt. Sie betrugen im Durchschnitt 23 % der Außenluftkonzentration für SO_2 und 79 % für Staub; in der Schule befand sich keine Emissionsquelle für diese Schadstoffe. Unter den Annahmen, daß das Konzentrationsverhältnis zwischen Innen und Außen auch für die Wohnungen der Kinder gilt und daß (im Winter) die Kinder 70 % der Zeit in Häusern verbringen, wurden korrigierte

Expositionswerte für die Schüler aus dem belasteten Gebiet berechnet. Auch nach dieser Korrektur bestand ein deutlicher Unterschied zwischen den beiden Untersuchungsgebieten, obwohl die Korrektur nur für das Belastungsgebiet durchgeführt wurde.

Während des Winters wurden die Eltern der Kinder zweiwöchentlich nach akuten Atemwegserkrankungen in der Familie gefragt. Die Inzidenz war im betrachteten Zeitraum für alle Gruppen von Familienmitgliedern (Mütter, Väter, Geschwister, Großeltern) im belasteten Gebiet höher als im Kontrollgebiet (Tab. 1.13, letzte Spalte). Läßt man die Abhängigkeiten in den Daten, die daraus resultieren, daß dieselbe Person mehrmals eine Atemwegserkrankung bekommen kann, unberücksichtigt, so lassen sich z.B. folgende relative Risiken mit exakten 95%-Konfidenzintervallen aus den Angaben von SARIC et al. berechnen:

- für Schüler   : 1.24 (0.93 - 1.65)
- für Mütter   : 1.16 (0.80 - 1.67)
- für Geschwister : 1.56 (1.14 - 3.13)

Eine Unterteilung der akuten Atemwegserkrankungen nach erhöhter Temperatur und Bettruhe ergab Inkonsistenzen zwischen städtischen und ländlichen Gebieten: In den städtischen Gebieten wird eher seltener erhöhte Temperatur (2.-5. Spalte) angegeben als in den ländlichen Gebieten, bezogen auf alle Erkrankungen; dagegen ist der Anteil derer, die bei erhöhter Temperatur das Bett hüten (3.-5. Spalte), in der Stadt höher als auf dem Land. Diese Zahlen werden von den Autoren nicht weiter interpretiert. In bezug auf sozioökonomische Variablen und Rauchgewohnheiten unterschieden sich die beiden Gruppen von Familien nicht.

Aus dem Artikel von SARIC et al. (1981) ist nicht zu entnehmen, ob die Information, die über den zeitlichen Verlauf von Immissionskonzentrationen (tägliche Messungen) und von Atemwegserkrankungen vorliegt, ausgeschöpft worden ist.

Tabelle 1.13 Inzidenzen von Atemwegserkrankungen in städtischen und ländlichen Gebieten (Quelle: SARIC et al. 1981)

	Area	Acute Respiratory Disease	Acute Respiratory Disease with Elevated Temperature	Acute Respiratory Disease with Elevated Temperature and Bedrest	Acute Respiratory Disease with Elevated Temperature, Requiring Bedrest and Physician Consultation		All Categories
					Pneumonia	Others	
Second Graders	Polluted	40 (51.3)	8 (10.3)	9 (11.5)	1 (1.3)	55 (70.5)	113 (144.9)
	Control	21 (30.0)	14 (20.0)	2 (2.9)	0 -	45 (64.3)	82 (117.2)
Fathers	Polluted	18 (25.4)	9 (12.7)	5 (7.0)	0 -	8 (11.2)	40 (56.3)
	Control	13 (20.0)	4 (6.2)	4 (6.2)	0 -	10 (15.3)	31 (47.7)
Mothers	Polluted	31 (41.3)	7 (9.3)	2 (2.7)	1 (1.3)	22 (29.4)	63 (84.0)
	Control	14 (20.6)	19 (27.9)	3 (4.4)	0 -	14 (20.6)	50 (73.5)
Brothers and	Polluted	33 (55.0)	6 (10.0)	9 (15.0)	3 (5.0)	40 (66.7)	91 (151.7)
Sisters	Control	21 (28.8)	13 (17.8)	11 (15.1)	0 -	26 (35.6)	71 (97.3)
Grandfathers	Polluted	12 (29.3)	4 (9.7)	3 (7.3)	0 -	7 (17.1)	26 (63.4)
and	Control	9 (29.0)	2 (6.4)	3 (9.7)	0 -	2 (6.5)	16 (51.6)
Grandmothers							

NOTE: The numbers in parentheses denote percents of the total number of persons in particular groups.

ANDERE QUERSCHNITTSTUDIEN ZUR ATEMWEGSMORBIDITÄT

In verschiedenen Regionen der USA wurden von der Gruppe um die Autoren G.V. Love, S.P. Lan und C.M. Shy Querschnittsvergleiche von zwei bis vier unterschiedlich stark luftbelasteten Gebieten durchgeführt (LAN und SHY 1981; LOVE et al. 1981, 1982a, 1982b). Zielpopulation waren die Familien von Grundschulkindern. Mittels Fragebögen und Telefoninterviews wurden die Eltern über akute bzw. chronische Atemwegssymptome sowie über Hintergrundsfaktoren, inklusive Rauchen, befragt. Die Antwortraten lagen über 80%; die Stichproben umfaßten jeweils über 1000 Personen. Es wurden die Prävalenzen chronischer bzw. die Inzidenzen akuter respiratorischer Krankheiten mit Hilfe von adjustierten relativen Risiken verglichen; dabei wurde meist nach Geschlecht und Rauchen stratifiziert.

Ein ähnliches Design weist die Studie von SCHENKER et al. (1983) auf, in der eine aus dem Telefonbuch ausgewählte Zufallsstichprobe von über 5000 Frauen telefonisch nach chronischen Atemwegssymptomen befragt wurde (Antwortrate 95%).

Alle diese Studien sind sowohl im Datenumfang als auch in der Auswertungsmethodik geeignet, die Fragestellung zu überprüfen. Tabelle 1.14 faßt die Ergebnisse dieser Studien in konzentrierter Form zusammen.

Tabelle 1.14 Zusammenfassung von fünf amerikanischen Querschnittstudien zur Atemwegs-Morbidität

Autoren	Regionen	Schadstoffe	Stichprobe	Zielgröße	Ergebnis
Schenker et al. (1983)	3 Gebiete aus der Chestnut Ridge Region, Pennsylvania	SO_2 (Jahresmittel- werte 62-99 ug/m^3)	5557 Frauen (17-74)	chron. Atemwegs- erkrankungen (4 Symptome aus Telefoninterview)	Bei Nichtraucherinnen teil- weise erhöhtes Risiko in den belasteten Gebieten, kein Effekt bei Raucherinnen
Lan und Shy (1981)	4 Gebiete aus der New York Metropolitan Area	SO_2, TSP (Jahresmittel- werte 23-51 ug/m^3 bzw. 31-78 ug/m^3)	4650 Familien- mitglieder	chron. Atemwegs- erkrankungen (standardisierter Fragebogen)	Bei Nichtrauchern konsistent erhöhte Prävalenz von chronischer Bronchitis in den belasteten Gebieten
Love et al. (1981)	3 Gebiete aus der New York Metropolitan Area	SO_2, TSP (vgl. oben)	750 Familien	akute Atemwegs- erkrankungen (2-wöchentliche Telefoninterviews)	Konsistent erhöhte Inzidenzen i.d. Belastungsgebieten. Geringere Unterschiede bei Vorschulkindern, die nicht den in der Vergangenheit höheren Konzentrationen ausgesetzt waren
Love et al. (1982a)	4 Gebiete aus dem Great Salt Lake Basin, Utah	SO_2 (Jahresmittel- werte 10-125 ug/m^3)	1000 Familien	akute Atemwegs- erkrankungen (2-wöchentliche Telefoninterviews)	Keine konsistenten Unterschiede in den Inzidenzraten
Love et al. (1982b)	3 Gebiete in Chattanooga, Tennessee	NO_2 (Median von 24 h-Mittel- werten 22-54 ug/m^3)	ca. 8000 Familien- mitglieder	akute Atemwegs- erkrankungen (2-wöchentliche Telefoninterviews)	Konsistent erhöhte Inzidenzen im Belastungs- gebiet

1.3.2.2 Zeitliche Vergleiche

GESUNDHEITLICHE AUSWIRKUNKEN VON TAGEN MIT ERHÖHTER LUFTVERSCHMUTZUNG IN BERLIN, WINTER 1982/83 (BORGERS et al. 1984)

BORGERS et al. (1984) analysierten den Verlauf von respiratorischen Symptomen und Lungenfunktionswerten im Winter 1982/83 in Berlin bei vier nach inhaltlichen und organisatorischen Gesichtspunkten ausgewählten Personengruppen:

1) 42 Postboten eines Postzustellbezirks in Berlin-Wedding (alle männlich). Postboten eignen sich besonders gut für Zeitreihenuntersuchungen von Wirkungen der Luftverschmutzung, weil sie sich täglich eine bestimmte Zeit im gleichen Gebiet im Freien aufhalten und daher ihre Exposition relativ gut durch Immissionswerte, die für ihr Zustellgebiet repräsentativ sind, approximiert werden kann. Sie konnten außerdem täglich zentral in ihrem Zustellpostamt untersucht werden. Der Stadtteil Wedding wurde wegen der dort herrschenden besonders hohen Luftverschmutzung ausgewählt.

2) 38 Schülerinnen und Schüler einer 4. Grundschulklasse im Wedding, zusätzlich 10 Schüler einer türkischen Parallelklasse. Sie weisen zum einem die besonderen Vorteile von Kindern als Studienobjekte auf (vgl. 1.3.1), zum anderen kommen auch sie täglich zentral zusammen. Ihre Schule liegt direkt neben einer Meßstelle.

3) 48 Asthmakranke, die in einer Poliklinik ambulant behandelt wurden. Als Risikogruppe reagieren Asthmakranke besonders sensibel auf erhöhte Schadstoffkonzentrationen.

4) 12 'sensible' Personen: Klinikangestellte mit häufigen Affektionen der Atemwege (hyper-reaktives Bronchialsystem ohne klinisch manifeste Obstruktion der Atemwege). Auch sie kommen täglich zentral zusammen, so daß ohne großen Aufwand die Lungenfunktionsmessungen durchgeführt werden konnten.

Bei den Schulkindern konnte die ganze Klasse zur Teilnahme an der Studie gewonnen werden. Die anderen drei Gruppen stellen selbstselektierte Kollektive dar. Bei den Postboten konnte die Repräsentativität dieser selbstselektierten Stichprobe (20%) für alle Postboten dieses Postamts überprüft werden; es ergaben sich keine Anhaltspunkte für eine selektionsbedingte Verzerrung interessierender Merkmale.

Alle Probanden sollten täglich einen kurzen Fragebogen zu respiratorischen Symptomen ausfüllen. Auf die ebenfalls täglich bzw. an Arbeitstagen erhobenen Lungenfunktionsparameter soll hier nicht eingegangen werden. Die Vollständigkeit der 'Tagebuchangaben' ist bemerkenswert hoch: Von den Postboten wurden 89 %, von den Schülern 96 % und von den Asthmakranken 84 % der maximal möglichen Zahl von Bögen abgegeben; über die 'sensiblen Personen' liegt keine Angabe hierzu vor.

Für die Immissionskonzentrationen lagen neben den routinemäßig erfaßten Daten des BLUME-Meßnetzes (4 x 4 km) eigens für die Studie erhobene Meßergebnisse vor; zu diesem Zweck war ein Meßbus unmittelbar in der Nähe des Postamts stationiert. Im Winter 1982/83, der relativ mild war, wurden nicht die hohen Schadstoffkonzentrationen der vorherigen Jahre erreicht, in denen mehrfach Smogalarm der Stufe 1 ausgelöst worden war. Die höchsten beobachteten Tagesmittelwerte lagen bei

500 ug/m^3 für SO_2
170 ug/m^3 für Staub
35 mg/m^3 für CO
230 ug/m^3 für NO_x

Wegen der Interkorrelation der Schadstoffe (niedrigster Korrelationskoeffizient: 0.63) und wegen des Fehlens von Hypothesen über schadstoffspezifische Wirkungen wurde mittels einer Faktorenanalyse ein Schadstoffindex konstruiert. Aus der Korrelationsmatrix der 6 Variablen CO, SO_2, Staub, NO_x, Temperatur und Feuchte wurden mit der VARIMAX-Methode zwei Faktoren extrahiert, die als Repräsentanten für die Luftbelastung und das Wetter interpretiert wurden.

Die Tagebucheintragungen der Probanden wurden zu einem ordinalskalierten Merkmal 'Befindlichkeit' mit 3 Stufen verdichtet, das personenweise auf individuelle Durchschnittswerte normiert wurde. Hieraus wurde für jeden Tag der zu betrachtenden Zeitreihen die Zielgröße 'Befindlichkeitsänderung' gebildet.

Mit Hilfe von verallgemeinerten linearen Modellen (GLIM) wurden die Übergangswahrscheinlichkeiten für die Befindlichkeitsänderung mit den unabhängigen Variablen Luftfeuchtigkeit, Temperatur, Geschlecht und einem Index für persönliche Vorschädigung modelliert, mit und ohne Zeitverschiebung von bis zu 2 Tagen. Das Alter wurde nicht mit aufgenommen, weil es keinen Einfluß gezeigt hatte. Die Stichprobenelemente sind dabei - aus personenspezifischen und tagesspezifischen Beobachtungen zusammengesetzte - 'Personentage'. Anschließend wurde der bezogen auf diese 'Basismodelle' zusätzliche Einfluß des Luftschadstoffindex sowie der Einzelschadstoffe bestimmt und der Zuwachs an Modellanpassung berechnet (2I-Statistik des Likelihood-Ratio-Tests). Dieses Vorgehen ist, analog zu dem von WICHMANN et al. (1986), konservativ, d.h. es wird vermieden, einen Effekt von Störvariablen der Luftverschmutzung zuzuschreiben. Umgekehrt kann mit diesem Vorgehen ein vorhandener Effekt der Luftverunreinigung unterschätzt werden.

Es wurde versucht, dem Problem der 'Überanpassung' von explorativ konstruierten Modellen an die speziellen Daten durch Teilung der Stichproben zu begegnen. Die aus der ersten 'Hälfte' (38%) der Fälle gewonnenen 'optimalen' Modelle wurden an die zweite Teilstichprobe (62%) angepaßt. Der Effekt eines Schadstoffs (oder des Schadstoffindex) wurde dann als gesichert angesehen, wenn die 2I-Statistik für beide Stichproben und für die zusammengefaßte Stichprobe auf dem 5%-Niveau signifikant war. Dabei ist nicht ersichtlich, ob in der zweiten Stichprobe die Koeffizienten neu geschätzt oder das Modell mit den explorativ bestimmten Koeffizienten angepaßt wurde.

Die Anwendung dieser strengen Maßstäbe auf die Daten ergab keine in dem geschilderten Sinne gesicherten Luftverschmutzungseffekte. Die 'Signifikanzen' waren für keine der ca. 250 geprüften Hypothesen in jeder der 3 Stichproben vorhanden. Relativ am stärksten waren die Effekte bei der Gruppe der Schüler ausgeprägt.

Dieses Ergebnis wird von den Autoren darauf zurückgeführt, daß es im Winter 1982/83 keine Episoden extrem starker Luftverschmutzung gegeben hat.

UNTERSUCHUNGEN DER BEVÖLKERUNG IM NORDOSTBAYERISCHEN GRENZGEBIET
(BAYERISCHES STAATSMINISTERIUM FÜR LANDESENTWICKLUNG UND UMWELTFRAGEN 1983)

Aufgrund von Klagen aus der Bevölkerung des nordostbayerischen Grenzgebiets über Immissionen aus der CSSR und damit verbundene Geruchsbelästigungen ('Katzendreckgestank') sowie gesundheitliche Beeinträchtigungen ließ das BAYERISCHE STAATSMINISTERIUM FÜR LANDESENTWICKLUNG UND UMWELTFRAGEN (1983) Luftmessungen und Untersuchungen der Bevölkerung durchführen. Bei den Immissionen handelt es sich um ein Gemisch, dessen Zusammensetzung nicht genau bekannt ist. Als leicht meßbare Leitsubstanz wird Schwefeldioxid angesehen. Für die Feststellung von gesundheitlichen Auswirkungen wurden vier Personengruppen herangezogen:

- 14 angeblich durch 'Katzendreckgestank' manifest erkrankte Patienten
- 10 Kindergarten-Kinder
- 5 Altenheimbewohner
- 15 Chorsänger

Kinder und Alte wurden wegen der besonderen Sensibilität ihrer Atemwege und Chorsänger als vermutlich gesunde Vergleichsgruppe ausgewählt, bei der wahrscheinlich schon minimale Affektionen der Atemwege bemerkt werden.

Die Untersuchungen fanden an einem Tag mit besonders hoher Immission und starker Inversionswetterlage statt (15.1.82). Die SO_2-Konzentration betrug 0.49 mg/m^3 im Tagesmittel, das maximale Halbstundenmittel war 0.90 mg/m^3. Am 13.10.82 wurde ein Teil der Personen nachuntersucht; an diesem Tag seien 'niedrige, nicht wirkungsrelevante Schadstoffkonzentrationen' gemessen worden. An der Nachuntersuchung nahmen nur noch fünf Kinder und ein Altenheimbewohner teil, über die Zahl der nachuntersuchten Angehörigen der anderen Gruppen war dem Bericht nichts zu entnehmen. Die Möglichkeit, an den Daten der Nachuntersuchung Vergleiche durchzuführen, dürfte jedenfalls stark eingeschränkt sein.

An allen Probanden wurden umfangreiche Untersuchungen durchgeführt (Anamnese, klinische Allgemeinuntersuchung, HNO-fachärztliche Untersuchung, bakteriologische Untersuchung von Sputum und Nasen-Rachen-Abstrichen, Lungenfunktionstest, Straßenverkehrstest, umfangreiche Laboruntersuchungen von Blut und Urin, psychiatrisch-fachärztliche Untersuchung zum Ausschluß von 'hysterischen Phänomenen').

Der bei den Untersuchungen getriebene Aufwand kontrastiert mit den Möglichkeiten, aus einer so kleinen und heterogenen Stichprobe und einer quasi einmaligen Feststellung des Gesundheitszustandes Schlüsse auf einen Zusammenhang zwischen Immissionen und Gesundheitseffekten zu ziehen; weder räumlich noch zeitlich ist ein Vergleichskollektiv vorhanden. Die Studie ist eher als Fallstudie anzusehen und zeigt von daher einige auffällige Ergebnisse: Von den 44 untersuchten Personen waren nur 3 'rachengesund', d.h. wiesen weder Reizerscheinungen im Nasen-Rachen-Raum noch eine Keimbesiedelung auf. 27% hatten chronische Bronchitis und 62 % erhöhte COHb-Werte, wie sie für Raucher typisch sind, wobei nur 3 Personen tatsächlich rauchten. Die meisten Befunde waren bei der Nachuntersuchung verbessert, was jedoch auch ein Therapieeffekt sein könnte.

ZUSAMMENFASSUNG

Von den vier ausführlich besprochenen Studien zeigt vor allem die jugoslawische (SARIC et al. 1981) konsistente Erhöhungen des Risikos für akute Atemwegserkrankungen in Gebieten mit stärker belasteter Luft. Ebenfalls einen deutlichen Zusammenhang mit der Luftverschmutzung ergab eine Analyse von Daten des nordrhein-westfälischen Wirkungskatasters für die Diagnose Chronische Bronchitis. Die im Rahmen des Wirkungskatasters gesammelten Informationen wurden jedoch bei weitem noch nicht ausgeschöpft. Die fünf amerikanischen Querschnittstudien, die nur kursorisch erwähnt sind, erbrachten bis auf eine Ausnahme eine Evidenz für ein erhöhtes Risiko für akute und chronische Atemwegserkrankungen bei Bewohnern stark luftbelasteter Gebiete, vor allem bei Nichtrauchern.

Keine Evidenz für einen Einfluß der Luftverschmutzung erbrachten die beiden Längsschnittstudien, von denen nur die Berliner Studie (BORGERS et al. 1984) methodisch für die Bearbeitung der Fragestellung geeignet ist. Der in dieser Studie betrachtete Winterzeitraum wies geringere Immissionsunterschiede auf als erwartet; aus diesem Grunde könnte ein vorhandener Effekt der Luftverschmutzung in den analysierten Daten zu wenig zum Tragen gekommen sein.

An dieser Stelle sei darauf hingewiesen, daß zum Thema Lungenkrebs, das hier weitgehend unberücksichtigt bleiben mußte, von MISFELD (1986) eine Literaturstudie durchgeführt wurde. Es heißt dort in der Zusammenfassung:

> 'Es fällt auf, daß führende Epidemiologen diesem Thema' (allgemeine Luftverschmutzung) 'nur noch wenig Interesse zuwenden. Speziell eine Verantwortung atmosphärischer PAH an der Lungenkrebsentstehung wird in neueren Studien nicht mehr diskutiert. Beachtenswert hingegen sind Versuche, die von Schwermetallen ausgehenden Krebsrisiken abzuschätzen, wobei die Exposition der Bevölkerung über die Bodenkonzentration quantifiziert wird'.

1.4 Zusammenfassung

Das Thema 'Wirkung der Luftverschmutzung auf die menschliche Gesundheit' wurde sowohl auf der Seite der Exposition als auch auf der Seite des Gesundheitseffekts eingegrenzt:
- Es wurde nur die atmosphärische Luftverschmutzung und nicht andere inhalative Schadstoffbelastungen betrachtet, wie sie z.B. in Innenräumen, am Arbeitsplatz oder beim (Aktiv- oder Passiv-)Rauchen auftreten.
- Auf der Seite des Gesundheitseffekts wurden nur Wirkungen mit unbestrittenem Krankheitswert berücksichtigt und nicht Einflüsse auf Lungenfunktionsparameter oder Geruchsbelästigungen.

Bei Studien über die Wirkung der atmosphärischen Luftverschmutzung entstehen die folgenden spezifischen methodischen Probleme:
- Die Exposition von Einzelpersonen ist in der Regel nicht feststellbar. Daher wird gewöhnlich nicht die Exposition selbst, sondern die Immission in Verbindung mit dem Gesundheitseffekt gebracht. Hierdurch wird implizit die Annahme gemacht, daß alle Personen, die in einem durch eine bestimmte Immissionssituation charakterisierten Gebiet leben, den dort vorhandenen Luftschadstoffen in identischer Weise ausgesetzt sind. Die vielfachen Abweichungen von dieser Annahme müssen daher durch Einbeziehung von Variablen, die den Aufenthalt der Personen im Immissionsgebiet (Wanderungsbewegungen; Berufstätigkeit) sowie eventuelle zusätzliche Expositionen (Rauchen; Arbeitsplatzbelastung) betreffen, berücksichtigt werden.
- Die Analyse von Zusammenhängen zwischen Luftverschmutzung und Gesundheitsstörungen wird - vor allem bei zeitlichen Vergleichen - dadurch erschwert, daß das Wetter eine schwer zu kontrollierende Störvariable darstellt. Zum Beispiel treten in den Wintermonaten Atemwegserkrankungen rein aus klimatischen Gründen gehäuft auf. Zugleich entstehen durch das Heizen vermehrt Luftschadstoffe, die sich darüber hinaus bei den im Winter bevorzugt auftretenden Inversionswetterlagen anreichern. Die Effekte von Luftverschmutzung und Wetter auf die Gesundheit sind deshalb kaum voneinander zu trennen. Es entstehen enorme Interpretationsprobleme, wenn die Berücksichtigung des Wetters einen Schätzer für einen Schadstoffeffekt zum Verschwinden bringt.

Die besprochenen Studien befaßten sich fast ausschließlich mit den Schadstoffen Schwebstaub und Schwefeldioxid. Diese werden räumlich und zeitlich am umfassendsten gemessen; darüber hinaus wird ihnen Indikatorfunktion für die allgemeine Luftverschmutzung zugeschrieben, an der über 100 Substanzen beteiligt sind. Die betrachteten Gesundheitseffekte waren im wesentlichen Mortalität und akute sowie chronische Atemwegserkrankungen, darunter Pseudo-Krupp. Diese Gesundheitseffekte lassen sich (bis auf chronische Atemwegserkrankungen) nicht eindeutig in Langzeit- und Kurzzeitwirkungen einteilen. Zum Beispiel kann eine akute Atemwegserkrankung durch eine kurzfristig auftretende Spitzenbelastung ausgelöst werden, aber auch aus einer durch langdauernde Schadstoffeinwirkung bedingten erhöhten Infektionsanfälligkeit resultieren.

Das Design von Luftverschmutzungsstudien enthält jedoch implizit eine Vorstellung darüber, ob ein Gesundheitseffekt als langfristige oder kurzfristige Wirkung der Luftverschmutzung anzusehen ist. Langzeitwirkungen werden mit Hilfe von räumlichen Vergleichen, Kurzzeiteffekte anhand von Zeitreihenanalysen analysiert.

Die Ergebnisse der besprochenen Studien lassen sich wie folgt zusammenfassen:

a) Beim Studium von <u>Langzeitwirkungen</u> erwiesen sich Mortalitätsstudien wegen gravierender Mängel in Datenqualität und -umfang sowie in der Auswertungsmethodik als wenig aussagekräftig. Die Morbidität an akuten und chronischen Atemwegserkrankungen zeigte hingegen konsistente Erhöhungen in Gebieten mit stärkerer Luftverschmutzung.

b) Beim Studium von <u>Kurzzeiteffekten</u> der Schadstoffkonzentration wurden deutliche lineare Einflüsse der Luftverschmutzung, vor allem des Schwebstaubs, auf die Mortalitätsraten festgestellt. Auch für einige Morbiditätsindikatoren ergab sich Evidenz für eine lineare Beziehung ohne Schwellenwert aus dem Studium einer Smogepisode. Bei der Analyse von Daten mit geringeren Immissionsunterschieden konnte keine Aussage über Kurzzeiteffekte auf die Morbidität gewonnen werden.

c) Beim Studium des <u>Krupp-Syndroms</u> werden sowohl Langzeit- als auch Kurzzeitwirkungen der Luftverschmutzung in Betracht gezogen. Alle vorliegenden Studien leiden an starken Mängeln der Erfassungs- und Auswertungsmethodik, so daß eine verläßliche Aussage noch aussteht.

2. Fremdstoffe in Lebensmitteln

Hagen Scherb und Eveline Weigelt

2.1 Einführung

2.1.1 Allgemeine Problematik

Öffentlichkeit und Wissenschaft interessieren sich zunehmend für die Belastungen von Lebensmitteln mit produktionsbedingten Rückständen, biologischen Kontaminanten und ubiquitären oder lokal relevanten Umweltchemikalien. Es ist offensichtlich, daß zunehmende Umweltbelastungen auch vor den Lebensmitteln nicht haltmachen. Eine Reihe von Lebensmittelskandalen und eine Vielzahl von Publikationen über Produktionspraktiken haben darüber hinaus das Mißtrauen gegenüber einer immer anonymer werdenden Lebensmittelproduktion geweckt, bei der nicht die gesundheitlichen Belange der Bevölkerung im Vordergrund des Interesses stehen, sondern Produktivität und Umsatz. Mit fortschreitender Rationalisierung und Zentralisierung der Lebensmittelproduktion haben sich zwar einerseits die Möglichkeiten effektiver Qualitätskontrollen verbessert, andererseits können große Bevölkerungsgruppen gefährdet sein, wenn unbemerkt Kontaminanten in die Lebensmittel gelangen, wenn die Lebensmittelqualität durch neue Produktionstechniken vermindert wird oder wenn in breiten Bevölkerungsschichten neue Ernährungsweisen stimuliert werden, deren langfristige Auswirkungen auf die Gesundheit nicht absehbar sind. Weiter ist mit wachsenden oder neu auftretenden Umweltproblemen zu rechnen, welche sich in höheren bzw. neuartigen Lebensmittelbelastungen niederschlagen könnten. Als wichtige Beispiele sind zu nennen: die Nitratbelastung der Trinkwässer, der möglicherweise zunehmende SO_2-bedingte Eintrag von Metallen in die Nahrungskette, das Eintreten von organischen Halogenverbindungen in Umweltkreisläufe aus Altlasten, Müllverbrennung und Deponien sowie - neuerdings verstärkt - anthropogene radioaktive Nuklide in der Nahrungskette.

2.1.2 Abgrenzung der Thematik

Im offiziellen Sprachgebrauch (z.B. UMWELTGUTACHTEN 1978) werden Stoffe in Lebensmitteln, die Gesundheitsrisiken für den Menschen darstellen können, zusammenfassend als Fremdstoffe bezeichnet und in drei Bereiche eingeteilt:

1. Zusatzstoffe (Additive): Stoffe, die absichtlich den Lebensmitteln zugesetzt werden.
2. Rückstände: Stoffe, die eine gewollte Wirkung auf die Produktion und Lagerung von Lebensmitteln und Vorprodukten (Rohstoffen) ausüben sollen und dabei teilweise im Endprodukt verbleiben.
3. Verunreinigungen (Kontaminanten): Stoffe, die unbeabsichtigt mit Lebensmitteln und Vorprodukten in Berührung gekommen sind und dabei partiell in diese übergehen.

Je nach spezieller Problematik kann ein Stoff allen drei Bereichen zugeordnet werden. Nitrat ist ein Zusatzstoff bei der Fleisch- und Wurstkonservierung und kann durch Düngemittel auch ein Rückstand in pflanzlichen Produkten sein. Ebenso kann Nitrat eine Verunreinigung im Trinkwasser darstellen. Die Bereiche 1. und 2. werden im Prinzip durch Gesetze und Verordnungen wie z.B. die Zusatzstoff-Verordnung und die Pflanzenschutzmittel-Höchstmengen-Verordnung abgedeckt. Beim 3. Bereich ist dies weitgehend noch nicht der Fall.

Verstöße gegen Gesetze und Verordnungen werden durch die Unterteilung der Fremdstoffe nicht erfaßt. Die Verwendung unerlaubter Zusätze sowie Beispiele unsachgemäßer Produktionsweisen sind als Hormon-, Wein- und Flüssigeiskandale bekannt geworden. Dieser Themenbereich wird im vorliegenden Bericht ausgeklammert.

Der Problemkreis der Fremdstoffe in Lebensmitteln ist so komplex, daß er in einer Einzeldarstellung nicht umfassend bearbeitet werden kann. Aus diesem Grunde sollen nur die Themen 'toxische Schwermetalle', 'Nitrat-Nitrit-Nitrosamine' sowie 'Organohalogene' unter Berücksichtigung neuerer epidemiologischer Studien behandelt werden.

Weitere relevante Themen des Bereichs 'Fremdstoffe in Lebensmitteln' sind z.B. Kontamination durch Verpackung, polyzyklische aromatische Kohlenwasserstoffe, Tierarzneimittel, nicht-persistente Pflanzenschutzmittel, verfahrensbedingte Nährwertverluste, gesundheitsgefährdende Stoffe durch Strahlenkonservierung, allergieauslösende Stoffe, bisher unbekannte anthropogene und natürliche Bestandteile unserer Lebensmittel. In jüngster Zeit wird daneben verstärkt auf den Umfang und die Bedeutung natürlich vorkommender gesundheitsgefährdender Stoffe in Lebensmitteln hingewiesen wie z.B. natürliche Insektizide in Pflanzen (AMES 1983, AMES und SAUL 1985). Dieser Aspekt soll ebenfalls nicht behandelt werden.

2.1.3 Wissenschaftliche und rechtliche Problematik

Der Zusammenhang von rechtlicher und wissenschaftlicher Problematik der Fremdstoffe in Nahrungsmitteln ist aufschlußreich. Nach dem Lebensmittel- und Bedarfsgegenständegesetz (LMBG) dürfen z.B. Rückstände von Pflanzenschutzmitteln nicht in Lebensmitteln enthalten sein 'es sei denn, es ist wissenschaftlich belegt, daß sie für die menschliche Gesundheit unbedenklich sind' (KÖHLER 1986). Analog ist z.B. nach der Schweizerischen Lebensmittelverordnung die Anwendung bestimmter Zusätze so lange verboten, bis bewiesen werden kann, daß durch sie keine gesundheitlichen Risiken vermittelt werden (ZEHNDER 1985). Wissenschaftliche Sicherheitsbeweise stoßen aber auf sehr große inhaltliche und methodische Probleme. Während GRIMME (1983 und 1986) das in der Toxikologie gebräuchliche Konzept der 'fixen' Wirkungsschwellenwerte, das für alle Individuen gleiche Schwellenwerte vorsieht, in Frage stellt, verweist BROSS (1985) darauf, daß zum statistischen Nachweis der Sicherheit bestimmter Systeme - hier Lebensmittelzusätze oder niedrige Konzentrationen von Lebensmittelkontaminanten - in der Regel unrealistisch große Stichprobenumfänge benötigt würden. Berücksichtigt man zusätzlich mögliche Kombinationswirkungen der vielfältigen Fremdstoffe untereinander und mit individuellen Faktoren wie Rauchen, Medikamenteneinnahme, Gesundheitszustand, Alter u.v.m., so werden die engen Grenzen der wissenschaftlichen Erforschbarkeit von Gesundheitsrisiken durch Fremdstoffe in Lebensmitteln mittels epidemiologischer Methoden offensichtlich.

2.1.4 Fremdstoffe in Lebensmitteln und epidemiologische Studien

Obwohl es also hinreichend bekannt und nicht verwunderlich ist, daß viele der im Zuge der chemischen Revolution in Umlauf gebrachten Elemente und Chemikalien in Lebensmitteln nachgewiesen werden können, ist die naheliegende Frage nach den spezifischen Gesundheitsrisiken sehr schwer zu beantworten. Dies hat viele Gründe und führt zwangsläufig zu weit divergierenden Expertenmeinungen über den Umfang der Risiken durch Fremdstoffe. Die Exposition des Einzelnen gegenüber Rückständen, Schad- und Zusatzstoffen in Lebensmitteln kann - wegen enormer methodischer Schwierigkeiten von Verzehrsstudien auf Bevölkerungsebene - nicht genau genug ermittelt werden. INGRAM-FINNEY (1981) stellt fest: 'Unglücklicherweise sind Verzehrsstudien mit methodischen Problemen geplagt, und widersprüchliche Aussagen existieren für fast jede spezielle Frage, die untersucht worden ist'. Daten über Schadstoffgehalte der Lebensmittel können wegen der Dynamik der Lebensmittelproduktion, Problemen der Analytik und vieler anderer Imponderabilien keine besondere Validität beanspruchen. Trotzdem ist zu beobachten, daß nahezu ununterbrochen eine wachsende Flut von analytischen Daten publiziert wird. So wertvoll diese Daten im Einzelfall auch sind, bleiben sie doch im allgemeinen punktuelle Betrachtungen, die zwangsläufig nur als Momentaufnahmen der äußerst komplexen Lebensmittelproduktion betrachtet werden können. Bisher fehlen weitgehend Beobachtungsmodelle, die eine systematische und vor allem auch prognostische Datenauswertung und damit Expositionsmessung über den Einzelfall hinaus leisten können.

Konkurrierende Risiken durch das individuelle Gesundheitsverhalten (Ernährung, Rauchen, Alkohol, Bewegung, Streß usw.) sowie Expositionen am Arbeitsplatz und zu Hause sind schwer zu ermitteln und zu kontrollieren. Über die zur Diskussion stehenden chronischen Wirkungen auf den Menschen durch die Vielfalt der Lebensmittelkontaminanten ist generell zu wenig bekannt, als daß präzise Hypothesen formuliert und entsprechende Studien zu deren Stützung oder Zurückweisung durchgeführt werden könnten. Falls die Häufigkeit von Gesundheitsschäden durch bestimmte

Lebensmittelschadstoffe in der Größenordnung seltener unerwünschter Arzneimittel-nebenwirkungen liegt, wird klar, daß das Erkennen von Zusammenhängen fast unmöglich ist. Ausnahmen sind lediglich Schadstoffe mit hochspezifischen Wirkungen - wie z.B. Scheiden- bzw. Hodenkrebs bei Jugendlichen im Falle der künstlichen Hormone.

Zusammenfassend ergibt sich aus den angedeuteten Schwierigkeiten, daß für den Bereich der anthropogenen gesundheitsgefährdenden Stoffe in Lebensmitteln vorerst keine verläßlichen quantitativen epidemiologischen Daten, insbesondere Risikoberechnungen, zu erwarten sind. Derzeitige Höchstmengen und Richtwerte bauen daher in erster Linie auf Tierversuchen sowie klinischen und arbeitsmedizinischen Beobachtungen auf unter gleichzeitiger Berücksichtigung verzehrsstatistischer Erhebungen (z.B. ZEBS-BERICHT 1/1979 und RICHTWERTE '86). Eine große Rolle spielt daneben die Orientierung an unbelasteten Situationen, wie sie weitgehend für die vorindustrielle Zeit bzw. noch nicht zivilisierte Regionen und Populationen unterstellt werden können. Die WHO begründet z.B. Schwermetallgrenzwerte mit derartigen Betrachtungen. Eine Schwierigkeit dabei ist natürlich die Bestimmung und Definition der unbelasteten Situation aus heutiger Sicht in einer kontaminierten Welt. Die Kontroversen in der Blei-Diskussion sind dafür ein eindrucksvolles Beispiel (BUDIANSKY 1981).

Während im UMWELTGUTACHTEN 1978 im Kapitel 'Fremdstoffe in Lebensmitteln' und in der umfangreichen 'Datensammlung über Fremdstoffrückstände in Lebensmitteln zum Umweltgutachten 1978' (WEIGAND 1977) hauptsächlich die große Vielfalt der Lebensmittelkontaminationen systematisiert und detailliert dargestellt wurde, soll in diesem Beitrag der Stand des Wissens um Gesundheitsrisiken der Lebensmittel-belastungen verstärkt Beachtung finden. Der Einstieg in die Literaturrecherche für die Themen 'Toxische Schwermetalle, Organohalogene und Nitrat-Nitrit-Nitrosamine' erfolgte über eine Anfrage an DIMDI. Darüber hinaus wurden einschlägige BGA-, DFG-, WHO- und IARC-Publikationen herangezogen. Diese haben von ihrer Themenstellung her meist Übersichtscharakter und erlauben so die leichte Identifikation von Originalarbeiten, welche zum Zwecke eingehender Analysen ausgewertet wurden.

2.2 Toxische Schwermetalle

2.2.1 Allgemeine Problematik

Schwermetalle sind Metalle mit einem größeren spezifischen Gewicht als Eisen (z.B. Blei, Cadmium, Chrom, Thallium, Kupfer, Nickel, Quecksilber usw.). Viele Vertreter dieser Elementgruppe haben eine große technische und wirtschaftliche Bedeutung erlangt. Sie werden weltweit in großem Maßstab gewonnen, als Zusätze oder Bestandteile von Konsumgütern verwendet und gelangen je nach Möglichkeit und Wirtschaftlichkeit von Recycling-Prozessen wieder in Endprodukte oder in chemisch modifizierter Form über Mülldeponien oder Müllverbrennung in die Umwelt. Schwermetallverhüttung, Anwendung von Müllkompost und Klärschlamm, Autoabgase und Reifenabrieb sowie allgemein die Verbrennung fossiler Stoffe sind wichtige Faktoren der Schwermetallfreisetzung.

Für einige Schwermetalle, wie z.B. Blei, Cadmium, Thallium und Quecksilber, sind bisher in Bezug auf den Menschen keine biologischen Mechanismen und Vorgänge bekannt, in denen diese Elemente eine essentielle Rolle spielen. Sie sind damit als ubiquitäre Fremdstoffe und potentielle Schadstoffe einzustufen (ZARTNER-NYILAS et al. 1983). Dies soll durch die Begriffsbildung 'toxische Schwermetalle' zum Ausdruck gebracht werden.

Das Auftreten von Phänomenen wie der Itai-Itai- und Minamata-Krankheiten in Japan sowie wiederholte Vergiftungsfälle bei Tieren im Zusammenhang mit Schwermetallanreicherungen haben in wachsendem Maße zu der Besorgnis geführt, daß auch für die Allgemeinbevölkerung gesundheitliche Risiken durch die vielfältigen zivilisationsbedingten Emissionen von Schwermetallen existieren können. Jedenfalls enthalten viele Umweltmedien einschließlich der Lebensmittel heute durchschnittlich deutlich höhere Schwermetallmengen als in vorindustrieller Zeit. (ZEBS 1/1979; ZEBS 1/1984; UMWELTBUNDESAMT 1981; BUDIANSKY 1981).

Im Falle der Schwermetalle sind bestimmte grundlegende Mängel in der bisherigen Umweltgesetzgebung zu erkennen:
- Reguliert werden Emissionen und Immissionen überwiegend nur auf der Basis von Konzentrationen in Volumen- bzw. Masseeinheiten. Eine Orientierung am Umfang bereits freigesetzter Schadstoffe findet meist nicht statt (KRAUSE 1980), womit gerade bei persistenten und kumulierenden Stoffen langfristig weitere Anreicherungen in Umweltmedien und letzlich in Lebensmitteln zu erwarten sind.
- Speziell im Lebensmittelrecht fehlen für toxische Schwermetalle bis auf wenige Ausnahmen Höchstmengen.

Im Gegensatz zu den rein anthropogenen Umweltchemikalien - wie z.B. den technischen Organohalogenen - stellen die toxischen Schwermetalle aufgrund ihres natürlichen Vorhandenseins eine besondere Problematik dar: Nullkonzentrationen der natürlich vorkommenden toxischen Schwermetallverbindungen sind prinzipiell ausgeschlossen. Als Konsequenz werden von offizieller Seite (z.B. WHO 1972) tolerierbare wöchentliche Aufnahmemengen nicht anhand von Tierversuchen unter Berücksichtigung von Sicherheitsfaktoren begründet, sondern durch Orientierung an unbelasteten Situationen. In der Tat kann ja davon ausgegangen werden, daß 'der' menschliche Organismus im Laufe der Evolution sozusagen mit den naturgegebenen Konzentrationen der natürlichen Schwermetallverbindungen 'aufgewachsen ist' und über entsprechende Entgiftungs- bzw. Reparaturmechanismen verfügt. Hier spielen Metallproteine wie das Metallothionein eine Rolle, deren physiologische Bedeutung für Transport, Ablagerung und Ausscheidung von Schwermetallen noch nicht völlig aufgeklärt ist (BREMNER 1978). Aufgrund dieser Sachlage erscheinen ethisch und physiologisch begründbare Festlegungen von Grenzwerten für natürliche Schwermetallverbindungen vertretbar. Aus heutiger Sicht muß allerdings ernstlich angezweifelt werden, ob die WHO diesem eigenen Anspruch in allen Fällen gerecht wird, da die Basiswerte für unbelastete Umwelt-Medien letzlich auf neuzeitlichen Messungen beruhen, also aus einer bereits stark belasteten Welt stammen.

Im Falle des Bleis wird dann verständlich, wieso manche Autoren aufgrund von Tierversuchen und daraus abgeleiteten ADI-Werten (Acceptable Daily Intake) zu wesentlich niedrigeren Aufnahmemengen kommen als die WHO (HAPKE 1982).

2.2.2 Cadmium

Cadmium ist in Spuren in allen natürlichen Medien vorhanden. Es ist sehr eng an das Vorkommen von Zink gekoppelt. Das Verhältnis von Cadmium zu Zink beträgt 1:1000 bis 1:12000 in den meisten Mineralien und Böden (WHO 1972). In Zinkerzen liegt es dagegen in der Größenordnung von 1:100 (UMWELTBUNDESAMT 1981).

Weltweit werden jährlich etwa 20.000 t Cadmium erzeugt. 40% des Verbrauchs entfallen auf Westeuropa und 12% (2400 t) auf die Bundesrepublik Deutschland. Die wichtigsten Einsatzbereiche sind Cadmiumpigmente, Stabilisatoren für PVC, Galvanotechnik, Ni-Cd-Batterien, Legierungen, Gleichrichter und Glasprodukte.

2.2.2.1 Belastungspfade

Emission: Die Cadmiumemissionen in der Bundesrepublik Deutschland belaufen sich z.Z. auf ca. 475 t/Jahr, davon entfallen etwa 90 t auf Abluft, 160 t auf Abwasser, 160 t auf Haus-, Gewerbe- und Industriemüll sowie 65 t auf Phosphatdünger. In dem o.a. Inlandsverbrauch (ohne Phosphatdünger - Cd) von 2400 t ist eine Recyclingmenge von 400 t enthalten, womit die Differenz von 1590 t vermutlich auf Exportartikel und langlebige Konsumgüter entfallen dürfte.

Immission: Aus der Emission von 500 t/Jahr kann eine Immission von ca. 180 t/Jahr auf die Gesamtoberfläche der Bundesrepublik Deutschland abgeleitet werden, wovon 90 t durch Abluft, 13 t durch Klärschlamm, 65 t durch Phosphatdünger und 10 t durch diffuse Quellen wie Reifenabrieb usw. vermittelt werden. Es wird angenommen, daß

sich die Bodengehalte an Cadmium dadurch folgendermaßen verändern (UMWELT-
BUNDESAMT 1981):

natürlicher Gehalt	ca.	.10 mg/kg Boden
Gehalt bis ca. 1930	ca.	.16 mg/kg Boden
Gehalt von 1930-1970	ca.	.16 - .32 mg/kg Boden
Gehalt von 1970-2000	ca.	.32 - .47 mg/kg Boden

Solche Angaben für die Gesamtfläche der Bundesrepublik Deutschland sagen für
einzelne Regionen wenig aus, da 80% der Immissionen nur 10% der Gesamtfläche
belasten, nämlich Industrie- und Ballungsgebiete sowie intensiv genutzte landwirt-
schaftliche Regionen. Die freigesetzten Cadmiummengen verursachen generell höhere
Cadmiumkonzentrationen in Lebensmitteln und damit höhere Belastungen des
Menschen. Allgemein gilt, daß bis auf bestimmte Ausnahmen dem Belastungspfad
Boden-Pflanze-Mensch mehr Aufmerksamkeit gewidmet werden muß als dem
Belastungspfad Boden-Pflanze-Tier-Mensch. Zu berücksichtigen ist auch die
Cadmiumzufuhr durch die industrielle Verschmutzung der Atemluft und durch
Zigarettenrauch.

Die Zufuhr über den Magen-Darm-Trakt wurde von FRIBERG (1974) auf der Basis von
Gesamtverzehrsstudien auf durchschnittlich 50 ug pro Person und Tag geschätzt. Die
Zufuhr durch Trinkwasser, welches in der Größenordnung von 1 ug/l belastet ist, kann
im Vergleich dazu vernachlässigt werden. Die Zentrale Erfassungs- und Bewertungs-
stelle für Umweltchemikalien des Bundesgesundheitsamts (ZEBS) hat 1979 und 1984
Daten über die Cadmiumgehalte von Lebensmitteln veröffentlicht und daraus die
RICHTWERTE '79 und '86 abgeleitet. Erstaunlicherweise werden die ZEBS-Richtwerte
für den noch tolerierbaren Gehalt an Schadstoffen aus den empirischen (85-100%)
Fraktilen der Verteilungen der in den Lebensmitteln beobachteten Schadstoffe
gewonnen, obwohl a priori ein quantitativer Zusammenhang zwischen der Aufnahme
eines Stoffes und einer möglicherweise abträglichen Wirkung auf die Gesundheit durch
diese Fraktile nicht vermittelt wird. Durch Kombination der Cadmiumgehalte mit
entsprechenden Verzehrsmengen aus dem ERNÄHRUNGSBERICHT 1980 hat ZEBS die
täglichen Aufnahmemengen für Erwachsene im Alter von 36-50 Jahren ermittelt: 53 ug
für Männer bzw. 41 ug für Frauen. In der industriell belasteten Region um den
englischen Bergwerksort Shipham (BMI 1982) wurde dagegen beispielsweise eine pro
Kopf Cd-Aufnahme von 200 ug/Woche ermittelt - ein Wert, der ca. 50% über dem
nationalen Durchschnitt von 140 ug/Person/Woche liegt. In der Literatur gibt es weit
voneinander abweichende und auch kontrovers diskutierte Angaben über die von
bestimmten Bevölkerungsgruppen aufgenommenen Cd-Mengen, deren Verallgemeine-
rungsfähigkeit und deren Trends (BMI 1982). Insgesamt scheint es in diesem Bereich
noch einen erheblichen Bedarf an belastbarem und unstrittigem Faktenmaterial zu
geben. Die Resorption der zugeführten Cadmiummengen wird in einer Größenordnung
von 5-10% gesehen (WHO 1972 und UMWELTGUTACHTEN 1978).

Der Cadmiumgehalt der Atemluft in unbelasteten Gebieten beträgt ungefähr 1 ng/m^3.
In industrialisierten Ballungsräumen können bis zu 120 ng/m^3 als jährliche Mittelwerte
erreicht werden (FRIBERG 1974). Obwohl die Resorptionsrate bei Inhalation größer ist

als bei Ingestion, sind normalerweise die durch Atmung inkorporierten Cadmiummengen klein gegen die mit der Nahrung aufgenommenen. In extremen Belastungsgebieten können aber durchaus 2-10 ug/Tag und Person inhaliert werden. Eine zusätzliche Cadmiumquelle ist das Rauchen, das bei starken Rauchern ($\geq$ 20 Zigaretten/Tag)
eine ebenso große Bedeutung für die Cadmiumzufuhr haben kann wie die Nahrungsaufnahme.

2.2.2.2 Gesundheitsrisiken und Grenzwerte

Cadmium ist für Warmblütler akut toxisch und schädigt Pflanzen. Die Inhalation von
Luft mit einer Cadmiumoxid-Konzentration von 5-10 mg Cd/m^3 während einer Zeitdauer von 5-10 Stunden kann für den Menschen tödlich sein. Bei chronischer beruflicher Cadmiumexposition sind Störungen der Nieren- und Lungenfunktion zu
beobachten. Außerdem kann es zu Nierensteinbildung, Lungenemphysemen, Gelb-
färbung der Zahnhälse, Cadmiumschnupfen und Störungen des Geruchsinns kommen
(MAK-WERTE 1984).

Das kanzerogene Potential von Cadmium wird noch widersprüchlich eingeschätzt.
Während die Kommission zur Prüfung gesundheitsschädlicher Arbeitsstoffe der DFG
(MAK-WERTE 1984) in den epidemiologischen Untersuchungen über Zusammenhänge
zwischen Krebssterblichkeit und beruflicher Cadmiumexposition 'keine einheitlichen
Ergebnisse' sieht, kommt FLANDERS (1984) zu dem Schluß, daß z.B. die Hypothese der
Prostata-Karzinogenität von Cadmium durch die vorliegenden Studien stark gestützt
wird. Dieser Widerspruch ist leicht erklärbar durch unterschiedliche subjektive
Gewichtungen der Aussagekraft einzelner epidemiologischer Untersuchungen durch
verschiedene Autoren. Zur Aufklärung des carcinogenen Potentials von Cadmium und
seinen Verbindungen sind noch weitere genauere arbeitsmedizinische Studien
erforderlich.

In Tierversuchen und Schnelltests mit verschiedenen Cadmiumverbindungen sind
Kanzerogenität, Mutagenität sowie in jüngster Zeit auch Beeinträchtigungen des
Immunsystems (BAGINSKI 1981; 1985) und des Nervensystems darstellbar.

Für die Allgemeinbevölkerung liegt das Problem der zunehmenden Umweltbelastung
mit Cadmium darin, daß aufgenommene Cadmium-Mengen nur äußerst langsam mit
einer biologischen Halbwertszeit von 20-30 Jahren wieder ausgeschieden werden.
Durch verstärkte Cadmiuminkorporation könnten Gleichgewichte, die sich für
bestimmte Organe im Zuge der Evolution herausgebildet haben, gestört werden.
Cadmium wird im Körper durch das Blut transportiert und in der Niere ausgeschieden
sowie teilweise in der Niere gespeichert.

Die WHO gibt 1972 für beruflich unbelastete Erwachsene durchschnittliche Cadmiumkonzentrationen der Nierenrinde in der Größenordnung von 25-100 mg/kg Naßgewicht
an. Aufgrund der Tatsache, daß Nierenfunktionsstörungen zu beobachten sind, wenn
die Cadmiumkonzentration in der Nierenrinde 200 mg/kg Naßgewicht überschreitet,
hat die WHO diesen Wert als kritischen Grenzwert festgelegt. ELLIS et al. (1981)

weisen dagegen darauf hin, daß der WHO-Wert bei Probanden mit teilweise bereits eingeschränkter Nierenfunktion ermittelt wurde. Sie vertreten die These, daß das Auftreten von Symptomen bereits mit einer verstärkten Cadmiumausscheidung einhergehen kann.

Danach wäre der Grenzwert von 200 mg/kg - durch einen Artefakt beeinflußt - möglicherweise zu niedrig. Basierend auf dieser Überlegung und auf ihren eigenen Ergebnissen stellen ELLIS et al. einen alternativen Grenzwert von 300 mg/kg zur Diskussion. Der Wert von 300 mg/kg könnte andererseits durch den 'Healthy Worker Effect' verzerrt sein und wäre dann nicht auf die Allgemeinbevölkerung übertragbar, weil ELLIS et al. ihre Untersuchung an Arbeitern und Angestellten in einem Cadmium verarbeitenden Betrieb durchführten.

In Anbetracht des geringen Abstands zwischen der durchschnittlichen Cadmiumkonzentration der Nierenrinde in der Allgemeinbevölkerung (25-100 mg/kg) und dem kritischen Grenzwert (200-300 mg/kg) sollten die aktuellen Belastungswerte in Zukunft nicht überschritten werden.

Die WHO kommt zu dem Schluß, daß dies sichergestellt sei, wenn eine wöchentliche Cadmiumaufnahme von 500 ug nicht überschritten wird. Eine lebenslange tägliche Aufnahme von 1 ug/kg Körpergewicht (entsprechend 490 ug/Woche für einen 70 kg schweren Erwachsenen) sollte nämlich eine maximale Nierenrindenkonzentration im Bereich von 50 mg/kg gewährleisten. Dieser nicht allgemein akzeptierte Grenzwert der WHO (BMI 1982) beruht auf relativ unsicheren Daten über Absorptions- und Ausscheidungsraten, weshalb der Begriff der 'vorläufig duldbaren wöchentlichen Aufnahme pro Kopf' geprägt und bisher beibehalten wurde. Auch spätere stark verfeinerte Modelle des Cadmiummetabolismus (FRIBERG 1974; KJELLSTRÖM und NORDBERG 1978) haben die Überlegungen der WHO im wesentlichen bestätigt. Nach FRIBERG bzw. KJELLSTRÖM und NORDBERG kann der Grenzwert für die Nierenrinde von 200 mg/kg bei täglicher Aufnahme von 248 ug bzw. 440 ug nach 50 Jahren erreicht werden.

Nimmt der erwachsene Bundesbürger im Durchschnitt etwa 50 ug Cadmium täglich mit der Nahrung zu sich, so sind das 350 ug in der Woche, also 70% des WHO-Grenzwertes von 500 ug. Unterstellt man für die Cadmiumaufnahme eine bestimmte Lognormal-Verteilung und berücksichtigt man zusätzliche Cadmiumquellen, wie Großstadtluft und Rauchen, so ergibt sich, daß erstens ein beträchtlicher Teil der Bevölkerung den WHO-Grenzwert übertrifft und daß zweitens bei einem geringeren Teil - das UBA schätzt aufgrund einer EG-Studie 0.1-1.0% der über 50-jährigen - sogar der kritische Wert von 200 mg/kg in der Nierenrinde überschritten wird. Die Wohnbevölkerung der Bundesrepublik umfaßte 1984 19.5 Millionen Menschen über 50 Jahren. Damit könnten etwa 20.000-200.000 ältere Menschen unter cadmiumbedingten Nierenfunktionsstörungen leiden. Diese Zahlenangabe, die nicht unmittelbar auf epidemiologischen Erhebungen basiert, ist unter Fachleuten heftig umstritten (BMI 1982).

Der Frage, ob sich die theoretisch vorhergesagten, durch Cadmium verursachten Gesundheitsbeeinträchtigungen, empirisch nachweisen lassen, haben sich in jüngster Zeit verschiedene epidemiologische Studien gewidmet.

2.2.2.3 Epidemiologische Studien

Epidemiologische Studien wurden bisher u.a. in folgenden Ländern durchgeführt:

- Japan — im Zusammenhang mit der Itai-Itai-Krankheit
- Belgien — zur Auswirkung industrieller Belastung auf die Allgemein-
bevölkerung
- England — zur Auswirkung industrieller Belastung und Mortalitätsstudien
an Arbeitern in der Cadmium-Industrie
- Bundesrepublik — zur Feststellung des Unterschieds gesundheitsrelevanter
Deutschland Parameter zwischen belasteten und unbelasteten Gebieten.

Zwei neuere epidemiologische Studien zur Ermittlung der Prävalenz cadmium-induzierter Beeinträchtigung der Nierenfunktion sollen im folgenden beschrieben und beurteilt werden. Die interessierende Population wird von älteren Frauen gebildet, weil in dieser Gruppe aufgrund der japanischen Erfahrungen am ehesten mit dem Auftreten von Symptomen zu rechnen ist. Die Fragestellung lautet also jeweils: Gibt es Unterschiede in der Prävalenz von Anzeichen für Nierenfunktionsstörungen (auch: Beschleunigung des altersbedingten Abfalls der Nierenfunktion) bei beruflich nicht belasteten Frauen, welche längere Zeit in Regionen mit unterschiedlicher Cadmium-Immission lebten?

UMWELTEXPOSITION DURCH CADMIUM UND NIERENFUNKTION
ÄLTERER FRAUEN IN DREI REGIONEN BELGIENS (ROELS et al. 1981)

STUDIENANSATZ: Querschnittstudie

KOLLEKTIV: Grundgesamtheit ist die (hypothetische) Gruppe der Frauen über 60 Jahre, die mehr als 25 Jahre in unterschiedlich belasteten Gebieten Belgiens, nämlich Lüttich, Brüssel und Charleroi, lebten. Die Frauen waren nicht beruflich exponiert, hatten weder Diabetes noch klinisch gesicherte Nierenerkrankungen und waren nicht bettlägerig. Die Auswahl der Frauen erfolgte nach keinem formalen Stichprobenplan, sondern willkürlich, so daß auch hinsichtlich Alter, Gewicht, Körpergröße, Wohndauer in den Studiengebieten und Medikamenteneinnahme möglichst große Homogenität resultieren sollte. Die Rechtfertigung formaler statistischer Schlußweisen erfolgt damit ähnlich wie in Fall-Kontroll-Studien. Es wurden 60, 45 bzw. 70 Frauen aus Lüttich, Brüssel bzw. Charleroi in die Studie aufgenommen.

EXPOSITION: Die Anzahl der Raucherinnen in der gesamten Studie ist vernach-lässigbar: Lüttich, $n = 1$; Brüssel, $n = 2$; Charleroi, $n = 4$. Die individuelle Cadmiumbelastung wird durch die allgemeine Belastung der Studiengebiete indirekt vermittelt, nämlich durch Cadmium-Staubniederschlag bzw. Cadmiumkonzentration in der Luft. Die Messungen in Charleroi und Lüttich erfolgten in großer zeitlicher und räumlicher Dichte. Die Cadmiumniederschläge waren im überwiegenden Teil Lüttichs durch-schnittlich mehr als 10 mal höher als in Charleroi ($\geq 5 \cdot 10^{-3}$ mg/m^2/Tag in Lüttich gegenüber $< .5 \cdot 10^{-3}$ mg/m^2/Tag in Charleroi).

ERGEBNISSE: Der hohe Belastungsunterschied zwischen Kontroll- und Studienregion spiegelt sich in entsprechenden Unterschieden der Cadmiumparameter im Blut bzw. im Urin wider. Die Cadmiumausscheidung im Urin war z.B. in Lüttich mehr als doppelt so hoch als in Charleroi (.093 ug/h zu .040 ug/h). Signifikante Unterschiede fanden die Autoren bei der Prävalenz von Proteinurie und Aminoacidurie, nicht aber bei der ß_2-Microglobulinurie. Tabelle 2.1 zeigt jedoch deutlich, daß die Prävalenz dieser 3 Parameter in der belasteten Gruppe jeweils doppelt bis dreifach so groß ist als in der unbelasteten Gruppe. Die Unmöglichkeit, diesen Unterschied für ß_2-Microglobulinurie im herkömmlichen Sinne statistisch nachzuweisen, ist aber eher Ausdruck zu geringer Fallzahl als Ausdruck eines fehlenden Unterschieds. Um dies zu verdeutlichen, geben wir in Tabelle 2.1 Konfidenzintervalle für das Verhältnis p_1/p_2 an, wobei p_1 bzw. p_2 die Prävalenzen in der exponierten bzw. nicht exponierten Gruppe sind. Zusätzlich enthält die Tabelle 2.1 exakte p-Werte, die im Gegensatz zu den üblichen p-Werten der asymptotischen Analyse auf exakten randomisierten Tests beruhen. Die Alternativhypothesen einer Verdopplung bis Verdreifachung der Prävalenzen im Belastungsgebiet sind mit den Daten sehr gut verträglich.

Tabelle 2.1 Prävalenz erhöhter biologischer Parameter (absolut und prozentual), exakte p-Werte und Konfidenzintervalle für das Verhältnis der Prävalenzen

Biologische Parameter	Lüttich (n=60) absolut	relativ (p_1)	Charleroi (n=70) absolut	relativ (p_2)	exakte p-Werte	Schätzer für relat. Risiko	95%-Konfidenzintervalle für relat. Risiko	Test in der Originalarbeit
Proteinurie (mg/h)								
$\geq$ 10.0	30	.50	14	.20	.0004	2.50	[1.28, 5.25]	p < .001
$\geq$ 15.0	22	.37	8	.11	.0008	3.21	[1.33, 10.50]	p < .001
Aminoacidurie (mg/h)								
$\geq$ 7.5	11	.19	4	.07	.0298	3.21	[1.02, 16.33] ·	p < .01
ß_2-Microglobulinurie (mg/h)								
$\geq$ 20	15	.25	10	.14	.1323	1.75	[.92, 3.69]	NS
$\geq$ 50	11	.18	5	.07	.0616	2.57	[.91, 8.17]	NS
$\geq$ 100	6	.10	2	.03	.1097	3.50	[.75, 76.61]	NS

NS: nicht signifikant

Die Autoren der Studie kommen zu dem Schluß, daß es aufgrund des Wissenstandes über chronische Cadmiumwirkungen vernünftig ist, die erhöhte Prävalenz von biologischen Anzeichen für Nierenfunktionsstörungen in Lüttich der erhöhten Cadmium-Akkumulation im Körper zuzuschreiben. Diese Aussage ist von DE LA RIVA (1982) wesentlich schärfer interpretiert worden als es nötig erscheint, nämlich im Sinne der Unterstellung eines kausalen Zusammenhangs. Die Autoren fordern jedenfalls zur weiteren Klärung der Problematik eine epidemiologische Studie darüber, ob die gefundenen Unterschiede präklinischer Symptome sich auch in einer erhöhten Morbidität oder Mortalität des Nierenversagens widerspiegeln.

CADMIUMBELASTUNG UND NIERENFUNKTIONSSTÖRUNGEN
(EWERS et al. 1985a;b)

STUDIENANSATZ: Querschnittstudie

KOLLEKTIV: Es umfaßt Frauen der Geburtsjahrgänge 1917 und 1918, die mindestens 20 Jahre in Stolberg bzw. Duisburg gewohnt hatten bzw. in Düsseldorf geboren waren. In jeder Stadt wurden 240 Frauen mit Hilfe des Einwohnermeldeamts ausgewählt, angeschrieben und um Mitarbeit gebeten. Die Antwortraten waren in Stolberg 46,9%, in Duisburg 41.4% und in Düsseldorf 36.9%. In einem Fragebogen wurden die für die Untersuchung relevanten Daten erfaßt sowie Blut und 24-Stunden-Urin gesammelt und auf Cadmium, Blei, Zink und Eiweiß untersucht.

EXPOSITION: Die Cadmiumkonzentrationen in der Luft im Zeitraum 1974-1982 betrugen größenordnungsmäßig 40, 8 bzw. 4 ng/m^3 in Stolberg, Duisburg bzw. Düsseldorf. Für den Staubniederschlag werden in entsprechender Reihenfolge z.B. für 1982 7.5-29.0, 2.4-20.5, bzw. $\leq$ 3.6 $ug/m^2/Tag$ angegeben. Auffallend ist, daß die beiden Belastungsgebiete Stolberg und Duisburg sehr unterschiedliche Luft-Cadmium-Konzentrationen aufweisen, während der Niederschlag im Referenzgebiet erheblich höher ist als in Charleroi, dem Referenzgebiet der belgischen Studie. Damit dürfte die Abstufung der Exposition in der vorliegenden Studie längst nicht so prägnant sein wie in der belgischen Untersuchung.

ERGEBNISSE: Die deutsche Studie ist eindeutig der belgischen Studie nachempfunden mit dem Unterschied, daß offenbar die ursprünglich willkürliche Zusammenstellung der Probandinnen in Belgien nach sehr eng gefaßten Ein- und Ausschlußkriterien aufgegeben wurde zugunsten einer anonymen Auswahl durch die Einwohnermeldeämter. Die geringe Antwortrate von insgesamt deutlich unter 50% birgt jedoch erhebliches Verzerrungspotential in sich. Ein weiterer Nachteil der deutschen Studie ist, daß Faktoren, die den Zusammenhang 'Cadmium-Nierenfunktion' stören können und die deshalb in der belgischen Arbeit kontrolliert bzw. ausgeschlossen wurden, in der Referenzpopulation - z.T. sogar signifikant - häufiger vorkommen als in den belasteten Gruppen. Beispiele dafür sind die Anteile von Raucherinnen, von Probandinnen mit früheren und momentanen Nierenerkrankungen, von Frauen mit Diabetes sowie von Frauen mit früheren Uro-Genitalerkrankungen. Diese Tatsachen sowie die relativ unscharfe Abgrenzung der Exposition könnten letzlich die Erklärung dafür sein, daß die Prävalenzen von z.B. Proteinurie, Aminoacidurie und $ß_2$-Microglobulinurie in der

Kontrollgruppe zwar nicht signifikant, aber z.T. doch deutlich höher sind als in den exponierteren Gruppen.

Der Vergleich der beiden Arbeiten zeigt die Notwendigkeit, die Studienbedingungen in zukünftigen Untersuchungen möglichst exakt zu definieren. Die erhebliche Häufigkeit von Nierenleiden bei älteren Menschen, die relativ geringen Unterschiede zwischen Reinluft- und Belastungsregionen sowie die Mobilität der Menschen machen den Nachweis oder Ausschluß von cadmiumbedingten Nierenerkrankungen extrem schwierig.

2.2.3 Quecksilber

Quecksilber ist ein ubiquitäres, natürlich vorkommendes Schwermetall, dem wir in einer Vielzahl von physikalischen und chemischen Erscheinungsformen begegnen. Anorganische Quecksilberverbindungen können in der Umwelt durch mikrobielle Tätigkeit in organische Quecksilberverbindungen umgewandelt werden. Einige persistente Vertreter dieser Stoffgruppe sind in der Lage, sich in Pflanzen, in erster Linie aber in tierischen Organismen, anzureichern.

Die Jahres-Welt-Produktion metallischen Quecksilbers betrug Anfang der 70er Jahre ca. 10.000 t mit einer jährlichen Steigerungsrate von 1-2%. Anorganische wie organische Formen des Quecksilbers wurden bzw. werden in der chemischen Industrie, in der landwirtschaftlichen Industrie sowie bei der Konsumgüterproduktion intensiv eingesetzt. Einige Anwendungsbeispiele sind Laborchemikalien, Quecksilberbatterien, Zahnfüllungen und Leuchtstoffröhren.

2.2.3.1 Belastungspfade

EMISSION UND IMMISSION: Der Quecksilberverbrauch in der Bundesrepublik liegt in der Größenordnung von einigen hundert Tonnen pro Jahr. Während das UMWELTGUTACHTEN 1978 für 1971 noch von rund 660 t ausgeht, ist im 5. UMWELTBERICHT DER HESSISCHEN LANDESREGIERUNG (1985) nur mehr die Rede von ca. 300 t Verbrauch jährlich in der Bundesrepublik Deutschland.

Es kann davon ausgegangen werden, daß ca. die Hälfte dieser Mengen emittiert wird, was, bezogen auf die Gesamtfläche der Bundesrepublik, einer Immission von ungefähr 100 g/km^2 ($= .1 \text{ mg/m}^2$) entsprechen würde. Quecksilber wird durch die Verbrennung von Müll und fossilen Energieträgern sowie durch vulkanische Aktivitäten und die allgemeine Erosion der Erdoberfläche freigesetzt.

Die Quecksilberkonzentrationen in unbelasteten Umweltmedien liegen im Bereich von unter 1 ppb (parts per billion) bis ca. 1 ppm (parts per million). Die höchsten Anreicherungen liegen in Pilzen und Fischen vor. Bei Pilzen sind sogar Werte von über 20 ppm festgestellt worden. In anthropogen belasteten Gebieten können die natürlichen Quecksilbergehalte drastisch überschritten werden. In Sedimenten des Rheins z.B. sind die Konzentrationen bis zu 300 mal größer als in vergleichbaren unkontaminierten Sedimenten (UMWELTGUTACHTEN 1978).

INKORPORATION: Die Quecksilberaufnahme durch Luft kann für die Allgemeinbevölkerung in Relation zur Nahrungsbelastung und in Bezug zur Aufnahme durch medizinische Quellen vernachlässigt werden. Orientiert man sich beim Quecksilbergehalt des Trinkwassers an einem oberen Wert von 2 ug/l (RICHTWERTE '79), so ergibt sich eine Belastung von 28 ug/pro Kopf je Woche beim Genuß von 2 Litern Trinkwasser täglich. Die Feststellung eines durchschnittlichen Trinkwasserverbrauchs ist allerdings nicht ganz einfach.

In den RICHTWERTEN '79 wird zu diesem Problem bemerkt: 'Der Flüssigkeitsbedarf des erwachsenen Menschen liegt im Bereich zwischen 1400 und 3200 ml pro Tag. Die Flüssigkeitsaufnahme - einmal durch sogenannte feste Nahrung und zum anderen durch Getränke - ist je nach Alter und Geschlecht sehr unterschiedlich. Der als Differenz aus dem Flüssigkeitsbedarf und der Flüssigkeitsaufnahme errechnete Trinkwasserverzehr nimmt daher auch recht unterschiedliche Werte an. Er liegt etwa zwischen 200 und 1000 ml. Hier soll mit einem durchschnittlichen Wert von 650 ml gerechnet werden. Dieser Wert ist willkürlich gewählt und darf nicht als Grundlage für Grenzwertfestlegungen o.ä. dienen'.

Damit dürfte jedenfalls die Menge von 28 ug anorganisch gebundenen Quecksilbers als wöchentliche Belastung durch Trinkwasser ein Wert auf der sicheren Seite sein, weil die 'durchschnittliche' Aufnahme mit diesem Wert damit sicher nicht unterschätzt wird.

Für die Ermittlung der Quecksilberaufnahme durch Lebensmittel ist es erforderlich, den Anteil des Quecksilbers, der als Methylquecksilber gebunden ist, gesondert zu betrachten. Methylquecksilber ist hoch toxisch und hat eine längere biologische Halbwertszeit (40-70 Tage) als andere Quecksilberverbindungen. In Fischen liegt der Quecksilbergehalt fast vollständig als Methylquecksilber vor. Bei Landtieren spielt diese Bindungsform keine wesentliche Rolle. Bei Milchtieren reichen die mikrobiellen Aktivitäten im Pansen nicht aus, um einen nennenswerten Beitrag zur Umwandlung in organische Quecksilberverbindungen zu leisten (ACKER 1981).

Der Methylquecksilbergehalt in pflanzlichen Produkten ist gering bis vernachlässigbar. Niedrige Konzentrationen von Gesamtquecksilber finden sich in Fleisch- und Milcherzeugnissen. Sie können Methylquecksilber beinhalten, das möglicherweise von Fisch-Mehl-Zusätzen zum Futter herrührt.

Fische sind besonders hoch mit Quecksilber belastet. Im ZEBS-Bericht 1984 wird die mittlere Belastung von Seefischen, außer Quecksilberproblemfischen, mit 196 ug/kg angegeben. Die durchschnittliche Belastung der Quecksilberproblemfische beträgt sogar 1070 ug/kg. Diese Fische sind: Heringshai, Dornhai, Blauleng, Heilbutt, Schwarzer Heilbutt, Steinbutt und Eishai.

Die Bezeichnung Problemfische hängt damit zusammen, daß der Belastungsmedian nach der Quecksilberverordnung sehr nahe beim Höchstwert von 1000 ug/kg (= 1 mg/kg) liegt. Das heißt ca. die Hälfte dieser Fische darf nicht vermarktet werden.

Würde jemand täglich 1 kg dieser Problemfische essen, so würde er dadurch im Mittel ca. 7000 ug Quecksilber pro Woche inkorporieren, was angesichts der damit verbundenen hohen Methylquecksilberaufnahmen äußerst bedenklich wäre.

Durch Verrechnung der verschiedenen mittleren Quecksilbergehalte der Lebensmittel mit den jeweiligen durchschnittlichen Verzehrsmengen wurden bisher für die Bundesrepublik Deutschland die folgenden mittleren wöchentlichen Aufnahmen angegeben:

UMWELTGUTACHTEN 1978	:	49 - 84	ug Hg
ZEBS 1/1979	:	90	ug Hg
ERNÄHRUNGSBERICHT 1984	:	110	ug Hg
ZEBS 1/1984	:	157	ug Hg

Die untersuchten Anteile des jeweiligen Lebensmittelkorbes sind nicht vergleichbar, sie lagen z.T. weit unter 50%. Erst in ZEBS 84 wird eine einigermaßen vollständige Erfassung des Verzehrs von 88% erreicht.

2.2.3.2 Gesundheitsrisiken und Grenzwerte

Die gesundheitsschädigenden Wirkungen des Quecksilbers, die durch den vielfältigen Einsatz dieses Elements in der Technik hervorgerufen werden, wurden erst sehr spät, nämlich Ende der 50er Jahre, ins Bewußtsein der Menschen gerückt. Quecksilber, das durch verschiedene Industriebetriebe einschließlich einer Papiermühle mit dem Abwasser in die Minamata-Bucht in Japan geleitet wurde, reicherte sich in der relativ persistenten Dimethyl-Form in Fischen bis zu Spitzenwerten von 50 mg/kg an. Zuvor waren vermutlich die verschiedenen anorganischen Emissionen durch mikrobielle Aktivität in die organische Form umgewandelt worden. In der Folge starben z.B. von 300 identifizierten Personen, welche die kontaminierten Fische gegessen hatten, 92 innerhalb von etwa 20 Jahren. Der Rest trug schwere geistige Schäden oder dauernde Invalidität davon. In einer Vielzahl weiterer Fälle kam es zu leichteren Gesundheitsstörungen. Mittlerweile sind über 1000 geschädigte Personen gerichtlich anerkannt (NEUBERGER 1984). Die beobachteten Erkrankungen erhielten den Namen Minamata-Krankheit.

Dieses Ereignis hat natürlich eine große Zahl von Untersuchungen über die Existenz und die ökologischen Wirkungen von Quecksilber ausgelöst. In Schweden wurde 1967 ein Fischfangverbot für 40 Seen erlassen, denn in den Fischen aus diesen Gewässern betrugen die Quecksilberkonzentrationen mehr als 1 mg/kg.

Beobachtungen an Tieren und Menschen haben gezeigt, daß der Quecksilbergehalt des Blutes wesentlich vom Quecksilbergehalt der aktuellen Nahrung bestimmt wird, wobei die Absorption im Magen-Darm-Trakt der anorganischen Verbindungen zu ca. 50% und die der Methylquecksilber-Verbindungen zu etwa 90% erfolgt.

Akute Symptome von Quecksilbervergiftungen sind Leibschmerzen, Erbrechen, Durchfall, ernste Schädigungen von Nieren und Leber sowie Störungen des zentralen Nervensystems.

Chronische Effekte im Tierversuch (Karzinogenität, Teratogenität und Mutagenität) von Organoquecksilber sind bis hinunter zu .5 mg/kg Futter bzw. 1 mg/kg Körpergewicht nachgewiesen worden. Das ist ein Hundertstel der Belastung, die der Minamata-Krankheit zugrundegelegt wird und die in der Größenordnung der Belastung der Problemfische liegt.

Die irreversiblen und damit ernsteren chronischen Wirkungen betreffen das Gehirn und das zentrale Nervensystem. Es kann zu geistigen und emotionalen Störungen kommen, verbunden mit Konzentrationsverlusten, allgemeiner Schwäche, Verlust der Sehkraft und andere Hirnfunktionsstörungen. Bisher konnten für den Menschen noch keine verläßlichen und verallgemeinerbaren Toxizitätsschwellenwerte angegeben werden.

Die Ableitung eines Grenzwertes für die Quecksilberaufnahme kann daher wiederum nur durch Orientierung an der idealerweise anthropogen unbelasteten Situation durchgeführt werden.

Verzehrsanalysen in Schweden und England haben eine mittlere tägliche Aufnahme an Quecksilber von 5-10 ug pro Person ergeben mit Maximalwerten in der Größenordnung von 30 ug (WHO 1972). Aus den ZEBS-Werten 1984 ist für die Bundesrepublik Deutschland eine mittlere Aufnahme von 22.4 ug zu entnehmen. Etwa 2 ug davon bestehen aus der organischen Methylform, wobei dieser Anteil je nach Konsum von Fischen und deren Belastung weit nach oben oder unten von 2 ug abweichen kann. Die WHO sieht eine tägliche Aufnahme von 50 ug Quecksilber (=.71 ug Hg/kg Körpergewicht und Tag), wovon höchstens 2/3 Methylquecksilber sein sollten, als tolerierbar an. Auf eine Woche bezogen ergibt sich so die 'vorläufig duldbare' wöchentliche Quecksilberaufnahme von .350 mg.

2.2.3.3 Epidemiologische Studien

Die üblichen Parameter zur Ermittlung der Belastung von Menschen in epidemiologischen Studien sind der Quecksilbergehalt im Blut (evtl. bezogen auf Erythrozyten) sowie der Quecksilbergehalt der Haare. In arbeitsmedizinischen Studien wird vor allem die Quecksilberausscheidung im Harn als Belastungsindikator herangezogen. Dabei ist ein großer Teil des Forschungsaufwands in solchen Studien darauf gerichtet, noch weitgehend offene grundlegende Fragen nach Expositionsmessung und Wirkungsdefinition von Quecksilberbelastungen zu beantworten.

Die geringe Spezifität der Wirkungen chronischer Quecksilberbelastungen wie z.B. Nachlassen der Leistungsfähigkeit, leichte Ermüdbarkeit, Reizbarkeit und Erinnerungsverlust ist ein großes Handicap für epidemiologische Studien auf Bevölkerungsebene. Die valide Messung der genannten 'weichen' Merkmale setzt einen großen Aufwand bei den Erhebungen voraus, dem man wahrscheinlich nur durch experimentelle Studiendesigns gerecht werden könnte.

So ist es erklärlich, daß die vorliegenden epidemiologischen Studien auf Bevölkerungsebene hauptsächlich im Zusammenhang mit akuten Vergiftungen durch Verzehr von belasteten Fischen oder gebeiztem Saatgut durchgeführt worden sind. Exemplarisch soll die erste epidemiologische Studie über die umfangreichsten jemals aufgezeichneten Quecksilbervergiftungen besprochen werden.

METHYLQUECKSILBER-VERGIFTUNG IM IRAK
EINE EPIDEMIOLOGISCHE STUDIE DES AUSBRUCHS VON 1971-1972
(GREENWOOD 1985)

Schwerwiegende Quecksilbervergiftungen ereigneten sich im Irak im Herbst und Winter der Jahre 1971 und 1972. Verantwortlich dafür war der Verzehr von Brot aus Saatweizen. Dieser Weizen war mit einem Fungizid auf Methylquecksilberbasis behandelt worden und deshalb für den menschlichen Verzehr absolut ungeeignet. Man hatte es versäumt, die Weizensäcke auch mit Warnhinweisen in den Landessprachen (Dialekten) zu versehen. Das Totenkopfsymbol wurde von der Bevölkerung offenbar nicht verstanden oder nicht ernst genommen. Relativ kurze Zeit nach dem Verzehr des kontaminierten Brotes kam es zu einer großen Zahl von Vergiftungsfällen - teilweise mit tödlichem Ausgang. Das Hauptziel der durchgeführten Studie war der Vergleich der Anzahl der Toten im Jahr der Epidemie mit der Anzahl der Toten in den jeweils zwei Jahren davor und danach. Begleitend wurden in einigen Gebieten analytische Daten erhoben und Befragungen durchgeführt, um die Exposition abschätzen zu können. Es sollten auch Rückschlüsse auf solche Gebiete ermöglicht werden, in denen entsprechende genauere Daten nicht zur Verfügung standen. Zur Stützung der Kausalität wurden andere Krankheitshäufigkeiten kontrolliert.

STUDIENANSATZ: Mehrere Querschnittserhebungen, Registervergleiche

KOLLEKTIVE: Die exponierten Grundgesamtheiten waren betroffene Gruppen aus den drei Gebieten: Mussayeb-Al-Kabir, Dörfer in der Nähe von Arbil und Dörfer um Salman-Pak in der Provinz Bagdad. Als Kontrollregion, in der kein behandelter Weizen verteilt worden war, diente Dyala Bridge, eine ländliche Gegend im Süden der Provinz Bagdad.

EXPOSITION: Die ländliche Bevölkerung ernährt sich relativ konstant mit einem flachen Brot aus Weizenmehl (Hobbus), das in Lehmöfen gebacken wird. Ein Brotlaib wiegt durchschnittlich 220 g. Da der Feuchtigkeitsgehalt 31% beträgt, liegt eine Trockenmasse von ca. 150 g vor, welche mit etwa 10 ppm Methylquecksilber belastet war. Der Konsum dieser Brote liegt für Erwachsene zwischen 6-8 und für Kinder zwischen 2-3 Stück pro Tag und Person. Dies führte zu einer Quecksilberaufnahme

- bei ausschließlichem Gebrauch kontaminierten Weizens - von ca. 9-12 bzw. 3-5 mg durch Erwachsene bzw. Kinder. Für Erwachsene wurde damit die vorläufig duldbare wöchentliche Quecksilberaufnahme der WHO um etwa das 200-fache überschritten. Eine Abschätzung des Anteils der betroffenen Bevölkerung führte zu dem Ergebnis, daß überall dort, wo kontaminierter Weizen verteilt worden war, dieser von 40% der Menschen in der jeweiligen Region auch verzehrt wurde.

ERGEBNISSE: Die Art und Weise der Administration der Todesfallregistrierung hat die Durchführung der Studie erheblich erschwert. Obwohl sehr schnell nach Bekanntwerden der Epidemie ein Regierungserlaß die zentrale Erfassung von Todesfällen durch Quecksilbervergiftungen in größeren Kliniken der Provinzhauptstädte und Qada-Zentren verfügte, muß doch von einer erheblichen Dunkelziffer ausgegangen werden, da teilweise Bestattungen ohne Registrierung des Todesfalls stattfanden. Die meisten Kliniken waren nicht in der Lage, Autopsien durchzuführen und haben somit die fatalen Quecksilbervergiftungen vermutlich fälschlich als Leber-, Nieren- oder Herzversagen registriert. Deshalb wurde in der Studie nur die totale Anzahl der Toten, unabhängig von der registrierten Todesursache als Zielvariable, betrachtet. Es wurde außerdem geprüft, ob sich keine andere Epidemie im fraglichen Zeitraum ereignet hatte. Epidemien an Pocken, Cholera, Gelbfieber und Typhus konnten ausgeschlossen werden.

In den verschiedenen Registrierzentren lagen die Steigerungsraten der Todesfälle von November 71 bis Oktober 72 zwischen 20% und 400% (!). Bei der Ermittlung dieser Raten wurden die üblicherweise vorhandenen ausgeprägten saisonalen Schwankungen der monatlichen Todesraten berücksichtigt. Tabelle 2.2 zeigt exemplarisch die Anzahlen der registrierten Todesfälle in den Jahren 1969-1974.

Der Poisson-Test zum Vergleich der Mortalität im Jahre 71/72 (= Nov.71 - Okt.72) mit der Mortalität in den Jahren 69-74 außer dem Jahr 71/72 liefert eine signifikante Abweichung: $p < 10^{-6}$.

Tabelle 2.2   Registrierte Todesfälle (N) in der Hilla-Klinik der Provinz Babylon (Quelle: GREENWOOD 1985)

Jahr*	N
1969-70	916
1970-71	784
1971-72	1107
1972-73	800
1973-74	736

* Zur Vereinfachung wurde jeweils das Jahr von November bis Oktober betrachtet

Neben der drastischen Erhöhung der Mortalität war auch ein merklicher Rückgang der Geburten im Jahr nach der Epidemie zu verzeichnen.

1973 wurden 2000 Geburten weniger gezählt als im Jahr davor. Tabelle 2.3 zeigt den Verlauf der Geburtenregistrierung von 1970 bis 1973.

Tabelle 2.3 Registrierte Geburten im Irak 1970-1973 (Quelle: GREENWOOD 1985)

	1970	1971	1972	1973
Provinzhauptstädte außer Maysan und Bagdad	48055	58837	66549	64582

Ein Geburtenkontrollprogramm war zur fraglichen Zeit im Irak nicht installiert. Gleichwohl waren Kontrazeptiva in Apotheken und Verteilungsstellen erhältlich. Es ist insgesamt unwahrscheinlich, daß eine Verhaltensänderung der Bevölkerung zum Geburtenrückgang geführt hat. Auf mehrere plausible Weisen könnte die Methylquecksilber-Kontamination die Geburtenzahl eingeschränkt haben:

- Die Reduktion der Population durch die erhöhte Mortalität

- Etwa 50.000 bis 100.000 Menschen hatten kontaminiertes Getreide gegessen. Die dadurch verursachten Gesundheitsstörungen könnten die sexuelle Aktivität herabgesetzt haben.

- Phenylquecksilber ist ein bekanntes Spermazid in vaginalen Antikonzeptiva, deshalb könnte auch Methylquecksilber eine ähnliche Wirkung haben, die schon im Körper des Mannes zur Geltung kommt.

Leider liegen keine Informationen vor anhand derer die Plausibilität des Verlaufs der Zahl der registrierten Geburten überprüft werden könnte. Auch sind keine Angaben über den Verlauf der Geburtenzahl für die betreffenden Provinzhauptstädte nach 1973 verfügbar.

Soweit die massiven Wirkungen der Quecksilberepidemie einerseits nicht übersehen werden konnten, ist es doch andererseits bedauerlich, daß die offenbar hohe Zahl der Exponierten (50.000-100.000 Personen) nicht besser identifiziert und auf Symptome chronischer Schäden hin untersucht wurde. Dies hätte möglicherweise Aufschlüsse über bisher fehlende Dosis-Wirkungs-Beziehungen liefern können, was angesichts der sehr vagen Begründung der 'vorläufig tolerierbaren wöchentlichen Quecksilberaufnahme' durch die WHO von höchstem allgemeinen Interesse gewesen wäre. Unter diesem Aspekt der Schwierigkeiten, die durch die Quecksilbervergiftungen verursachten Anstiege in Morbidität und Mortalität - sofern sie nicht katastrophal waren - zu erfassen, erscheint der folgende Hinweis von M.R. GREENWOOD sehr gewagt: 'There was no significant increase in the number of deaths after April 1972. Thus it would appear that all fatalities took place within a maximum period of 3 months following cessation of exposure, and few long-term fatalities occured.'

2.2.4 Blei

Blei ist ein weiteres Beispiel eines ubiquitären Schwermetalls, das mit der Entwicklung der menschlichen Zivilisation sehr eng verbunden ist. Schon von den Römern wurde es bei der Herstellung einer Vielzahl von Hausgeräten verwendet und auch zur Lagerung von Wein.

In neuerer Zeit wurde Blei sehr intensiv genutzt: für Wasserrohre und in der Dachdeckerei, zur Herstellung von Farbpigmenten und Insektiziden. Heute sind die Haupteinsatzgebiete Akkumulatorenherstellung, Kabelummantelungen, Formgußteile und der Strahlenschutz.

2.2.4.1 Belastungspfade

EMISSION: Weltweit wird in der Größenordnung von über 3 Millionen Tonnen Blei (Stand 1972) gefördert und geschmolzen. Der jährliche Verbrauch in der Bundesrepublik Deutschland beträgt z.Z. etwa 330.000 t. Davon werden etwa 75% wiederverwendet und 25% in die Umwelt emittiert. Von den 4500 t Blei, die jährlich als Bestandteil des Antiklopfmittel Blei-Tetraäthyl bei der Benzinproduktion verwendet werden, gelangen mehr als 3000 t mit den Kraftfahrzeug-Abgasen fein verteilt in die Umwelt (BMI 1983). Auch die Verbrennung fossiler Energieträger in Hausbrand und in Kohlekraftwerken sowie die Müllverbrennung tragen zur Bleiemission bei.

IMMISSION: In prähistorischen Zeiten waren Bleikonzentrationen in den Umweltmedien im Vergleich zu heutigen Verhältnissen sehr gering. Im Grönlandeis wurden in 3000 Jahre alten Proben durch sehr aufwendige Analysen, die einen vollständigen Ausschluß der heute ubiquitären Bleikontamination voraussetzten, Gehalte von nur 2 ug/kg gefunden. Im Vergleich dazu liegt die gegenwärtige Belastung bei 200 ug/kg. DRASCH (1982) fand in präkolumbianischen Skeletten aus Peru Bleigehalte von etwa .3 mg/kg. Neuzeitliche Skelette aus dem Raum München enthalten dagegen zwischen 5 und 10 mg/kg Blei. Es ergibt sich damit der Schluß, der auch von anderen Autoren gestützt wird (SETTLE und PATTERSON 1980), daß heute die als normal angesehenen Bleiwerte im historischen Vergleich schon als Ausdruck einer hohen Bleibelastung einzuschätzen sind.

Während atmosphärische Bleikonzentrationen auf dem Lande meist unter .1 ug/m^3 liegen, weisen Städte in der Regel mehr als 10-fach höhere Werte auf. Durch die

Benzinbleireduktion im Jahre 1976 von 0.40 auf 0.15 g/l ging in der Folge der Luftblei-
gehalt in den großen Städten um mehr als 60% zurück.

Bleistaub wird weit durch die Atmosphäre transportiert und gelangt mit den Nieder-
schlägen auf Pflanzenoberflächen und in Böden. Der lösliche, für Organismen verfüg-
bare Anteil des Eintrags in Böden ist hauptsächlich für die Schadwirkungen des Bleis
verantwortlich. Bei zusätzlicher starker Versauerung können relativ große Bleimengen
in Lösungen gehen. Hohe Bleibelastungen finden sich an verkehrsreichen Straßen und
in Industriegebieten.

INKORPORATION: Die Inkorporation von Blei erfolgt über zwei Pfade: erstens
durch Inhalation und zweitens mit Trinkwasser und Nahrung. Bei Kindern spielt auch
der Hand- und/oder Mundkontakt mit bleihaltigen Bedarfsgegenständen und Verunreinigungen wie z.B. Straßenstaub eine beträchtliche Rolle. Die Belastung der Allgemeinbevölkerung durch Inhalation wird von einigen Autoren als vernachlässigbar
gegenüber der Bleiaufnahme durch den Magen-Darm-Trakt angesehen. Oral aufgenommenes Blei wird von Erwachsenen zu etwa 5-10% resorbiert, von Kindern allerdings zu 30-50%.

Säuglinge sind bereits durch die vorgeburtliche Bleiaufnahme über die Plazenta
belastet. NEUBERGER (1984) gibt einen Korrelationskoeffizienten zwischen den
Blutbleigehalten von Müttern und ihren Neugeborenen von .46 an.

Blei ist ähnlich wie Asbest ein typisches 'Mit nach Hause-Risiko', welches exponierte
Arbeiter in der Bleiindustrie auf ihre Familie übertragen können.

Aus dem ZEBS-Bericht 1/1984 ist ersichtlich, daß die Hauptnahrungsmittel in der
Größenordnung von unter .1 mg/kg Frischsubstanz mit Blei belastet sind. Milch ist
relativ niedrig belastet. Bei Innereien und manchen Konserven finden sich Werte von .2
bis über 1.0 mg Blei/kg. Aus diesen Bleigehalten wurde eine durchschnittliche Blei-
Zufuhr/pro Kopf/Woche von 1.1 mg bzw. 1.5 mg für Frauen bzw. Männer errechnet.
Der WHO-Wert für Blei wäre damit zu ca. 40% ausgeschöpft.

Im Widerspruch hierzu liegt eine Arbeit von HAPKE (1982) vor, aus der zu entnehmen
ist, daß für Blei 'die tatsächliche Aufnahme in Deutschland pro Person mit etwa .5 mg
Blei/Tag ermittelt' werden könne.

Diese Diskrepanz kann sowohl in der sehr anfälligen und weitgehend noch nicht
standardisierten Blei-Analytik (MÜLLER und KALLISCHNIGG 1983) als auch in unterschiedlich angenommenen Warenkörben begründet sein. Nach Hapke ist jedenfalls der
WHO-Wert von 3.5 mg der vorläufig duldbaren wöchentlichen Bleiaufnahme bereits
durchschnittlich (!) zu 100% ausgeschöpft. Da die Daten des ZEBS-Berichts vom
Stand Dezember 1982 sind, kommt ein Belastungsabfall als Folge einer zeitlichen
Differenz kaum in Frage.

Zur Diskussion der spezifischen Blei-Trinkwasser-Problematik sei an dieser Stelle auf
das Kapitel: 'Trinkwasser' verwiesen. Bei durchschnittlich belastetem Trinkwasser liegt

der Anteil der Bleizufuhr durch Wasser in der Größenordnung von 10% der Gesamt-
bleizufuhr.

2.2.4.2 Gesundheitsrisiken und Grenzwerte

Die Gefahren bei der Gewinnung und Verarbeitung von Blei sind seit der Antike
bekannt. Die typischen Symptome der Bleikrankheit - Blässe, Koliken, Opstipation und
periphere Lähmungen - wurden schon vor 2000 Jahren bei Bleischmelzern beobachtet
und bereits im 17. Jahrhundert der Bleiexposition zugeordnet. Blei ist ein kumulie-
rendes Gift und sehr toxisch für viele Organismen. Die kritischen Organe beim
Menschen sind Knochenmark, Nervensystem und Nieren. Bei Erwachsenen betrifft die
Blei-Vergiftung vorwiegend den Verdauungstrakt durch Störungen des peripheren
Nervensystems. Bei Kindern beeinträchtigt Blei in erster Linie das zentrale Nervensystem, insbesondere das Gehirn.

Diese Erkenntnisse und die inzwischen entwickelten technischen Möglichkeiten der
Expositionsreduktion sowie der arbeitsmedizinischen Überwachung haben bewirkt, daß
die Bedeutung der Bleibelastung am Arbeitsplatz in den letzten Jahrzehnten stark
abgenommen hat.

Dagegen werden heute chronische Bleiwirkungen in der Allgemeinbevölkerung
befürchtet. Angesichts der Tatsache einer Bleizunahme in den meisten Umweltmedien,
in Relation zur vorindustriellen Zeit, um Faktoren von 10 bis 1000 ist dies nicht
unbegründet. Während die natürliche Grundlast des Bleis im Blut 1-4 ug/100 ml
gewesen sein dürfte, werden z.B. heute in der Bundesrepublik 10-12 ug/100 ml
gefunden (WAGNER und KRAUSE 1983).

Als chronische, nicht direkt ins Auge fallende Wirkungen der Bleibelastung werden
folgende Gesundheitsbeeinträchtigungen diskutiert:

- Erkrankungen von Organen des kardiovaskulären Systems
- Erhöhung des arteriellen Blutdrucks
- Beeinträchtigung der Nierenfunktion
- Synergistische Wirkungen bei Hypertonikern mit Nierenfunktionsstörungen
- Nervenschäden und Anämie bei Erwachsenen
- subtile (subklinische, subtoxische) neuropsychologische Defizite bei sonst symptom-
  freien Kindern wie etwa Verhaltensbeeinflussung, Intelligenzminderung, herab-
  gesetztes Konzentrationsvermögen.

Die relevanten Grenzwerte für Bleigehalte sind in Tabelle 2.4 wiedergegeben.

Tabelle 2.4 Grenzwerte für Bleiexpositionen

Lebensmittel	siehe RICHTWERTE '86
Lebensmittel (indirekt)	vorläufig duldbare wöchentliche Aufnahme (WHO) .05 mg/kg Körpergewicht
Schwebstaub	2.00 ug Pb/m^3 TA Luft 83
Staubniederschlag	.25 mg Pb/m^2Tag TA Luft 83
MAK-Wert f. Pb (II)	.10 mg Pb/m^3
BAT-Werte	70 ug Pb/100 ml Blut Männer > 18 J 45 ug Pb/100 ml Blut Frauen > 45 J
EG-Werte für Blutgehalte in der Bevölkerung	max. 20 ug Pb/100 ml Blut bei 50% max. 30 ug Pb/100 ml Blut bei 90% max. 35 ug Pb/100 ml Blut bei 98%

Der WHO-Wert (WHO 1972) ist nicht auf Kinder anwendbar, weil die Bleiresorption von Kindern diejenige von Erwachsenen um einen Faktor zwischen 2 und 5 übersteigt. Der WHO-Wert gilt explizit nur für Erwachsene (Resorption ca. 10%). Unter präventiv-medizinischen Gesichtspunkten wird in jüngster Zeit eine Höchstgrenze für Blutblei bei Kindern von 20-25 ug/100 ml diskutiert.

2.2.4.3 Epidemiologische Studien

POCOCK et al. (1984) untersuchten den Zusammenhang zwischen Blutbleigehalten und Blutdruck anhand der Daten der British Regional Heart Study, einer Querschnittstudie an 7735 Männern zwischen 40-59 Jahren. Sie fanden bei der ersten Analyse ihrer Daten keinen Zusammenhang zwischen Blutbleispiegeln und systolischem und diastolischem Blutdruck bzw. dem Serum-Kreatininspiegel. In einer späteren weiterführenden Untersuchung wurde dieses Ergebnis teilweise revidiert (POCOCK 1985). Nun fand sich unter Berücksichtigung einiger wesentlicher Störgrößen eine positive Beziehung. Eine ähnliche Studie wurde von ORSSAUD et al. (1985) an 431 männlichen städtischen Angestellten in Paris durchgeführt. In der Altersgruppe '25-44' fanden die Autoren eine signifikante Korrelation zwischen Blutbleigehalt und systolischem Blutdruck. In der höheren Altersgruppe (> 44) war das nicht der Fall.

Der Frage nach dem Zusammenhang zwischen Blutbleispiegel und Blutdruck wurde auch im Rahmen des National Health and Nutrition Examination Surveys II (NHANES II) in den USA nachgegangen. HARLAN et al. (1985) fanden dabei in der

Altersgruppe der 21-55jährigen einen höheren mittleren Blutbleigehalt bei Männern und Frauen mit diastolischer Hypertonie (DBP $\geq$ 90 mm Hg). In höheren Altersgruppen war diese Beziehung nicht nachweisbar.

PIRKLE et al. (1985) beschränkten sich in einer Re-Analyse der NHANES-II-Daten auf die Gruppe der weißen 40-59jährigen Männer. Starke Confounding-Effekte (z.B. Alter und Rasse) auf die Variable Blutdruck wurden dadurch reduziert. Die Analyse ergab, daß trotz der Berücksichtigung einer Reihe von Variablen, welche mit Blutdruck und Blutbleispiegel assoziiert sind (z.B. Body-Mass-Index, Ernährungs- und Lebensgewohnheiten, verschiedene Blut-Parameter), in der linearen multiplen Regressionsanalyse die Blutbleikonzentration als signifikanter Faktor mit systolischem und diastolischem Blutdruck assoziiert blieb. Die Ergebnisse dieser Untersuchungen veranlaßten die Environmental Protection Agency unter anderem zum vorgezogenen Verbot bleihaltigen Benzins für Kfz zum 1.1.1986. In der Bundesrepublik Deutschland steht eine entsprechende rechtliche Maßnahme noch aus.

Weitere Evidenz für die 'Blei-Blutdruck-Hypothese' wurde von WEISS et al. (1986) anhand einer Längsschnittstudie an 89 Polizisten erbracht.

Die Hypothese, daß eine erhöhte Bleibelastung blutdrucksteigernd wirken kann, wird nicht nur durch epidemiologische Studien gestützt, sondern auch durch eine Reihe pathophysiologischer Arbeiten (AMBARD 1904; BERTEL 1978; BATUMAN 1983 u.v.m.).

Ein zweiter großer Problemkreis, dem sich epidemiologische Studien gewidmet haben, betrifft subtile neuropsychologische Defizite von Kindern durch erhöhte allgemeine Bleibelastungen.

Bleivergiftungen bei Kindern haben klar gezeigt, daß gravierende neurologische und neuropsychologische Spätfolgen entstehen können. Beschrieben wurden u.a. Gehirnkrämpfe, epileptische Anfälle, geistige Retardierung, Störungen der Wahrnehmungsorganisation, Impulsivität im Verhalten und Verkürzung der Aufmerksamkeitsspanne.

Aufgrund dieser Beobachtungen sind seit den 60er Jahren verschiedene Autoren der Frage nachgegangen, ob sich schwächere analoge Effekte auch bei Kindern mit umweltbedingt erhöhten Bleiwerten in Zähnen und Blut nachweisen lassen.

NEEDLEMAN (1979) untersuchte etwa 2000 Schüler im Gebiet um Boston. Zwischen hoch und niedrig belasteten Kindern fand er signifikante Unterschiede in einer Reihe von psychologischen Testmerkmalen. Bei der belasteten Gruppe wurde von deren Lehrern ein höherer Anteil an Verhaltensauffälligkeiten registriert. Der Intelligenzquotient war in der hoch belasteten Gruppe 4 Punkte niedriger als in der Gruppe der gering belasteten Schüler. NEEDLEMAN wertete etwa 30 mögliche Störfaktoren aus und verwendete 5 davon als Kontrollvariable in seinen Analysen.

Nach ersten orientierenden Studien über die Situation in einigen bleibelasteten Gebieten (BGA 2/1980; SozEp 2/1980) erfolgten auch in der Bundesrepublik Deutschland drei epidemiologische Untersuchungen an insgesamt 281 Kindern in Duisburg,

Stolberg und Nordenham (WINNEKE 1985). Zur Expositionsbestimmung wurde wie üblich der Blutbleispiegel in ug Blei/100 ml Vollblut herangezogen. Da dieser Parameter aber eher die kurzfristig zurückliegende Bleiaufnahme widerspiegelt, wurde zusätzlich der Bleigehalt der Milchzähne bestimmt, in welchem sich die länger zurückliegenden langfristigen Bleiexpositionen niederschlagen.

Die Messung der Zielvariablen erfolgte mit dem Hamburg-Wechsler-Intelligenztest für Kinder (HAWIK), dem Göttinger Formreproduktionstest (GFT) und dem Wiener Determinationsgerät.

Der Intelligenztest besteht aus 11 Einzeltests und liefert als Ergebnis einen Verbal-, einen Handlungs- und einen Gesamt-IQ. Der Formreproduktionstest, der aus der Hirnschadensdiagnostik stammt, dient der Bewertung von Nachzeichnungen vorgegebener Strichmuster. Im Wiener Determinationsgerät leuchten mehr oder weniger rasch hintereinander farbige Lichter auf, auf die das Kind durch Drücken der zugeordneten farbigen Taste reagieren muß. Treffer, Fehler und verlangsamte Reaktionen werden automatisch gezählt und dienen der Leistungsmessung.

In keiner der drei Studien in Duisburg, Stolberg und Nordenham konnte ein Zusammenhang zwischen der Bleibelastung und den Ergebnissen der Intelligenztests nachgewiesen werden. Schwache Zusammenhänge von einzelnen IQ-Tests mit dem Zahnbleigehalt wurden durch Berücksichtigung von sozialen Faktoren als Störgrößen noch weiter verringert.
Im Gegensatz dazu war mit dem Wiener Determinationsgerät und dem Göttinger Formreproduktionstest ein statistisch signifikanter Zusammenhang der Leistungsfähigkeit mit dem Blutbleigehalt zu erkennen - auch nach der Kontrolle von sozialen Einflußfaktoren. Diese Ergebnisse konnten mit dem Zahnbleigehalt anstelle des Blutbleigehalts zwar nicht völlig deckungsgleich, aber doch in der Tendenz bestätigt werden.

Insgesamt hat damit die schon seit geraumer Zeit existierende Hypothese eines Zusammenhangs der Bleibelastung von Kindern mit deren Leistungsfähigkeit in psychologischen Tests eine weitere Stützung erfahren. Zur Diskussion der Kausalitätsfrage in diesem Problemkreis können auch wie schon bei der Problematik 'Blei und kardiovaskuläre Beeinträchtigungen' tierexperimentelle Befunde herangezogen werden. In Tierversuchen mit Ratten und Rhesusaffen konnten nämlich dosisabhängige Lernleistungsstörungen nachgewiesen werden, wobei die Blutbleigehalte bei den Ratten bzw. Primaten 17 bzw. 30-50 ug/100ml betrugen.

Abschließend sei die PIRKLE-Untersuchung noch kurz skizziert:

DIE BEZIEHUNG ZWISCHEN BLUT-BLEI-SPIEGELN UND BLUTDRUCK SOWIE DEREN EINFLUSS AUF DAS KARDIOVASKULÄRE RISIKO
(PIRKLE et al. 1985)

STUDIENANSATZ: Querschnittstudie

KOLLEKTIV: Dem Kollektiv gehörten 564 weiße Männer im Alter von 40-59 Jahren an. Diese Männer sind ein Teilkollektiv der insgesamt 20.322 repräsentativ ausgewählten Personen, welche in den USA von 1976-1980 für das NHANES-II Survey untersucht wurden. Die Altersgruppe '40-59' wurde gewählt, um schon von vornherein den Zusammenhang Alter/Blutbleikonzentration möglichst gering zu halten.

EXPOSITION: Als Maß für die Bleiexposition der Probanden diente der Bleigehalt des Blutes, gemessen in ug Blei/100 ml Blut.

ERGEBNISSE: Adjustierung nach Alter, Körpermasse-Index, Ernährungsvariablen und Blut-Parametern ergab jeweils einen statistisch signifikanten Zusammenhang (p < .01) zwischen Blut-Blei-Spiegel und diastolischem wie systolischem Blutdruck. Für diese Beziehung scheint es der Studie zufolge keinen Schwellenwert zu geben. Falls die gefundene starke Beziehung das unverzerrte Abbild eines kausalen Zusammenhangs sein sollte, wäre folgende Abhängigkeit der kardiovaskulären Morbidität bzw. Mortalität von der Bleibelastung denkbar: Eine ca. 40%ige Blutbleireduktion, wie sie zwischen 1976 und 1980 in der Gesamtpopulation der Studie zu beobachten war (Benzinbleireduktion), hätte eine etwa 5%ige Abnahme der Myocard-Infarkt-Inzidenz innerhalb der nächsten 10 Jahre zur Folge sowie eine etwa 7%ige Reduktion der Schlaganfall-Inzidenz ebenfalls innerhalb der nächsten 10 Jahre.

Der in der PIRKLE-Studie entdeckte Effekt auf Bevölkerungsebene hat sehr weitreichende Konsequenzen. Deshalb sind weitere Studien zur Stützung oder Abschwächung der vorgelegten Hypothese dringend geboten.

2.2.5 Zusammenfassung

Die natürlich vorkommenden Schwermetalle Blei, Cadmium und Quecksilber haben infolge einer umfangreichen Förderung und durch mannigfachen Einsatz in Industrie- und Konsumgütern in Relation zur vorindustriellen Zeit hohe Konzentrationen in vielen Umweltmedien erreicht. Über Nahrungsketten können Schwermetalle angereichert werden und bestimmte Organe des Menschen belasten.

Aufgrund des vorliegenden Wissens - exemplarisch dargestellt anhand der Grenzwertdiskussion sowie neuerer epidemiologischer Studien - ist vernünftigerweise davon auszugehen, daß insbesondere durch Blei und Cadmium Gesundheitsrisiken für die Allgemeinbevölkerung vermittelt werden. Blei kann die geistige Leistungsfähigkeit von Kindern beeinträchtigen und Cadmium kann bei älteren Menschen zu einem vorzeitigen Nachlassen der Nierenfunktion führen. Konsequenterweise sind wirkungsvolle Maßnahmen zur Schwermetallreduktion im allgemeinen und zur Verringerung der Schwermetallmengen in Lebensmitteln im besonderen zu ergreifen.

2.3 Persistente Organohalogenverbindungen

Organohalogenverbindungen sind Kohlenwasserstoffe, die ein oder mehrere Atome der Halogene Fluor, Chlor, Brom oder Jod oder Kombinationen von Halogenatomen enthalten. Synonyme Bezeichnungen sind halogenierte Kohlenwasserstoffe oder Halogenkohlenwasserstoffe (HKW). Innerhalb eines bestimmten sachlichen Zusammenhangs ersetzt man 'Halogen' durch die Bezeichnung des zur Diskussion stehenden Elements. Man spricht dann etwa von Organofluorverbindungen, bromierten Kohlenwasserstoffen bzw. Chlorkohlenwasserstoffen.

Der Begriff 'Persistent' dient der Abgrenzung gegenüber den leicht abbaubaren Organohalogenen. Niedermolekulare chlorierte Kohlenwasserstoffe wie z.B. Tetrachlorethylen, Trichlorethylen, Trichlorethan usw., die als Lösungsmittel in sehr großen Mengen emittiert werden und deren Halbwertszeit bezüglich des abiotischen Abbaus durch Licht in der Größenordnung von einigen hundert Tagen liegt, sollen hier nicht behandelt werden. Im folgenden betrachten wir nur persistente Organohalogene.

2.3.1 Allgemeiner Überblick

Halogenierte Kohlenwasserstoffe - darunter überwiegend die chlorierten Kohlenwasserstoffe - sind seit Beginn dieses Jahrhunderts in großer Vielfalt und teilweise in sehr großen Mengen produziert worden. Als wichtigste Einsatzgebiete sind zu nennen:

- Ausgangsstoffe und Zusatzmittel in der Kunststoffproduktion und Lackherstellung
- technische Reinigungs- und Lösungsmittel
- Flammschutzmittel, Imprägniermittel
- Isolier-, Kühl- und Hydraulikflüssigkeiten
- Schmierstoffe
- Biozide (Herbizide, Fungizide, Insektizide u.v.m.)

Einen Eindruck von bisherigen Produktionsziffern soll die Tabelle 2.5 vermitteln.

Tabelle 2.5 Jährliche Produktionsmengen einiger halogenierter Kohlenwasserstoffe (Quelle: IARC 1979)

Chemikalie	geschätzte Jahresweltproduktion in Tonnen
Chlordan	10.000
Dichlorvos	12.000
Heptachlor und	
Heptachlorepoxid (HE)	3.000
Hexachlorbenzol (HCB)	2.000
Hexachlorcyclohexan (HCH)	100.000

PCB's (Polychlorierte Biphenyle) sind seit der Entdeckung ihrer technischen Einsatzmöglichkeiten insgesamt zu etwa 1 Million Tonnen hergestellt worden. Das entspricht einer Jahresweltproduktion von ca. 30.000 t (LORENZ und NEUMEIER 1983).

Einige wenige Stoffe wie z.B. DDT, HCB, HCH und Dieldrin sind auf ihre ökologischen und toxikologischen Wirkungen im Laufe ihres umfangreichen Einsatzes sehr intensiv untersucht worden. Sie dienten der Forschung sozusagen als Modellsubstanzen und ihre Produktion wurde mit zunehmendem Wissen über nachteilige Effekte immer stärker eingeschränkt. Möglicherweise sind die neuen Substanzen, die jetzt an die Stelle der aus dem Verkehr gezogenen Stoffe getreten sind, nicht weniger gefährlich, nur sind deren Risiken aufgrund eines gezielteren und problembewußteren Einsatzes nicht mehr so leicht zu durchschauen und abzuschätzen. Erst die jahrzehntelange massive Verwendung von DDT, HCB, PCB usw. hat die damit verbundenen ökologischen Risiken relativ leicht erkennbar gemacht.

2.3.2 Belastungspfade

In der Landwirtschaft und im Vorratsschutz werden durch umfangreichen Einsatz von Pflanzenbehandlungsmitteln Lebensmittel bzw. Lebensmittelrohstoffe gegen Verderb z.B. durch Pilz- oder Insektenbefall geschützt. Die dazu verwendeten Stoffe müssen, um ihre Wirkung zur Geltung zu bringen, eine gewisse Zeit beständig sein (Persistenz). Es gibt auch Substanzen, wo ein relativ rascher Umbau erfolgt und wo die eigentliche Wirkung durch den persistenteren Metaboliten vermittelt wird.

Persistente Pflanzenbehandlungsmittel in der Landwirtschaft führen im allgemeinen zur Akkumulation der Wirkstoffe bzw. deren Metaboliten in Böden und Pflanzen. In der Nahrungskette können solche Stoffe z.B. im tierischen Organismus, insbesondere im Fettgewebe, gespeichert und angereichert werden (Bioakkumulation). Damit sind Lebensmittel tierischen Ursprungs im allgemeinen höher belastet als pflanzliche Produkte. Auch Stoffe, die überhaupt nicht oder mittlerweile stark eingeschränkt in der Lebensmittelproduktion eingesetzt wurden, sind in unseren Lebensmitteln aufgrund ihrer Persistenz und Bioakkumulierbarkeit in z.T. hohen Konzentrationen nachweisbar (z.B. PCB, HCB, DDT/DDE).

Auf die mangelnde Datenbasis über die Belastung der Lebensmittel mit Organohalogenen ist in der Vergangenheit hingewiesen worden (UMWELTGUTACHTEN 1978). Mittlerweile hat die ZEBS den Versuch gemacht, die relativ unsystematisch durch die Lebensmittelüberwachung der Bundesländer ermittelten Gehalte an Organochlorverbindungen in den wichtigsten Lebensmitteln und der Muttermilch zusammenzutragen und zu veröffentlichen (ZEBS 3/1983). Die polychlorierten Biphenyle sind in dieser Datensammlung nicht aufgeführt, weil sie in den einschlägigen Höchstmengenverordnungen noch nicht berücksichtigt sind und deshalb von den Lebensmitteluntersuchungsämtern nicht in nennenswerter Weise erfaßt werden. Belastungsdaten liegen vor für die in Tabelle 2.6 aufgeführten Stoffe.

Tabelle 2.6 Organohalogene in Lebensmitteln und Muttermilch (Quelle: ZEBS 3/1983)

Aldrin	Heptachlor
Dieldrin	Heptachlorepoxid
Camphechlor	Hexachlorbenzol
Chlorbenzilat	HCH
Clordan	α - HCH
Oxychlordan	ß - HCH
DDT	γ - HCH
DDD	
DDE	Methoxychlor
DDT-Gesamt	Mirex
Endrin	

Wegen der großen Zahl der Wirkstoffe, der unübersichtlichen Zahl der Formulierungen und Kombination der Wirkstoffe mit oft unbekannten Trägersubstanzen (Herstellergeheimnis) ist bisher eine vollständige Erfassung der Belastung der Lebensmittel mit Organohalogenen illusorisch. Für viele Kontaminanten bzw. deren Metaboliten sind auch keine ausreichend standardisierten bzw. überhaupt noch keine Nachweisverfahren verfügbar. KORTE (1977) hat außerdem darauf hingewiesen, daß Stoffe, die heute im ppb-Bereich in Umweltmedien vorliegen, bei unverminderter oder gar wachsender Produktion in absehbarer Zukunft im ppm-Bereich vorliegen werden und dann eine Vielzahl ähnlicher ökologischer Probleme entstehen könnten, wie sie schon heute als Folgen von z.B. PCB's und DDT bekannt sind.

2.3.3 Gesundheitsrisiken

Der vollständige Mechanismus der toxischen Wirkungen von Organohalogenverbindungen auf den Menschen ist nur in sehr wenigen Fällen bekannt. Zwar können chronische, genotoxische, subakute Wirkungen sowie Wirkungen mit langer Latenzzeit in Tierversuchen demonstriert werden, die Relevanz solcher Versuche für den Menschen wird aber wohl immer umstritten bleiben.

Dieldrin ist z.B. bei einem bestimmten Mäusestamm (cf1) als eindeutig tumorigen nachgewiesen worden, und zwar bei einer Futterbelastung von nur 1 ppm. Allerdings war dazu eine Anzahl von Mäusen in der Größenordnung von 2000 nötig (TENNEKES 1982). Wenn gesagt wird, daß Dieldrin nur bei Mäusen Krebs auslösen könne, so ist zu fragen, ob derartig genaue Versuche - mit so großen Stichprobenumfängen - auch bei anderen Tierarten angestellt wurden. Natürlich wäre dies gar nicht sinnvoll, aber das Beispiel Dieldrin macht deutlich, wie bedenkenlos und in welch großem Umfang bisher synthetische Chemikalien in die Umwelt eingebracht wurden, ohne daß man vorher 'Gesundheitsrisiken' im weiteren Sinne für Umwelt, Tiere und Mensch abgeklärt hat.

Dieldrin ist dem ZEBS-Bericht 3/1983 zufolge in der Größenordnung von .01 ppm in den meisten Lebensmitteln enthalten. Spitzenmittelwerte liegen bei Fischen mit .21 ppm vor. In Fischen wurden auch die höchsten Werte von bis zu 20 ppm gefunden.

Für die meisten Organohalogene sind in bezug auf den Menschen noch keine eindeutigen Gesundheitsrisiken durch die geringen ubiquitären Belastungen mit Sicherheit nachgewiesen worden. Dafür kann es u.a. drei Gründe geben: Solche Risiken existieren gar nicht, sie sind bisher nicht genügend erforscht worden, oder sie sind so gering, daß sie nur mit sehr großen Stichprobenumfängen, die nicht realisierbar sind, nachgewiesen werden könnten. Die Analogie mit den empirisch ebenfalls nicht nachweisbaren, trotzdem aber anerkannten Krebsrisiken durch geringe Strahlendosen ist in diesem Zusammenhang sehr naheliegend, aus diesem Grunde sollten die Konzepte der Strahlenbiologie auch auf die Chemikalien-Problematik übertragen werden.

In arbeitsmedizinischen Studien wurden chronische Wirkungen an beruflich Exponierten festgestellt. Eine Auswahl nachgewiesener chronischer und vermuteter chronischer Effekte, die bei einigen Pestiziden auf Organo-Chlor-Basis diskutiert werden, enthalten die Tabellen 2.7 und 2.8.

Tabelle 2.7 Chronische Effekte einiger Organohalogen-Pestizide
(Quelle: HALLENBECK und CUNNINGHAM-BURNS 1985)

Erkrankungen des peripheren Nervensystems	Mutagenese
Geistige Veränderungen	Nieren-Degeneration
Gelenkschmerzen	Paralyse
Gewichtsverlust	Sehstörungen
Gleichgewichtsstörungen	Schlafstörungen
Herzmuskel-Irritation	Schmerzen im Brustkorb
Hormonstörungen	Schwäche
Leber-Degeneration	Schwindelgefühle
Leibschmerzen	

Tabelle 2.8 Vermutete Effekte einiger Organohalogen-Pestizide
(Quelle: HALLENBECK und CUNNINGHAM-BURNS 1985)

	A	C	E	M	N	R	U	V	W
Aldrin		X				X			
Chlordan		X		X	X	X		X	
Chlordekon		X				X		X	
Chlorbenzilat		X							
Dicofol		X							
Dieldrin		X				X			
Endrin				X				X	
Heptachlor		X					X		
Lindan (γ-HCH)	X	X			X			X	
Methoxychlor		X				X		X	X
Mirex		X				X			
Toxaphen		X	X			X			

A : Anämie
C : Carcinogenese
E : Entwicklungsstörungen
M : Mutagenese
N : Nachgeburtliche Störungen

R : Störungen des Reproduktiven
    Systems (z.B. Hodenschwund
    oder Uterusblutungen)
U : Übererregbarkeit
V : Vorgeburtliche Störungen
W : Wachstumsstörungen

2.3.4 Problemfall Frauenmilch

Es ist seit etwa 30 Jahren bekannt, daß persistente Organohalogene, welche weltweit in großem Umfang in Technik und Landwirtschaft eingesetzt werden, über die Nahrungskette zum Menschen gelangen und sich insbesondere in Muttermilch weiter anreichern können. Einen Überblick über den in der Bundesrepublik Deutschland zu diskutierenden, aktuellen Belastungsstatus der Muttermilch gibt Tabelle 2.9.

Tabelle 2.9   Persistente Organohalogene in Frauenmilch in der Bundesrepublik Deutschland (mg/kg Fett)

Bereich	Institut für Hygiene der Bundesanstalt für Milchforschung, Kiel			Chemische Landesunter- suchungsanstalt Baden-Württemberg			Universität Bremen FB 2, Chemie Bremen			Gesellschaft für Strahlen- und Umwelt- forschung, München		
Jahr	1981-1983			1983			1981-1983			1984		
Schadstoff	Median	Mittel	95%	Median	Mittel	95%	Median	Mittel	95%	Median	Mittel	95%
HCB	.72	.77	1.54	.44	.55	1.34	-	.83	-	.40	.53	1.50
α-HCH	.02	.02	.07	n.n.	.01	.07	-	.00	-	.01	.01	.03
ß-HCH	.23	.29	.61	.10	.11	.27	-	.21	-	.08	.09	.19
γ-HCH	.06	.09	.25	.03	.04	.15	-	.03	-	.03	.12	.27
HCE	.01	.02	.05	n.n.	.01	.05	-	.01	-	.01	.02	.05
DIELDRIN	.04	.04	.09	n.n.	.01	.05	-	.01	-	.00	.01	.02
PCB (CLA60)	2.60	2.78	5.38	1.94	2.12	4.88	-	2.93*	-	1.39	1.70	3.15

* = Arochlor 1260;   n.n. = nicht nachweisbar

Es sei darauf hingewiesen, daß die Auswahl der Fremdstoffe immer auch von den analytischen Möglichkeiten mitbestimmt wird. PELLIZARI et al. (1982) haben ca. 200 synthetische Chemikalien in Muttermilch gefunden, allein 26 davon waren (flüchtige) halogenierte Kohlenwasserstoffe.

Obgleich Ausmaß und Umfang der Frauenmilchbelastungen sehr gut bekannt sind, hat es bisher keine Versuche gegeben, den Einfluß der Kontaminanten in Muttermilch auf Gesundheit, Wachstum und Entwicklung von Kindern zu bestimmen. Deshalb kann man beim Versuch von Risikoabschätzungen nur auf Experimente an Tieren zurückgreifen (SINAIKO 1981; DFG-MITTEILUNG IX 1982; DFG-MITTEILUNG XII 1984). Allerdings ist der Interpretationsspielraum beim Versuch der Beurteilung eines Gesundheitsrisikos für den Menschen (bzw. für Säuglinge) aufgrund von Beobachtungen an Tieren sehr groß. Dies soll am Beispiel des ß-HCH verdeutlicht werden. ß-HCH, HCB, DDE und PCB werden allgemein wegen ihrer relativ hohen Konzentration in Muttermilch mit Sorge betrachtet.

Für ß-HCH sind in jüngster Zeit in der Bundesrepublik Deutschland in verschiedenen Kollektiven durchschnittliche Konzentrationen im Fett der Muttermilch von .1 bis .4 ppm gemessen worden (s. auch Tab. 2.9). Die DFG zieht für die Risikobetrachtung des ß-HCH eine Arbeit von FITZHUGH, O.G. et al. (1950) heran (DFG-MITTEILUNG IX bzw. XII 1982 bzw. 1984). In einem Tierversuch an Ratten hatte die kleinste untersuchte ß-HCH-Dosierung von 10 ppm im Futter eine signifikante Erhöhung des Lebergewichtes zur Folge. Mit Hilfe einer nicht näher spezifizierten Dosis-Wirkungs-

Beziehung gibt die DFG eine <u>größte</u> Konzentration im Futter an, welche (mutmaßlich) noch keine Lebergewichtszunahme erkennen läßt. Der so von der DFG ermittelte 'no effect level' (=NEL) ist 2.0 mg/kg Futter. Hiermit begeht die DFG einen schwerwiegenden methodischen Fehler, indem sie einen reinen Signifikanztest zur Grundlage einer Schwellenwertbestimmung macht (siehe Auswertungsstrategien ..., 3. Abschnitt, S.13 und Bross 1985).

Im zweiten Schritt wurde der NEL-Wert in eine annehmbare Tagesdosis (ATD) für den Menschen umgerechnet, und zwar erstens durch Multiplikation mit dem täglichen Futterverzehr (FV) der Versuchstiere in kg Futter/kg Körpergewicht (KG) und zweitens mittels Division durch einen Sicherheitsfaktor von 100:

$$ATD = \frac{NEL * FV}{100} = \frac{2.0 * .05}{100} = .001 \, [mg/kg \, KG]$$

- Der durchschnittliche Futterverzehr von erwachsenen Ratten wurde also mit .05 kg Futter/kg Körpergewicht angenommen, und es ergab sich eine annehmbare Tagesdosis von .001 mg/kg KG für den Menschen.
- Eine der Begründungen für Sicherheitsfaktoren ist die Tatsache, daß in einem Falle wie diesem mit Mittelwerten gerechnet wird und daß immer einzelne Individuen auch 'überdurchschnittliche' Belastungswerte aufweisen.

Nun wurde berücksichtigt, daß die anderen persistenten Organohalogene 'qualitativ gleiche Veränderungen' an der Leber bewirken wie die HCH-Isomeren. 'Um diesem Sachverhalt Rechnung zu tragen, sollten die ATD-Werte für die einzelnen HCH-Isomeren niedriger angesetzt werden, als sie sich aus der tierexperimentellen Einzelprüfung zunächst herleiten lassen, und zwar zumindest entsprechend ihrem Mengenanteil an der Summe der kontaminierenden Stoffe' (DFG-MITTEILUNG 1982). Dieser Anteil war - bei den der DFG vorliegenden Daten - etwa 10%. Daraus folgt eine korrigierte annehmbare Tagesdosis von .0001 mg/kg:

$$ATD_{korr} = ATD * 0.1 = .0001 \, [mg/kg \, KG].$$

Im dritten Schritt wurde eine duldbare Konzentration (DK) speziell für Säuglinge berechnet und zwar gemäß:

$$DK_{Säugl.} = \frac{ADT_{korr} * KG_{Säugl.}}{TV_{Säugl.} * ZS} = \frac{.0001 * 4}{.02 * 2.5} = .008 \, [mg/kg \, Fett]$$

Dabei ist $KG_{Säugl}$ das mittlere Gewicht eines Säuglings (4kg), $TV_{Säugl}$ der Tages-Verzehr eines Säuglings an belastetem Nahrungsbestandteil (.02 kg Frauenmilchfett) und ZS ein zusätzlicher Sicherheitsfaktor für besonders empfindliche Bevölkerungsgruppen zur Berücksichtigung des sogenannten metabolischen Körpergewichts (ZS=2.5).

Verglichen mit der duldbaren Konzentration für Säuglinge ist die aktuelle Belastung in den Kollektiven der Tabelle 2.9 um Faktoren zwischen ca. 10 und 40 größer. Die DFG kommt 1982 zu dem Schluß: 'In diesem Fall '(ß-HCH)' ist also ein gesundheitliches Risiko gegeben, obwohl diese Aufnahme '(Muttermilch)' nur wenige Wochen erfolgt'.

In der darauf folgenden Neubewertung der Muttermilchbelastung durch die DFG im Jahr 1984 wird dagegen für ß-HCH eine duldbare Konzentration im Milchfett der Frauenmilch von .21 mg/kg Fett mitgeteilt, bei gleichem Sicherheitsfaktor von 100. Dieser Wert .21 ist etwa um den Faktor 25 größer als die duldbare Konzentration von .008, welche zwei Jahre zuvor veröffentlicht worden war. Die Erklärung dafür ist, daß bei der neuerlichen Risikobeurteilung der zusätzliche Sicherheitsfaktor von 2.5 für Säuglinge sowie die Berücksichtigung der gleichzeitig anwesenden Fremdstoffe fallengelassen wurde. Hierfür erfolgte keine Begründung. Der Vollständigkeit halber sei noch vermerkt, daß bei der Berechnung aus dem Jahr 1984 das mittlere Körpergewicht mit 3.7 kg und der mittlere tägliche Verzehr an Milchfett mit .018 kg angenommen wurden. Dies entspricht in der Relation den Annahmen der älteren Bewertung.

Das Beispiel zeigt deutlich, daß die Bewertung eines Gesundheitsrisikos aufgrund von Tierversuchsergebnissen letztlich nicht zufriedenstellend sein kann. Erhebliche Elemente der Willkür liegen u.a. in der Auswahl eines Wirkungskriteriums, in der experimentellen Anordnung der entsprechenden Tierversuche sowie in der Auswahl des Sicherheitsfaktors. Unter derartigen Bedingungen sind Grenzwerte - hier duldbare Konzentrationen in Muttermilch - in nahezu beliebiger Höhe ableitbar und aus diesem Grunde irrelevant. Man muß sich daher fragen, ob nicht allein die Anwesenheit anthropogener synthetischer Schadstoffe in einer so lebenswichtigen Nahrung wie der Muttermilch, Grund genug sein sollte, diese Chemikalien mit allen zur Verfügung stehenden Mitteln zurückzudrängen.

Der gelegentliche, auch in anderem Kontext verwendete Hinweis, daß bisher keine Schädigungen durch bestimmte Schadstoffe bekannt geworden sind und daß deshalb eine Nullhypothese etwa der Form 'der Schadstoff S ist kein Gesundheitsrisiko' beizubehalten wäre, beruht auf einer einseitigen Betrachtungsweise. Begründung: Vor der Einbringung einer im menschlichen Körper anreicherungsfähigen synthetischen Chemikalie S in die Umwelt muß die Nullhypothese lauten: 'Die Chemikalie S verursacht ein - möglicherweise sehr kleines - Gesundheitsrisiko'. Erst die Zurückweisung dieser Nullhypothese würde die Unschädlichkeit der Chemikalie im statistischen Sinne stützen. Eine solche utopisch klingende Forderung nach 'Umkehr der Beweislast' hat bei der bisherigen Entwicklung der Zivilisation keine Rolle gespielt. Technisierte Gesellschaften, die ja gerade auf der Ausbeutung und Belastung natürlicher Ressourcen basieren, hätten nicht entstehen können, wenn über die mögliche Schädlichkeit der einzelnen Entwicklungsschritte verbindlich nachgedacht worden wäre. In dem Maße wie jedoch bestimmte Risiken von Individuen (z.B. besonders exponierten Arbeitern) auf immer breitere Bevölkerungsschichten übergehen, wird die Notwendigkeit zunehmen, die Sicherheit von Techniken oder synthetischen chemischen Verbindungen nachzuweisen.

2.3.5 Epidemiologische Studien

Beschäftigte der chemischen Industrie und der Landwirtschaft sowie deren Angehörige sind durch direkten oder indirekten Kontakt mit Chemikalien, insbesondere durch persistente Organohalogene, stärker belastet als die Allgemeinbevölkerung. Weltweit wird über eine große Anzahl arbeitsmedizinischer bzw. epidemiologischer Studien an diesem Personenkreis berichtet. Im Vordergrund stehen dabei allerdings akute Effekte. In der Regel sind die Betroffenen einem Gemisch von Chemikalien ausgesetzt, so daß oft nur Mutmaßungen über die Ursachen beobachteter Gesundheitsschäden angestellt werden können. Deutlich wird dies im Falle der landwirtschaftlichen Industrie, wo gleichzeitig mehrere Biozide eingesetzt werden. Diese Stoffe können Verunreinigungen enthalten und die Bestandteile, aus denen sie zusammengesetzt sind, können im menschlichen Körper in unbekannter Weise metabolisiert werden und miteinander in Wechselwirkung treten.

Die folgende kurze Übersicht über epidemiologische und arbeitsmedizinische Studien ist einem Aufsatz von WARNOCK (1981) entnommen.

In der DDR wurden im Jahre 1976 316 landwirtschaftlich Beschäftigte untersucht. 30 Personen in dieser Gruppe hatten Tumore, 11 davon Lungenkrebs. Die durchschnittliche Expositionsdauer war 14.1 Jahre. Es wurde eine mittlere Latenzzeit von 18 Jahren und ein relative Risiko für Lungenkrebs von 20 ermittelt.

In Schweden wurde Ende der siebziger Jahre eine Reihe von epidemiologischen Untersuchungen an Beschäftigten in der Landwirtschaft durchgeführt. Es zeigten sich erhöhte Raten an Weichteilkrebsen. Die Chemikalien, die die Exposition verursachten, waren mit Dioxin verunreinigtes 2,4,5-T, Chlorphenol-Verbindungen und 2,4-D. In einer weiteren Studie fand sich ein relatives Risiko von ca. 4 für Weichteilkrebse bei Arbeitern, die nur Pestiziden ohne Verunreinigungen (mit z.B. Dioxin) ausgesetzt waren: 2,4-D, MCPA, 2,4-DP sowie Mecoprop (Für eine genauere Bezeichnung der Pestizide siehe PFLANZENSCHUTZMITTEL-HÖCHSTMENGEN-VERORDNUNG 1982.).

Im Krebsregister der kanadischen Provinz Alberta fanden sich im Jahr 1978 unter den männlichen Patienten mit Blasenkrebs 43% Beschäftigte der landwirtschaftlichen Industrie. Der Anteil dieser Personengruppe an der gesamten männlichen Population betrug aber nur 18%.

Eine sehr umfangreiche Mortalitätsstudie an der Universität von IOWA, bei der ca. 20.000 Totenscheine aus den Jahren 1971-78 ausgewertet wurden, zeigte, daß die Risiken für Farmer, an einer Reihe von Krebserkrankungen zu sterben, erhöht waren. Über mögliche Ursachen konnten dabei keine Angaben gemacht werden.

Diese kurze Aufzählung von Beispielen ließe sich - auch für andere Berufsgruppen - fast beliebig fortsetzen.

Die beruflich nicht exponierte Bevölkerung nimmt mit der Nahrung in relativ geringen Konzentrationen ein äußerst komplexes Gemisch von Fremdstoffen zu sich. Angesichts der Tatsache, daß in dieser Weise alle Menschen exponiert sind, ist es schwierig, wenn nicht unmöglich, stärker und schwächer belastete Gruppen gegeneinander abzugrenzen und unterschiedliche Krankheitsmuster aufzuspüren.

Die Risiken für die Bevölkerung durch die in den Lebensmitteln ubiquitären synthetischen Chemikalien können wahrscheinlich nicht direkt mittels epidemiologischer Studien ermittelt werden.

2.3.6 Zusammenfassung

Persistente Organohalogenverbindungen sind Stoffe, die durch Aktivitäten des Menschen geschaffen und in der Umwelt verteilt wurden. Im Gegensatz zu den natürlichen Schwermetallverbindungen und der natürlichen Radioaktivität ist für synthetische Chemikalien eine Orientierung und heuristische qualitative Risikobewertung anhand der anthropogen unbelasteten Situation realistischerweise nicht möglich. Null-Konzentrationen für Stoffe wie DDT, PCB, HCH usw. sind in Zukunft selbst dann nicht zu erwarten, wenn die Produktion und Anwendung dieser Chemikalien weltweit sofort unterbunden würde.

Eine Vielzahl von Tierversuchen und arbeitsmedizinischen Studien legt nahe, daß persistente Organohalogene in z.T. irreversibler Weise gesundheitsschädigend sind. Falls Wirkungsschwellenwerte nicht in dem bisher angenommenen Maße existieren, was nach einer grundlegenden Kritik des Wirkungsschwellenwertkonzepts plausibel ist, muß von realen Gesundheitsrisiken in nicht bekanntem Umfang für die Allgemeinbevölkerung bzw. für Risikogruppen ausgegangen werden.

Obwohl diese Probleme schon sehr lange bekannt sind, fehlt es bisher an angemessenen und systematischen Forschungsprogrammen zu ihrer genaueren Aufklärung. Insbesondere in der Bundesrepublik Deutschland gibt es immer noch kein Lebensmittelmonitoring und keine repräsentative Verzehrserhebung. Außerdem müßten gesetzliche Grundlagen für arbeitsmedizinische Register geschaffen werden, die u.a. bei der Ermittlung der Gesundheitsrisiken durch Organohalogene sehr wertvoll sein könnten.

2.4 Nitrat, Nitrit, Nitrosamine

Nitrate sind Salze der Salpetersäure (HNO_3) und Nitrite sind Salze der salpetrigen Säure (HNO_2). Das Nitrat-Anion kann durch Reduktionsvorgänge in Nitrit umgewandelt werden. Nitrosamine entstehen durch Reaktion von Nitrit-Ionen mit Aminen unter Abspaltung von Wassermolekülen.

2.4.1 Allgemeine Problematik

In den letzten Jahrzehnten haben sich im Zuge der fortschreitenden Industrialisierung die Nitratgehalte vieler Umweltmedien erhöht (z.B. DATEN ZUR UMWELT 1984, S. 186; UMWELTPROBLEME DER LANDWIRTSCHAFT 1985, S. 273). Die Ursachen dafür sind die umfangreiche Verbrennung fossiler Stoffe und die damit verbundene Ablagerung von Stickoxiden als Bestandteile des sauren Regens sowie hauptsächlich der intensive Einsatz von Stickstoffdüngern, Klärschlämmen und Gülle in der landwirtschaftlichen Produktion.

Als Folge dieser unbeabsichtigten und beabsichtigten Stickstoffeinträge in die Umwelt ist eine erhebliche Zunahme der Nitratgehalte in Wurzel- und Blattgemüse sowie in geologisch und geochemisch nicht optimal abgeschirmten Trinkwasserreservoiren zu verzeichnen.

Mit der Nahrung und mit Trinkwasser aufgenommenes Nitrat wird im menschlichen Körper teilweise in Nitrit umgewandelt. Nitrit ist in der Lage, einen erhöhten Anteil des Hämoglobin zu Methämoglobin zu oxidieren. Methämoglobin kann keinen molekularen Sauerstoff mehr binden und geht dadurch für den Sauerstofftransport im Blut verloren. Säuglinge, deren Hämoglobin für Oxydation anfälliger und deren Methämoglobin reduzierendes Enzymsystem noch nicht ausgereift ist, können durch erhöhte Nitritkonzentrationen stärker betroffen sein als Erwachsene.

Mit der Nahrung aufgenommene nitrosierbare Amine bilden mit dem im Speichel und Magen vorhandenen Nitrit Nitrosamine. Diesen Vorgang bezeichnet man als endogene Nitrosaminbildung. Nitrosamine können auch direkt natur- bzw. produktionsbedingt in Lebensmitteln, Kosmetika und Bedarfsgegenständen enthalten sein sowie in der chemischen und verarbeitenden Industrie als Arbeitsplatzkontaminanten auftreten. Dies führt zur sogenannten exogenen Nitrosaminbelastung des Menschen.

In Tierversuchen haben sich ca. 80% von den derzeit etwa 300 getesteten N-Nitrosoverbindungen als teilweise sehr stark kanzerogen erwiesen. Allein N-Nitrosodiäthylamin ist krebserregend in allen bisher untersuchten 40 (!) Tierarten (ARBEITSGRUPPE 'KREBSERZEUGENDE UMWELTEINFLÜSSE' 1986; SCHMÄHL UND SCHERF 1984).

Der Verdacht liegt somit sehr nahe, daß N-Nitrosoverbindungen insbesondere Nitrosamine auch beim Menschen Krebs auslösen können.

Der epidemiologische Diskussionsstand zu diesem Themenkreis soll anhand der einschlägigen Tagungsbände: 'N-Nitroso compounds: Occurence, biological effects and relevance to human cancer' (IARC 1984) und 'Diet and human carcinogenesis' (ECP 1985) sowie weiterer vertiefender Arbeiten referiert werden. Voran stellen wir einen Überblick über Belastungspfade, Grenzwerte und Gesundheitsrisiken von Nitrat, Nitrit und Nitrosaminen.

2.4.2 Belastungspfade

Die Belastung der Böden mit <u>Nitrat</u> resultiert hauptsächlich aus Düngung und saurem Regen. Tabelle 2.10 zeigt mittlere Stickstoffeinträge pro km^2 aus den wichtigsten Quellen in der Bundesrepublik Deutschland (DFG-MITTEILUNG III 1982).

Tabelle 2.10 Dem Boden zugeführte Stickstoff-Frachten
(Quelle: DFG-MITTEILUNG III 1982)

Quelle	$kg/km^2/Jahr$
Atmosphärischer Niederschlag	700
Naturdünger	2750
Kunstdünger	4800
N-Bindung durch Kulturleguminosen	50
N-Bindung ohne Kulturleguminosen	100
Gesamt	8400

Bei der Interpretation dieser Tabelle ist zu bedenken, daß die Werte durch Umrechnung auf die Gesamtfläche der Bundesrepublik Deutschland entstanden sind. In den Anbaugebieten ist demzufolge der Stickstoffeintrag durch Düngung um ein Vielfaches höher als auf übrigen Flächen - im Weinbau bis zu 30.000 $kg/km^2/Jahr$. Ein wesentlicher Bestimmungsfaktor für die Nitritbelastung des Menschen ist nun, inwieweit die dem Boden zugeführten Nitratmengen in das <u>Trinkwasser</u> gelangen. Eine Erhebung des Instituts für Wasser-, Boden- und Lufthygiene (zit. nach UMWELT-PROBLEME DER LANDWIRTSCHAFT 1985) ergab die in Tabelle 2.11 dargestellte Nitratbelastung der Trinkwässer.

Tabelle 2.11 Einwohnerbezogene Verteilung des Nitratgehalts in Trinkwässern der Bundesrepublik Deutschland (Quelle: UMWELTPROBLEME DER LANDWIRTSCHAFT 1985)

mg/1 NO_3	% versorgter Einwohner (100% = 46.3 Mio)	% kumulativ
$\leq$ 5	29	29
5 < und $\leq$ 10	14	43
10 " 25	31	74
25 " 50	21	95
50 " 90	4.5	99.5
> 90	.5	100.0

Durch Düngung mit Natur- oder Kunstdünger steigt der Nitratgehalt von <u>pflanzlichen Lebensmitteln</u> an. Je nach Pflanzenart, Düngemaßnahmen und anderen Anbaubedingungen kann der Nitratgehalt um Faktoren von 10 bis 1000 schwanken. Tabelle 2.12 zeigt unterschiedliche Nitratgehalte in Gemüsen.

Fleisch enthält nur geringe Mengen Nitrat. Die Nitratgehalte in Fleisch- und Milchprodukten, in anderen Lebensmitteln und insbesondere in Säuglingsnahrung sollen, falls Nitrat als Zusatzstoff verwendet wird, durch verschiedene Verordnungen begrenzt werden. Die entsprechenden Grenzwerte liegen größenordnungsmäßig im Bereich von einigen (wenigen) 100 mg/kg.

Die unterschiedlichen Nitratgehalte in Trinkwässern und Gemüse, unterschiedliche Verzehrsgewohnheiten sowie saisonale Schwankungen machen verläßliche Angaben über die Verteilung der individuellen täglich aufgenommenen Nitratmengen sehr schwierig. Zur groben Orientierung kann von einer mittleren Nitrataufnahme durch Lebensmittel ohne Trinkwasser von 55 bis 95 mg pro Tag ausgegangen werden (SELENKA und BRAND-GRIMM 1976).

Tabelle 2.12 Nitratgehalt von Gemüse und Salat in den Jahren 1974-1976 (Quelle: MÖHLER 1982)

Hohe Nitratgehalte 1000-4000 mg/kg	Mittlere Nitratgehalte 500-1000 mg/kg	Niedrige Nitratgehalte 100-500 mg/kg
Spinat	Rotkraut	Rosenkohl
Mangold	Blumenkohl	Chicoree
Weißkraut	Kohlrabi	Zwiebel
Wirsing	Lauch	Grüne Bohnen
Chinakohl	Sellerie	Gurken
Grünkohl	Gelbe Rüben	Gemüsepaprika
Kopfsalat	Zuccini	Tomaten
Eissalat	Auberginen	Kartoffeln
Endiviensalat		Bananen
Feldsalat		
Gemüsefenchel		
Rote Rüben		
Rettich		
Rhabarber		

Es scheint nicht klar zu sein, ob dieser bereits zehn Jahre alte Wert heute noch zutrifft. Das Fehlen aktueller und differenzierter Daten zur Nitratbelastung der Menschen in der Bundesrepublik Deutschland beruht nicht zuletzt darauf, daß das seit vielen Jahren vom BMJFG (heute BMJFFG) bzw. BGA geplante bundesweite Schadstoffmonitoring noch nicht in Gang gesetzt worden ist. Zur Grundbelastung durch die feste Nahrung kommt i.a. noch die tägliche Nitrataufnahme durch Trinkwasser hinzu. Bei bestimmten Verzehrsgewohnheiten und einer erhöhten Trinkwasserbelastung kann es zu Spitzenwerten einer täglichen Nitratzufuhr von über 1000 mg kommen.

<u>Nitrit</u> ist im Boden und im Grundwasser nur in relativ geringen Mengen vorhanden. Bei mehrstündiger Stagnation nitrathaltigen Trinkwassers in verzinkten Eisenrohren kann der Sauerstoffgehalt des Wassers durch Korrosion des Zinks verringert werden. In der Folge können aus dem vorhandenen Nitrat Nitritkonzentrationen in der Größenordnung von einigen mg/l resultieren (SCHWENK und FRIEHE 1982). Eine biogene Reduktion von Nitrat zu Nitrit wird dagegen unter normalen Bedingungen als unwahrscheinlich angesehen, da Trinkwasser weder Keime noch oxidierbare Stoffe im dafür nötigen Umfang enthält.

Fleisch und Fleischwaren enthalten Nitrit in der Größenordnung von 10 mg/kg. Bei Getreideprodukten einschließlich Backwaren sind es 2-3 mg/kg und bei Gemüse

1 mg/kg. Die Nitritgehalte in Obst sind vernachlässigbar und diejenigen von Milchprodukten liegen in der Größenordnung von 2 mg/kg. Im Gemüse können die Nitritgehalte stark ansteigen, wenn bei hohen Nitratgehalten bakterielle oder enzymatische anaerobe Reduktionsvorgänge stattfinden. Die mittlere Nitritaufnahme beträgt nach SELENKA und BRAND-GRIMM (1976) 3.3 mg pro Tag.

In Tabelle 2.13 stellen wir einige Literaturangaben über geschätzte mittlere Nitrat- und Nitritaufnahmemengen zusammen.

Tabelle 2.13 Nitrat- und Nitritaufnahmemengen im internationalen Vergleich

Land	Nitrat (mg/Tag)	Nitrit (mg/Tag)	Erhebungsform	Autoren
BRD	49	1.7	Verbrauchsstatistik	Selenka und
	75	3.3	Gaststättengerichte	Brand-Grimm 1976
	45	2.0	Krankenhausgerichte (1974-1977)	Möhler 1982
USA	135	2.6	Verbrauchsstatistik	White 1976
Schweiz	72	2.0	Verbrauchsstatistik	Tremp 1980
Schweden	68	5.6	Haushaltsgerichte	Jagerstad 1977

Die direkt mit der Nahrung zugeführte Nitritmenge ist i.a. klein gegenüber der im menschlichen Körper aus Nitrat gebildeten Nitritmenge. Etwa 20 % des Nitrats gelangen über das Blut in die Speicheldrüsen und mit dem Speichel in die Mundhöhle. Hier wird das Nitrat von der mikrobiellen Mundhöhlenflora zu Nitrit reduziert. Durchschnittlich 10-20 mg Nitrit/Tag können auf diese Weise gebildet werden. Bei pflanzenreicher Ernährung mit hohen Nitrataufnahmen ist eine Nitritbildung bis zu 80 mg festgestellt worden. Es kann also etwa bis zu zehnmal mehr Nitrit gebildet werden als mit der Nahrung aufgenommen wird. Der genaue Umfang der endogenen Nitritbildung hängt von vielen Faktoren ab, wie z.B. von der Art und Anzahl nitratreduzierender Keime in der Mundhöhle (Mundhygiene) und im Magen, vom Alter, vom pH-Wert im Magen und nicht zuletzt von der Nahrungszusammensetzung. Näheres über die Nitrat-Nitrit-Bilanzierung im menschlichen Körper findet man bei EISENBRAND (1982).

Als Folge der Reaktion von Nitrit mit Aminen entstehen Nitrosamine z.B.: Nitrodimethylamin (NDMA), Nitrosopiperidin (NPIP) und Nitrosopyrolidin (NPYR). Nitrosamine sind in Spuren in vielen Lebensmitteln enthalten. SPIEGELHALDER (1983) hat in den Jahren 1978 bis 1981 in einer repräsentativen Querschnittuntersuchung 3000

Lebensmittelproben des bundesrepublikanischen Marktes auf Nitrosamine untersucht. Er fand dabei die in Tabelle 2.14 enthaltenen Maximalwerte einiger Produktbereiche.

Tabelle 2.14 Maximale Nitrosaminkonzentrationen (ug/kg) einiger Produktbereiche (Quelle: SPIEGELHALDER 1983)

Produktbereich	NDMA	NPIP	NPYR
Fleischwaren	12	6	45
Fisch	56	-	-
Ei- und Milchprodukte	4	-	-
Käse	6	-	3,5
Fettzubereitungen (Schmalz)	88	5	208
Brot und Backwaren	1	-	-
Mehl, Nährmittel, Kartoffeln	2	-	14
Zucker, Süßwaren	4	-	2,6
Gewürze	51	85	79
Alkoholfreie Getränke	8	8	4
Akoholische Getränke (ohne Bier)	2	-	-

Ein wichtiger Befund dieser Untersuchung war das Auffinden von NDMA im Bier. Als Kontaminationsquelle wurde dafür Malz ausfindig gemacht. Niedrigere Temperaturen und Schwefelung bei der Malz-Darre haben inzwischen dieses Risiko entschärft (ERNÄHRUNGSBERICHT 1984).

Zur Abschätzung der Belastung des Menschen durch Nitrosamine in der Nahrung wurden die von SPIEGELHALDER gefundenen Mittelwerte der einzelnen Produktgruppen mit den statistischen Verzehrsdaten in Beziehung gesetzt. Durch Multiplikation der gemittelten Nitrosamin-Konzentrationen mit den Verzehrsdaten wurde die Expositionssituation für männliche und weibliche Personen in der Bundesrepublik Deutschland errechnet. Hierbei ergibt sich eine Gesamtbelastung von 1.1 ug/Tag. Tabelle 2.15 schlüsselt die Gesamtbelastung nach Produktbereichen auf.

Tabelle 2.15 Aufnahme von Nitrosaminen (ng/Tag) aus Lebensmitteln, aufgeschlüsselt nach Produktbereichen (Quelle: SPIEGELHALDER 1983)

Produktbereich	männliche Personen			weibliche Personen		
	NDMA	NPIP	NPYR	NDMA	NPIP	NPYR
Fleischwaren	87	10	124	66	8	92
Fisch	16	-	-	12	-	-
Ei- und Milchprodukte	20	-	-	18	-	-
Käse	7	-	0.5	7	-	0.4
Butter, Speisefette	15	0.1	5	13	0.1	4
Brot und Backwaren	33	-	-	27	-	-
Mehl und Nährmittel	28	-	19	22	-	16
Gemüse	27	-	-	31	-	-
Obst und Südfrüchte	11	-	-	12	-	-
Zucker und Süßwaren	9	-	0.3	9	-	0.4
Gewürze	1	0.7	0.4	1	0.7	0.4
alkoholfreie Getränke	9	0.2	0.1	8	0.2	0.1
Getränke (ohne Bier)	17	-	-	10	-	-
Bier 1978/80	735	-	-	332	-	-
Bier 1981	249	-	-	112	-	-
Summe 1979/80	1015	11	149	568	9	113
Summe 1981	529	11	149	348	9	113

Raucher, die 20 Zigaretten pro Tag konsumieren, nehmen dadurch 15 ug Nitrosamine täglich auf. Wegen unterschiedlicher Resorptionsvorgänge in Lunge und Magen sind die durch Rauchen und Essen aufgenommenen Nitrosaminmengen nicht direkt vergleichbar.

Die mögliche und experimentell nachgewiesene Nitrosaminbildung im Körper ist sehr komplex und noch keineswegs vollständig erforscht. Einen Eindruck von der Komplexität der Nitrosierungsvorgänge liefert Tabelle 2.16. In dieser Tabelle werden Stoffe, welche die Nitrosierungsreaktion beschleunigen bzw. hemmen können, zusammengefaßt (Katalyse = Beschleunigung, Inhibierung = Hemmung).

Tabelle 2.16 Beschleunigung und Hemmung der N-Nitrosierung
(Quelle: PREUSSMANN 1981)

Katalyse	Inhibierung
Thiocyanat	Ascorbinsäure
Bromid	α-Tocopherol
Chlorid	Sulfit, Schwefeldioxid
Formaldehyd	Azid
Pyridoxal (Vitamin B6)	Bromat
Phenole (wenn NO_x im Überschuß)	Harnstoff
Lecithin und andere micell-	Amidosulfonsäure
bildende ammoniumhaltige	
oberflächenaktive Substanzen	Cystein und andere
	Sulfhydrylverbindungen
Zellwände von Mikroorganismen	Gallussäure
	Phenole (wenn NO_x-Mangel)

Da Umfang und Einfluß von Katalysatoren und Inhibitoren sowie sonstiger Einflußfaktoren der Nitrosierung im Zusammenhang mit der Nahrungsaufnahme noch nicht
ausreichend geklärt sind, ist es derzeit unmöglich, zuverlässige quantitative Angaben
(bezogen auf Menge und Zeit) zur Gesamt-Nitrosamin-Belastung eines Individuums
und damit der Bevölkerung zu machen.

Mit dem Nitrosoprolintest existieren erste experimentelle Ansätze zur Quantifizierung
der endogenen Nitrosaminproduktion. Bei diesem Test nehmen Versuchspersonen
definierte Mengen Nitrat und Prolin (aromatische Aminosäure) mit der Nahrung zu
sich, wobei sich im Körper Nitrosoprolin bildet. Dieses Nitrosamin ist weder karzino-
gen noch mutagen und wird zu 90% unmetabolisiert im Urin wieder ausgeschieden. Die
ausgeschiedene Menge kann als valider Index der endogenen Nitrosierung angesehen
werden (BARTSCH und MONTESANO 1984). Bei einer Anwendung dieses Tests auf je
eine Personengruppe aus Regionen in Nordchina, die hohes bzw. niedriges Speise-
röhrenkrebsrisiko aufwiesen, wurde festgestellt, daß die endogene Nitrosoprolin-
Produktion in der Gruppe mit hohem Risiko ca. dreimal größer war als in der Gruppe
mit geringem Risiko; nämlich ca. 9 ug/Tag/Person gegenüber weniger als
3 ug/Tag/Person. Darüber hinaus konnte durch die Gabe von 100 mg Vitamin C täglich
die Nitrosoprolinbildung um den Faktor 3.5 gesenkt werden, was in die Richtung von
Interventionsstudien weist (LU et al. 1984).

2.4.3 Gesundheitsrisiken und Grenzwerte

Nitrat selbst ist von geringer Toxizität. Gesundheitsrisiken werden im Zusammenhang mit den Folgeprodukten des Nitrats - dem Nitrit und den Nitrosaminen - angenommen und sind teilweise belegt. Folgende drei Gesundheitsrisiken stehen bei der Diskussion des Nitrat-Nitrit-Nitrosamin-Problems im Vordergrund:

1. akute Gefährdung von Säuglingen infolge Methämoglobinämie durch Nitrit,
2. allgemeine Entwicklungsdefizite bei Kindern infolge beständig erhöhter Methämoglobinwerte,
3. erhöhte Krebsinzidenzen durch Nitrosamine.

Vergiftungen von Kleinkindern durch Nitrat in Trinkwasser und Lebensmitteln sind in der Literatur zahlreich beschrieben worden (ERNÄHRUNGSBERICHT 1976). Das aus Nitrat gebildete Nitrit reagiert mit dem Hämoglobin der roten Blutkörperchen und bildet Methämoglobin, welches nicht mehr in der Lage ist, Sauerstoff zu fixieren und diesen ins Körpergewebe zu transportieren. Bei Säuglingen ist die Fähigkeit, Methämoglobin zu reduzieren noch nicht völlig enwickelt, und so kann es in extremen Fällen zu tödlich verlaufenden Methämoglobinämien kommen. Zum Schutz der Säuglinge sind deshalb in der Bundesrepublik Deutschland eine Reihe von Warnungen und Empfehlungen ausgesprochen worden. Außerdem wurden Höchstmengen für Nitratgehalte in industriell gefertigter Säuglingsnahrung festgesetzt (ERNÄHRUNGSBERICHT 1976). Aufgrund dieser Maßnahmen scheint das Problem der akuten Methämoglobinämie bei Säuglingen entschärft worden zu sein (TOUSSAINT und WÜRKERT 1982).

TOUSSAINT und WÜRKERT (1982) haben daneben auf ein weiteres (chronisches) Gesundheitsrisiko durch Nitrat/Nitrit aufmerksam gemacht:

> 'Wenn auch erhöhte Nitratgehalte im Trinkwasser, von einzelnen schweren Verläufen abgesehen, im frühen Säuglingsalter ohne besondere Methämoglobinbildungen toleriert werden, so bleibt doch die Frage der Langzeitwirkung offen. Inwieweit sich über Jahre erhöhte Nitratwerte bei der täglichen Trinkwasseraufnahme auf das Wachstum und den Hämoglobingehalt von jungen Kindern auswirken, ist bisher nicht bekannt. Hier wären Längsschnittuntersuchungen bei Klein- und Schulkindern notwendig'.

Die Warnung von TOUSSAINT und WÜRKERT (1982) scheint nicht aus der Luft gegriffen, da die Autoren in einer Studie zum Zusammenhang von Nitratgehalten des Trinkwassers mit Methämoglobingehalten im Blut von Säuglingen eine ('nicht statistisch zu sichernde') verminderte Gewichtszunahme bei Kindern mit erhöhten Methämoglobinwerten feststellten.

Inwieweit in diesem Zusammenhang kompensatorische Anpassungsmechanismen - analog der Anpassung von Blutparametern an die Sauerstoffverhältnisse in höher gelegenen Gebieten - existieren und welche Rolle sie eventuell spielen, müßte ebenfalls noch erforscht werden.

itrosamine haben sich in Tierversuchen als äußerst starke Karzinogene erwiesen. REUSSMANN (1982) führt dazu aus:

'Ihre krebserzeugende Wirkung ist insbesondere dadurch gekennzeichnet, daß sie in Abhängigkeit von der chemischen Struktur, aber auch von der Applikationsart, von der betroffenen Species und auch von der Dosierung sowie modifizierenden Faktoren in praktisch allen wesentlichen Organen des Säugerorganismus bösartige Tumoren erzeugen können. Ich nenne als einige wesentliche Organe Leber, Lunge, Niere, Harnblase, Ösophagus, Pharynx, Magen-Darm-Trakt, Gehirn, Nervensystem, blutbildendes System, aber z.B. auch Pankreas oder Nasennebenhöhlen. Die in Tierexperimenten erzeugten Tumoren gleichen oft auffällig den Tumoren, wie sie aus der menschlichen Klinik bekannt sind. Die Organspezifität der Wirkung (Organotropie) ist ein wesentliches Merkmal carcinogener N-Nitrosoverbindungen, die sie von sehr vielen anderen Carcinogenen unterscheidet, die meistens nur ein oder wenige Organe betreffen. Es liegen sehr ausführliche Untersuchungen über Struktur-Wirkungs-Beziehungen in dieser Stoffklasse vor, da derzeit etwa 130 Vertreter auf carcinogene Wirkungen an Versuchstieren untersucht worden sind. Etwa 80% der Substanzen sind als Carcinogene zu bezeichnen, wenn auch unterschiedlicher Potenz. Folglich ist der Schluß gerechtfertigt, daß jedes unbekannte, noch nicht untersuchte Nitrosamin bis zum Beweis des Gegenteils als potentielles Carcinogen zu bezeichnen ist.

N-Nitrosoverbindungen, und hier insbesondere die als Umweltcarcinogene besonders wichtigen Vertreter Dimethyl- und Diätylnitrosamin, sind bisher an mehr als 20 (Stand 1985: 40; Anm. d. Verf.) verschiedenen Tierspecies auf carcinogene Wirkung geprüft worden. In allen diesen Tierarten, einschließlich Affen, sind Nitrosamine carcinogen. Es ist derzeit keine Tierspecies bekannt, die gegen die carcinogene Wirkung resistent wäre.

Die einzige Lücke in der Argumentationskette ist eigentlich nur noch der Mensch: Wir haben derzeit noch keine direkten Beweise einer Carcinogenität von N-Nitrosoverbindungen beim Menschen. Wenn auch jüngst gezeigt wurde, daß Krebspatienten, die mit N-Nitrosoharnstoffen als Therapeutika behandelt worden waren, etwa 3-4 Jahre nach dieser Behandlung an Leukämien erkrankten, ist dies wohl kein direkter Beweis einer carcinogenen Wirkung beim Menschen, aber zumindest ein Hinweis. Wir haben aber auch weitere Hinweise, daß diese Stoffe mit großer Wahrscheinlichkeit auch beim Menschen wirksam sind: Vergleichende Stoffwechseluntersuchungen haben gezeigt, daß menschliche Leber und Rattenleber Dimethylnitrosamin qualitativ identisch und auch quantitativ ähnlich metabolisieren und aktivieren. Inkubation von Dimethylnitrosamin in Kulturen menschlicher Lungenzellen ergab Alkylierungsmuster in der DNS, die identisch denjenigen in tierischen Geweben sind. Der Stoffwechsel ist somit ähnlich, wenn nicht identisch, und folglich ist die Annahme auch berechtigt, daß der Mensch in bezug auf die Empfindlichkeit gegen die carcinogene Wirkung von Nitrosaminen keine Ausnahme macht'.

Die Festlegung von <u>Grenzwerten</u> im Bereich der Nitrat-Nitrit-Nitrosamin-Problematik erfolgte nicht anhand quantitativer Risikobewertungen aufgrund tierexperimenteller oder epidemiologischer Studien, sondern auf der Basis medizinischer, arbeitsplatztechnischer oder lebensmitteltechnologischer Überlegungen. Insgesamt ist die Grenzwertsetzung besonders im Bereich der (kanzerogenen!) Nitrosamine noch in den Anfängen, da man vielfach erst im Erkennen und Quantifizieren von Risiken begriffen ist.

Der Referentenentwurf für die Trinkwasserverordnung (TrinkwV) von 1975 schlug einen Grenzwert für Nitrat im Trinkwasser von 50 mg/l vor. Die in Kraft getretene TrinkwV beinhaltete jedoch für Nitrat einen Grenzwert von 90 mg/l.
Das BGA hat aber bereits 1979 mit BUNDESGESUNDHEITSBLATT 22 Nr. 5 vom 2.3.1979 <u>empfohlen</u>, unabhängig vom Grenzwert für Nitrat 'den Nitratgehalt des Trinkwassers so gering wie möglich zu halten... Der Grenzwert für Nitrat im Trinkwasser soll auf 50 mg/l herabgesetzt werden... Neue wissenschaftliche Erkenntnisse könnten nämlich eine nochmalige Senkung des empfohlenen Grenzwerts erfordern'.
Inzwischen wurde die EG-Richtlinie über die Qualität von Wasser für den menschlichen Gebrauch vom 15.7.1980 vom Rat der EG beschlossen. Sie sieht für Nitrat eine zulässige Höchstkonzentration von 50 mg/l und eine Richtzahl von 25 mg/l vor. Auf der Grundlage dieser EG-Richtlinie wurde eine Neufassung der bundesdeutschen Trinkwasserverordnung erarbeitet (BUNDESRAT DRUCKSACHE 589/85 vom 9.12.85). Das Bundeskabinett stimmte der Verordnung erst am 23.4.1986 zu. Am 1.10.1986 trat die neue TrinkwV in Kraft. In ihr wurde der Grenzwert für Nitrat nunmehr mit 50 mg/l <u>festgeschrieben</u>. Überschreitungen von Grenzwerten - also auch für Nitrat - sind nur für einen befristeten Zeitraum möglich, wenn dadurch die menschliche Gesundheit nicht gefährdet wird (§ 4 TrinkwV).

Vom FAO/WHO-Expertenkomitee wurden für Natrium-Nitrat bzw. Natrium-Nitrit duldbare tägliche Aufnahmemengen von 5 bzw. 0.2 mg/kg Körpergewicht abgeleitet. Da bei Säuglingen die Zufuhr von 6.5 mg NO_3/kg Körpergewicht bereits Vergiftungserscheinungen hervorrufen kann, erscheinen duldbare Aufnahmemengen für das Alter unter 6 Monaten nicht angebbar (ERNÄHRUNGSBERICHT 1976).

Höchstmengenregelungen von Nitrat in pflanzlichen Lebensmitteln existieren nicht. Für Fleischerzeugnisse und Milchprodukte werden Höchstmengen in der 'Verordnung über die Zulassung von Nitrit und Nitrat zu Lebensmitteln' - teilweise indirekt z.B. über den Nitritgehalt von Pökelsalz - festgelegt.

2.4.4 Epidemiologische Studien

Es sind viele - in erster Linie deskriptive - epidemiologische Studien bekannt, die zur Erforschung des möglichen Zusammenhangs zwischen bestimmten negativen Gesundheitseffekten und dem Vorhandensein von Nitrosaminen, einschließlich deren Vorstufen Nitrat und Nitrit, durchgeführt worden sind. In diesen Studien konnte bisher weder eine eindeutige Evidenz für die Gesundheitsschädlichkeit der Nitrosamine gewonnen werden, noch war es möglich, die Nitrosaminexposition genau zu quantifizieren (IARC 1984). Typische und häufig zitierte Beispiele solcher Studien sind die deskriptiven Untersuchungen von Correa, Cuella, Tannenbaum und anderen aus den 70er Jahren, die durchgeführt wurden, um die Unterschiede möglicher prädisponierender Faktoren in Gebieten mit hoher und niedriger Magenkrebsinzidenz in Kolumbien zu erforschen. Es konnte beispielsweise gezeigt werden, daß das Trinkwasser in Gebieten mit hohem Risiko über zehnmal mehr Nitrat enthält als in Gebieten mit niedrigem Risiko. Auch waren die Nitratgehalte im Speichel und im Urin von Probanden aus den entsprechenden Regionen signifikant voneinander verschieden (SCHOTTENFELD und FRAUMENI 1982). Bei derartigen auf der niedrigsten Stufe der epidemiologischen Argumentation stehenden Aussagen bleibt es meist nicht aus, daß auch Evidenz für eine entgegengesetzte Aussage gefunden wird.

FORMAN et al. (1985a) wiesen im Speichel von Probanden aus einem Gebiet in Großbritannien mit niedriger Magenkrebs-Inzidenz (signifikant) höhere Nitrat- und Nitrit-Konzentrationen nach als im Vergleichsgebiet mit hoher Magenkrebs-Inzidenz. Vor einer allzu großen Gewichtung dieser Studie ist wegen verschiedener Validitätsprobleme der Nitrat- bzw. Nitritgehalte im Speichel gewarnt worden. Eine Erklärungsmöglichkeit für das unerwartete Ergebnis von FORMAN kann durch folgendes Gedankenexperiment illustriert werden: Es ist bekannt, daß Vitamin C die Nitrosierung hemmt (s. Tab. 2.16). Also könnte in dem Gebiet mit niedrigem Magenkrebsrisiko - etwa aufgrund höherer sozialer Schicht - der Salat- und Gemüsekonsum höher sein als in dem Gebiet mit hohem Risiko. Mit mehr pflanzlichen Nahrungsmitteln wird mehr Nitrat und gleichzeitig mehr Vitamin C aufgenommen, was insgesamt die Nitrosaminbildung und das Magenkrebsrisiko herabsetzen könnte (MIRVISH 1985; FORMAN et al. 1985b). Generell scheinen jedoch zahlenmäßig diejenigen Untersuchungen zu überwiegen, in denen in Risikopopulationen auch höhere Expositionen durch Nitrat bzw. Nitrit gefunden wurden (z.B. IARC 1984). Inwieweit dabei eine Selektion im Veröffentlichungsprozeß maßgebend ist, in dem Sinne, daß aufgrund einer herrschenden Lehrmeinung mehr positive (signifikante) als indifferente oder negative Resultate berichtet werden, kann hier nicht untersucht werden.

In der Bundesrepublik Deutschland gibt es zwei Ansätze zur epidemiologischen Erforschung der Nitrat-Nitrit-Nitrosamin-Problematik. Zum einen wurde an der FH Heilbronn in Zusammenarbeit mit dem DKFZ der Zusammenhang 'Nitratgehalt des Trinkwassers und Krebsmortalität in Baden-Württemberg' auf der Basis hochaggregierter Daten - also deskriptiv - untersucht (HENGSTLER und ROSKE 1982). Diese Studie hat jedoch aufgrund großer und vielfältiger Datenmängel so gut wie keine Aussagekraft, worüber sich die Autorinnen auch selbst bewußt sind. Die Forderung am Ende dieser Studie - gerichtet an den Gesetzgeber - ist, zunächst einmal die rechtlichen und verwaltungstechnischen Voraussetzungen zu schaffen, damit entsprechende epidemiologische Studien in der Bundesrepublik sinnvollerweise durchgeführt werden können.

Der zweite Ansatz ist eine prospektive Studie an 2000 Vegetariern, die vom DKFZ seit 1978 durchgeführt wird. Eine der Hypothesen dieser Studie ist das Vorhandensein einer erhöhten Krebsinzidenz und -mortalität infolge der bei Vegetariern mutmaßlich erhöhten Nitrataufnahme.

'Eine Zwischenbilanz ergab, daß mittlerweile 82 Testpersonen gestorben sind - mit 230 Todesfällen wäre zu rechnen gewesen, wenn es den Vegetariern entsprechend dem altersgemäßen Durchschnitt der Bevölkerung ergangen wäre' (ETZLER 1986).

Diese Vegetarierstudie ist mit einer Reihe von starken Verzerrungsmöglichkeiten behaftet. Bereits kranke Probanden werden an der Studie weniger wahrscheinlich teilgenommen haben. Personen mit höherem Bildungsabschluß sind eindeutig überrepräsentiert. Risikoberufsgruppen wie Maurer, Lackierer und Schlosser sind, gemessen an ihrem Anteil an der Gesamtbevölkerung, kaum vertreten. Insgesamt prädisponiert das Merkmal 'Vegetarier zu sein', offensichtlich zu einer bewußten und damit möglicherweise auch gesünderen Lebensführung. Die Aussagekraft der Studie bezüglich der Nitrathypothese dürfte damit verschwindend gering werden (CLAUDE et al. 1986).

Ein fruchtbareres Feld der Nitrosaminforschung ergibt sich aus dem Umstand, daß in Tabakrauch, Schnupf- und Kautabak teilweise extrem hohe Konzentrationen an Nitrosoverbindungen nachgewiesen werden konnten und daß der Zusammenhang des Konsums solcher Tabakerzeugnisse mit Lungen-, Zungen- und Mundhöhlenkrebsen epidemiologisch zweifelsfrei belegt werden kann (IARC 1984).

Abschließend betrachten wir einen Verbund von drei analytischen epidemiologischen Studien, in dem die besonderen Schwierigkeiten von Fall-Kontroll-Studien im Zusammenhang mit Fremdstoffen in Lebensmitteln zum Ausdruck kommen. Der Ausgangspunkt dieser drei Studien sind tierexperimentelle Befunde, nach denen verschiedene N-Nitrosoverbindungen potente Karzinogene für das Nervensystem sind, insbesondere bei transplazentaler Exposition.

N-NITROSO-VERBINDUNGEN UND INTRAKRANIALE TUMORE BEIM MENSCHEN (PRESTON-MARTIN und HENDERSON 1984)

STUDIENANSÄTZE: Fall-Kontroll-Studien

KOLLEKTIVE: 185 Frauen mit Meningiomen und dazu 185 Kontrollen. Ein entsprechendes Kollektiv aus Männern mit je 105 Fällen und Kontrollen. 209 Kinder und Jugendliche (0-24 Jahre) mit Gehirn-Tumoren und entsprechende Kontrollen. Die Kontrollen aus den Freunden und Nachbarn der Patienten wurden in den beiden Erwachsenen-Kollektiven nach Geschlecht, Rasse, sozioökonomischem Status und Alter plus/minus fünf Jahre ausgewählt. Bei den Kindern und Jugendlichen war lediglich das Alterskriterium etwas enger gefaßt, nämlich plus/minus drei Jahre.

EXPOSITION: Mit Hilfe von Fragebögen wurden mögliche Risikofaktoren bei den Patienten und deren statistischen Zwillingen (Kontrollen) erhoben, wobei im Falle der Kinder und Jugendlichen, auch die Mütter interviewt wurden. Die erfaßten Bereiche, die sich jeweils aus einer Reihe Einzelitems zusammsetzen, sind in Tabelle 2.17

aufgeführt. Die Quantifizierung bzw. Kategorisierung der Expositionsmerkmale ist bei dieser Art der Datenerhebung unvermeidbar mit sehr großen Unsicherheiten behaftet.

Tabelle 2.17 Erfaßte Risikofaktoren in den einzelnen Studien (Quelle: PRESTON-MARTIN und HENDERSON 1984)

	Hirntumore		Meningiome	
Risikofaktoren	Kinder	Mütter	Frauen	Männer
Kopfverletzungen	x		x	x
Röntgenaufnahmen	x		x	x
Nitrosamine in Medika- menten und Kosmetika	x	x		
Nitrosamine am Arbeitsplatz				x
Zitrusfrüchte/Vitamin C				x
Orangensaft	x	x		
gepökeltes Fleisch	x	x	x	x
Gemüse mit viel Nitrat	x	x	x	x

ERGEBNISSE: Die berichteten Ergebnisse sind den Tabellen 2.18 - 2.19 zu entnehmen. Die Autoren berechnen <u>für alle</u> Expositionsvariablen (teilweise auch in Teilkollektiven) odds ratios und geben für 18 Vergleiche einseitige exakte (nicht randomisierte) p-Werte an, von denen 14 nicht über 5% liegen. Tabelle 2.19 zeigt die odds ratios in den drei Studien für drei Häufigkeiten - niedrig, mittel und hoch - des zusammengefaßten Konsums aller Arten von gepökeltem Fleisch (cured meat). Der Umfang der Ernährung mit Fleisch oder Fleischwaren, die mit Natrium-Nitrit konserviert werden, ist in den beiden Studien mit den Kindern bzw. Frauen signifikant mit dem Auftreten von Hirntumoren bzw. Meningiomen assoziiert. Der Zusammenhang mit dem globalen Verzehr gepökelter Produkte konnte bei den Männern nicht gefunden werden. Bei ihnen war lediglich ein Zusammenhang (p = .02) mit dem Merkmal 'Verzehr von hot-dogs oder polnischen Würsten mindestens zweimal pro Woche' vorhanden. Dieses Merkmal, das in der Frauen-Studie nicht erhoben worden war, war auch in der Kinder-Studie mit dem Auftreten von Hirntumoren assoziiert, und zwar sowohl 'gemessen' als Verzehr durch die Mütter in der Schwangerschaft als auch als Verzehr durch die Kinder selber. In allen drei Studien gab es keinen Zusammenhang zwischen dem Verzehr an nitratreichen Gemüsen und der Tumor- bzw. Meningiom-Entstehung. Dagegen waren die verschiedenen Merkmale, mit denen versucht wurde, den Umfang des Zitrusfrucht-/Vitamin C-Konsums zu erfassen, in den drei Studien mehr oder weniger stark, aber in der Tendenz einheitlich mit den Zielvariablen Tumor bzw. Meningiom negativ assoziiert.

Tabelle 2.18 Odds Ratios für mütterliche Exposition während der Schwangerschaft (Quelle: PRESTON-MARTIN und HENDERSON 1984)

Exposition	Häufigkeit unter den Kontrollen (%)	exponierte Fälle	exponierte Kontrollen	odds ratio	einseitiger p-Wert
Rauchen aktiv	38	50	47	1.1	.42
Rauchen passiv	55	58	39	1.5	.03
Räucherstäbchen	3	20	6	3.3	< .01
Häufiger make-up Gebrauch	39	56	35	1.6	.02
Antihistamine	4	24	7	3.4	.01
Diuretika	8	26	13	2.0	.03

Tabelle 2.19 Odds Ratios für den Konsum von gepökeltem Fleisch und Vitamin C (Quelle: PRESTON-MARTIN und HENDERSON 1984)

Studie	Expositions-Periode	Konsum-Umfang niedrig	mittel	hoch	einseitiger p-Wert
gepökeltes Fleisch					
Kinder u. Jugendliche	Schwangerschaft der Mutter	1.0	1.2	2.3	< .01
	Kindheit	1.0	1.3	2.3	.01
Meningiome (Frauen)	lebenslang	1.0	2.7	4.8	< .01
Meningiome (Männer)	lebenslang	1.0	1.1	1.2	.56
Orangensaft					
Kinder u. Jugendliche	Kindheit	1.0	0.7	0.6	.06
Orangen, Grapefrucht, Vitamin-C-Tabletten					
Meningiome (Männer)	lebenslang	1.0	0.9	0.5	.06

Neben den Ernährungsmerkmalen wurde noch eine <u>Vielzahl</u> weiterer Merkmale aus den Bereichen Rauchen, Arbeitsplatzexposition, Kosmetika, Medikamente, verschiedene Gebrauchsgegenstände wie Räucherstäbchen usw. - teilweise getrennt in Teilkollektiven - getestet.

Aus der Arbeit geht nicht hervor, wieviele Tests/Vergleiche durchgeführt wurden. Jedenfalls sind es deutlich mehr als die berichteten 18 p-Werte. Dabei sollte ein bekanntes Problem nicht übersehen werden. Je mehr Tests - wie hier auf dem 5% Niveau - durchgeführt werden, desto größer ist die zu erwartende Anzahl rein zufällig 'signifikanter' Ergebnisse.

Diese Tatsache sollte bei der Interpretation der Resultate neben der zentralen Problematik der Validität der 'Expositions-Messungen' ebenfalls berücksichtigt werden. Es besteht auch die Möglichkeit, zur Auswahl der 'signifikanten' Ergebnisse ein kleineres ($< 5\%$) an der Anzahl der Tests orientiertes Niveau zu wählen (Bonferronisierung). Davon wurde in der vorliegenden Studie kein Gebrauch gemacht.

2.4.5 Zusammenfassung

Die Nitratgehalte einer Reihe pflanzlicher Lebensmittel sind heute aufgrund der intensiven Anwendung von Kunstdüngern, Naturdüngern und Klärschlämmen deutlich erhöht. Die Nitratgehalte der Grund- und Trinkwässer haben vielerorts eine steigende Tendenz. Durch exogene und endogene chemische Umwandlungsvorgänge können innerhalb und außerhalb des menschlichen Körpers aus dem relativ harmlosen Nitrat Nitrit und Nitrosamine gebildet werden. Nitrit kann bei Säuglingen zu Methämoglobinämie führen, was allerdings unter den heutigen Hygiene- und Ernährungsbedingungen unwahrscheinlich geworden ist. Darüber hinaus wird Nitrit aber verdächtigt, vermöge einer beständig erhöhten Methämoglobin-Konzentration im Blut Heranwachsender, Entwicklungsdefizite zu verursachen. Für das karzinogene Potential der meisten Nitrosamine gibt es eine starke biologische Evidenz. Mit Methoden der Epidemiologie ist es jedoch (derzeit) nicht nachweisbar, daß Nitrosamine auch beim Menschen Krebs induzieren können. Anhand von Testverfahren, ähnlich dem Nitrosoprolintest, sind jedoch Interventionsstudien zur Untersuchung präziserer Hypothesen vorstellbar, welche zur Klärung der Nitrosamin-Hypothese sehr viel beitragen könnten.

2.5 Zusammenfassung

Der Problemkreis 'Fremdstoffe in Lebensmitteln' umfaßt drei Bereiche:

1. Zusatzstoffe,
2. Rückstände und
3. Verunreinigungen.

Die Bereiche 1. und 2. werden im Prinzip durch Gesetze und Verordnungen wie z.B. die Zusatzstoff-Verordnung und die Pflanzenschutzmittel-Höchstmengen-Verordnung abgedeckt. Beim 3. Bereich ist dies weitgehend noch nicht der Fall.

Das Thema 'Fremdstoffe in Lebensmitteln' ist so komplex, daß es in einer Einzeldarstellung nicht umfassend bearbeitet werden kann. Aus diesem Grunde wurden nur die Themen 'toxische Schwermetalle', 'Nitrat-Nitrit-Nitrosamine' sowie 'Organohalogene' unter Berücksichtigung neuerer epidemiologischer Studien behandelt. Eine Vielzahl weiterer relevanter Themen mußte ausgeklammert werden (vgl. 2.1.2).

Der Einstieg in die Literaturauswahl erfolgte durch eine Anfrage an DIMDI, des weiteren wurden Publikationen folgender Institutionen gesichtet: DFG, BGA, WHO/IARC und Umweltbundesamt.

Ereignisse wie das Auftreten der Itai-Itai-, Minamata- und Yusho-Krankheiten sowie wiederholte Vergiftungsfälle bei Tieren lassen befürchten, daß auch für die Gesamtbevölkerung oder zumindest für genetisch oder konstitutionell prädisponierte Bevölkerungsgruppen gesundheitliche Risiken durch die vielfältigen Fremdstoffe in Lebensmitteln existieren.

Welche Gesundheitsrisiken in welchem Umfang durch die in den Lebensmitteln vorhandenen Fremdstoffe vermittelt werden, ist sehr schwer festzustellen und konnte in der überwiegenden Mehrzahl der Fälle noch nicht ausreichend geklärt werden. Dies hat viele Gründe.

Daten über Schadstoffgehalte in Lebensmittelstudien sind infolge der Dynamik der Lebensmittelproduktion, Problemen der Analytik und anderer Faktoren sehr ungenau und nicht genügend verallgemeinerbar. Die Exposition des Einzelnen kann wegen vielfältiger methodischer Probleme von Verzehrsstudien nicht verläßlich ermittelt werden. Zur Berücksichtigung von synergistischen Wirkungen existieren verständlicherweise so gut wie keine Ansätze.
Konkurrierende Risiken durch das individuelle Gesundheitsverhalten (Ernährung, Rauchen, Alkohol, Bewegung, Streß usw.) sowie Exposition am Arbeitsplatz und zu Hause sind schwer zu ermitteln und zu kontrollieren. Über die zur Diskussion stehenden chronischen Wirkungen auf den Menschen durch die Vielfalt der Lebensmittelkontaminanten ist generell zu wenig bekannt, als daß präzise Hypothesen formuliert und entsprechende Studien zu deren Stützung oder Zurückweisung durchgeführt werden könnten. Falls die Häufigkeit von

Gesundheitsschäden durch bestimmte Lebensmittelschadstoffe in der Größenordnung seltener unerwünschter Arzneimittelnebenwirkungen liegt, wird klar, daß das Erkennen von Zusammenhängen fast unmöglich ist, es sei denn, den einzelnen Schadstoffen könnten hochspezifische Wirkungen beim (prädisponierten) Menschen zugeordnet werden, wofür es einige Beispiele gibt (künstliche Hormone, allergieauslösende Stoffe).

Wegen der Schwierigkeiten von epidemiologischen Studien und der Tatsache, daß in manchen Bereichen epidemiologische Studien ganz fehlen, wurde bei der Behandlung der Einzelthemen Schwermetalle, Organohalogene und Nitrat-Nitrit-Nitrosamine etwas weiter ausgeholt und neben der Darstellung ausgewählter exemplarischer epidemiologischer Studien auch auf Belastungspfade, mögliche Gesundheitsrisiken und Aspekte von Grenzwertregelungen eingegangen:

TOXISCHE SCHWERMETALLE: Die natürlich vorkommenden Schwermetalle Blei, Cadmium und Quecksilber haben infolge einer umfangreichen Förderung und durch mannigfachen Einsatz in Industrie- und Konsumgütern in Relation zur vorindustriellen Zeit hohe Konzentrationen in vielen Umweltmedien erreicht. Über Nahrungsketten können Schwermetalle angereichert werden und bestimmte Organe des Menschen belasten.

Aufgrund des vorliegenden Wissens - exemplarisch dargestellt anhand der Grenzwertdiskussion sowie neuerer epidemiologischer Studien - ist vernünftigerweise davon auszugehen, daß insbesondere durch Blei und Cadmium Gesundheitsrisiken für die Allgemeinbevölkerung vermittelt werden. Blei kann die geistige Leistungsfähigkeit von Kindern beeinträchtigen, und Cadmium kann bei älteren Menschen zu einem vorzeitigen Nachlassen der Nierenfunktion führen. Konsequenterweise sind wirkungsvolle Maßnahmen zur Schwermetallreduktion im allgemeinen und zur Verringerung der Schwermetallmengen in Lebensmitteln im besonderen zu ergreifen.

ORGANOHALOGENE: Persistente Organohalogenverbindungen sind Stoffe, die durch Aktivitäten des Menschen geschaffen und in der Umwelt verteilt wurden. Im Gegensatz zu den natürlichen Schwermetallverbindungen und der natürlichen Radioaktivität ist für synthetische Chemikalien eine Orientierung und heuristische qualitative Risikobewertung anhand der anthropogen unbelasteten Situation realistischerweise nicht möglich. Null-Konzentrationen für Stoffe wie DDT, PCB, HCH usw. sind in Zukunft selbst dann nicht zu erwarten, wenn die Produktion und Anwendung dieser Chemikalien weltweit sofort unterbunden würde.

Eine Vielzahl von Tierversuchen und arbeitsmedizinischen Studien legt nahe, daß persistente Organohalogene in z.T. irreversibler Weise gesundheitsschädigend sind. Falls Wirkungsschwellenwerte nicht in dem bisher angenommenen Maße existieren, was nach einer grundlegenden Kritik des Wirkungsschwellenwertkonzepts plausibel ist, muß von realen Gesundheitsrisiken in nicht bekanntem Umfang für die Allgemeinbevölkerung bzw. für Risikogruppen ausgegangen werden.

Obwohl diese Probleme schon sehr lange bekannt sind, fehlt es bisher an angemessenen und systematischen Forschungsprogrammen zu ihrer genaueren Aufklärung. Insbesondere in der Bundesrepublik Deutschland gibt es immer noch kein Lebensmittelmonitoring und keine repräsentative Verzehrserhebung. Außerdem müßten gesetzliche Grundlagen für arbeitsmedizinische Register geschaffen werden, die u.a. bei der Ermittlung der Gesundheitsrisiken durch Organohalogene sehr wertvoll sein könnten.

NITRAT-NITRIT-NITROSAMINE: Die Nitratgehalte einer Reihe pflanzlicher Lebensmittel sind heute aufgrund der intensiven Anwendung von Kunstdüngern, Naturdüngern und Klärschlämmen deutlich erhöht. Die Nitratgehalte der Grund- und Trinkwässer haben vielerorts eine steigende Tendenz. Durch exogene und endogene chemische Umwandlungsvorgänge können innerhalb und außerhalb des menschlichen Körpers aus dem relativ harmlosen Nitrat Nitrit und Nitrosamine gebildet werden. Nitrit kann bei Säuglingen zu Methämoglobinämie führen, was jedoch unter den heutigen Hygiene- und Ernährungsbedingungen unwahrscheinlich geworden ist. Darüber hinaus wird Nitrit aber verdächtigt, vermöge einer beständig erhöhten Methämoglobin-Konzentration im Blut Heranwachsender, Entwicklungsdefizite zu verursachen. Für das karzinogene Potential der meisten Nitrosamine gibt es eine starke biologische Evidenz. Mit Methoden der Epidemiologie ist es jedoch (derzeit) nicht nachweisbar, daß Nitrosamine auch beim Menschen Krebs induzieren können. Anhand von Testverfahren, ähnlich dem Nitrosoprolintest, sind jedoch Interventionsstudien zur Untersuchung präziserer Hypothesen vorstellbar, welche zur Klärung der Nitrosamin-Hypothese sehr viel beitragen könnten.

Obwohl also wegen umfangreicher methodischer Probleme vorerst keine unumstrittenen quantitativen epidemiologischen Ergebnisse im Zusammenhang mit Fremdstoffen in Lebensmitteln zu erwarten sind, ist aus Gründen der Prävention folgende Forderung zu stellen: Für Problemstoffe müssen aus einer Gesamtschau der jeweiligen deskriptiven epidemiologischen Studien, der arbeitsmedizinischen Untersuchungen, der Einzel-Fall-Studien und der Tierversuche gesetzliche Maßnahmen zu ihrer Einschränkung bzw. zu ihrem Verbot ergriffen werden.

Leider wird sehr häufig aus der Tatsache, daß bestimmte Schadwirkungen nicht zweifelsfrei erwiesen sind, der Schluß gezogen, daß diese auch nicht vorhanden seien. Besonders irritierend wirkt dieser Schluß in Fällen, in denen noch nicht einmal der Versuch gemacht wurde, bestimmte vermutete Schadwirkungen durch angemessene epidemiologische Studien aufzuklären, wie z.B. im Falle der Muttermilchkontaminanten (vgl. 2.3.4).

3. Trinkwasserinhaltsstoffe

Johannes Tritschler

3.1 Einleitung

Es werden Studien zu möglichen gesundheitlichen Auswirkungen von folgenden Trinkwasserinhaltsstoffen diskutiert:

1) die Wasserhärte bestimmende Leichtmetalle (Ca, Mg)
2) Nitrat
3) Schwermetalle (Pb, Cd)
4) Organische Verunreinigungen, insbesondere halogenierte Kohlenwasserstoffe

Die Literaturrecherche stützt sich auf die gleichen Quellen wie die des Abschnitts über Fremdstoffe in Lebensmitteln. Als Grundlage für eine Diskussion von gesundheitlichen Problemen, die mit der Trinkwasserversorgung zusammenhängen, weisen wir auf die Grenz- und Richtwerte der Trinkwasserverordnung (TrinkwV) vom 31.1.1975 und ihrer vom Kabinett am 23.4.1986 beschlossenen Neufassung hin. In ihr werden das Vorhandensein von Indikatorkeimen, die maximale Konzentration chemischer Substanzen (Metalle, Anionen, organische Verunreinigungen) und der Mindestgehalt an freiem Chlor, sofern das Trinkwasser auf Chlorbasis desinfiziert wird, festgelegt (s. Tabelle 3.1). Alle anderen Inhaltsstoffe erfaßt in der alten Fassung der TrinkwV die Generalklausel: 'Andere als die vorstehend aufgeführten Stoffe und radioaktive Substanzen darf das Trinkwasser nicht in solchen Konzentrationen enthalten, bei denen feststeht, daß sie in dieser Konzentration bei Dauergenuß gesundheitsschädlich sind'. §2 Abs.2 TrinkwV neue Fassung lautet: 'Andere als die in der Anlage 2 aufgeführten Stoffe und radioaktive Substanzen darf das Trinkwasser nicht in Konzentrationen enthalten, die geeignet sind, die menschliche Gesundheit zu schädigen.'

In der Begründung der Änderung (BUNDESRAT DRUCKSACHE 589/85 vom 9.12.85, S.44-45 (Literaturangabe siehe unter Punkt 2.6)) wird die Festschreibung des Zustands, daß die TrinkwV erst dann greift, wenn die Gesundheitsschädlichkeit eines Trinkwasserinhaltsstoffs feststeht, bzw. von den meinungsbildenden Wissenschaftlern bejaht wird, in die Worte gefaßt: 'Nach wie vor sollen für das Verbot von bestimmten Konzentrationen von Stoffen entfernte Möglichkeiten oder auch nur eine allgemeine Besorgnis einer Gesundheitsschädigung nicht ausreichen. Diese Eignung muß nach dem Stand der wissenschaftlichen Erkenntnisse, von dem auszugehen ist, ausreichend belegt werden können, wobei nicht jede Außenseitermeinung als ausreichende Grundlage angesehen werden kann.' Der Begriff 'Stand der wissenschaftlichen Erkenntnisse', wird hier als 'Meinung meinungsbildender Wissenschaftler' eigentlich scholastisch gebraucht. Der Schlußsatz: 'Diese erhöhten Anforderungen dienen dem Schutz des Verbrauchers' vernebelt die Wahrheit, denn erstens werden ja die Anforderungen de facto gerade nicht erhöht, und zweitens wird der Verbraucher nicht gefragt, ob seine Risikobereitschaft mit der der wissenschaftlichen Meinungsträger übereinstimmt.

Wie versucht worden ist, 'gesundheitsschädlich' zu messen, wird für verschiedene Hypothesen über einen Zusammenhang zwischen trinkwasserinduzierter Exposition und einem möglichen Effekt auf die Gesundheit diskutiert werden.

Tabelle 3.1 Grenzwerte für chemische Stoffe im Trinkwasser (Quelle: TRINKWASSERVERORDNUNG 1986 lt. BUNDESRAT DRUCKSACHE 589/85)

Lfd. Nr.	Bezeichnung	Grenzwert		entspr. etwa		berechnet als	zulässiger Fehler des Meßwertes	
1	Arsen	0,5	$mmol/m^3$	0,04	mg/l	As	± 0,15	$mmol/m^3$
2	Blei*	0,2	$mmol/m^3$	0,04	mg/l	Pb	± 0,1	$mmol/m^3$
3	Cadmium	0,05	$mmol/m^3$	0,005	mg/l	Cd	± 0,02	$mmol/m^3$
4	Chrom	1	$mmol/m^3$	0,05	mg/l	Cr	± 0,2	$mmol/m^3$
5	Cyanid	2	$mmol/m^3$	0,05	mg/l	CN^-	± 0,4	$mmol/m^3$
6	Fluorid	80	$mmol/m^3$	1,5	mg/l	F^-	± 10	$mmol/m^3$
7	Nickel	0,8	$mmol/m^3$	0,05	mg/l	Ni	± 0,15	$mmol/m^3$
8	Nitrat	800	$mmol/m^3$	50	mg/l	NO_3^-	± 30	$mmol/m^3$
9	Nitrit	2,2	$mmol/m^3$	0,1	mg/l	NO_2^-	± 0,5	$mmol/m^3$
10	Quecksilber	0,005	$mmol/m^3$	0,001	mg/l	Hg	± 0,0025	$mmol/m^3$
11	Polycyclische aromatische Kohlenwasserstoffe - Fluoranthen - Benzo- (b)- Fluoranthen - Benzo- (k)- Fluoranthen - Benzo- (a)- Pyren - Benzo- (ghi)- Perylen - Indeno-(1,2,3-cd)-Pyren	0,02	$mmol/m^3$	0,0002	mg/l	C	± 0,003	$mmol/m^3$

12	Organische Chlorverbind.
	- 1,1,1-Trichlorethan
	  Trichlorethylen
	  Tetrachlorethylen
	  Dichlormethan
		0,025	mg/l	--		--	± 0,01	mg/l

	- Tetrachlorkohlenstoff	20	$mmol/m^3$	0,003	mg/l	CCl_4	± 5	$mmol/m^3$
13	a Chemische Stoffe zur Pflanzenbehandl. u. Schädlingsbekämpfg.	einzelne Substanz 0,0001	mg/l	--		--	± 0,00005	mg/l
	einschl. toxischer Hauptabbauprodukte u.	insgesamt 0,0005	mg/l			--	± 0,00005	mg/l
	b Polychlorierte, polybromierte Biphenyle und Terphenyle							

3.2 Spezieller Teil: Epidemiologische Studien über mögliche Effekte von Trinkwasserinhaltsstoffen auf die Gesundheit

Für den Verbraucher ist die Schadstoffzufuhr über den Trinkwasserpfad ein Teil der Schadstoffzufuhr durch Lebensmittel. Insofern kann dieses Kapitel, in dem Arbeiten über einen möglichen Zusammenhang zwischen Trinkwasserinhaltsstoffen und Gesundheit sowie Schätzungen trinkwasserinduzierter Aufnahmemengen von Schwermetallen und anderen Substanzen referiert werden, als ein Teil des Kapitels 'Fremdstoffe in Lebensmitteln' betrachtet werden. Auf die dortigen Ausführungen über Wirkungsmechanismen von Schadstoffen auf die Gesundheit wird hier Bezug genommen, ohne daß dies immer ausdrücklich erwähnt wird.

3.2.1 Wasserhärte und kardiovaskuläre Erkrankungen

Die Frage, ob die Wasserhärte das Risiko kardiovaskulärer Erkrankungen (CVD) beeinflußt, hat in der Literatur eine lebhafte Kontroverse ausgelöst. KOBAYASHI (1957, zitiert nach NERI und JOHANSEN 1978) und SCHRÖDER (1960, zitiert nach NERI und JOHANSEN) beobachteten negative Korrelationskoeffizienten zwischen der Mortalitätsrate des apoplektischen Insults bzw. der Mortalitätsrate der kardiovaskulären Erkrankungen allgemein und der Wasserhärte. Es wird ein Wirkungszusammenhang vermutet, der auf dem höheren Gehalt an Calcium-, Magnesium-, Kalium-, Natrium-, Chrom-, Mangan-Hydrogencarbonat-, Sulfat-, Chlorid-, Silikat-, Fluorid-, Borionen und weiteren Ionen beruht, deren Aufnahme das kardiovaskuläre Mortalitätsrisiko senken könnte. Die andere Erklärung könnte darin liegen, daß weicheres Wasser aufgrund seiner erhöhten Korrosionsaggressivität vermehrt toxische Schwermetalle, z.B. Blei, enthält, wenn der pH-Wert unter 7.5 liegt (HOFFMEISTER et al. 1979). NERI und JOHANSEN (1978) und DURLACH et al. (1985) modifizieren die Wasserhärte-CVD-Hypothese zu einer Magnesium-CVD-Hypothese, orientiert an der Tabelle 3.2, mit dem Argument, im Durchschnitt decke die Nahrung den Magnesiumbedarf nicht voll. Das Defizit werde vom Mg-Anteil der Wasserhärte beim Genuß harten Trinkwassers ausgeglichen. In der Bundesrepublik Deutschland wird allerdings ein von der Deutschen Gesellschaft für Ernährung geschätzter Mg-Bedarf durch die Nahrung ohne Trinkwasser gedeckt (DEUTSCHE GESELLSCHAFT FÜR ERNÄHRUNG 1976).

Der Wasserhärte-CVD-Hypothese wurde in der Literatur widersprochen. HEYDEN (1976) nennt in bezug auf den Calcium-Anteil der Wasserhärte physiologische Gegenargumente:

- Der Calciumspiegel wird physiologisch in engen Grenzen geregelt.
- Die Calcium-Aufnahme durch die Nahrung deckt den Bedarf.
- Tierexperimente an Schweinen ergaben keinen Effekt (PÜSCHNER et al. 1969).

Als Biasquelle bei der Expositionsmessung nennt HEYDEN verschiedene Labormethoden zur Ca-Bestimmung. Er zitiert Studien zu Blutdruck und zur Serumkonzentration von Cholesterin und Triglyzeriden, in denen zwischen den Gruppen 'hartes Wasser' und 'weiches Wasser' nur geringe Unterschiede in uneinheitlichen Richtungen

beobachtet wurden und schließt daraus, daß ein Wirkungsmechanismus der Wasserhärte auf kardiovaskuläre Erkrankungen über die bekannten Risikofaktoren nicht
wahrscheinlich ist. In weiteren Studien ergaben sich

- keine Differenzen der alters- und geschlechtsstandardisierten Todesraten an ischae-
mischen Herzerkrankungen und
- vergleichbar niedrige CVD-spezifische Todesraten in Birmingham (weiches Wasser)
und benachbarten Städten (hartes Wasser).

Tabelle 3.2 Vergleich des täglichen Bedarfs und der täglichen Aufnahme für bestimmte
Elemente (Quelle: NERI und JOHANSEN 1978)

Element	Daily Requirement	Daily Intake from Average Diet	Estimated Intake from 2 Liters of Water per Day	
Protective			Soft Water Areas	Hard Water Areas
Ca (mg)	800–1000	1000	8.9	143.8
Mg (mg)	300–500	250–300	2.3	52.1
Zn (mg)	16–27	12–15	0.4	0.6
Cu (mg)	2.1	2–4	1.2	0.6
Cr (ug)	20–500	5–100	0.6	4.1
Co (ug)	1	300	0.5	1.6
Mo (ug)	140	300	?	?
Li (mg)	?	1	0.1	1.3
Va (mg)	?	1–4	?	?
Se (ug)	?	68	?	?
Ni (ug)	?	400	7.8	10.7
Toxic*				
Cd (ug)		70	1.3	1.2
Pb (ug)		130	59.8	19.4
Hg (ug)		20	19.2	4.1

* vgl. die Unterschiede zu den Schätzungen von SHARRET et al. (Tab. 3.7 und 3.8)
und der ZEBS (Tab. 3.9).

SCHÖN et al. (1982) weisen darauf hin, daß die Mortalität an kardiovaskulären Erkran-
kungen regional differierenden säkularen Trends auch ohne eine Änderung der
Wasserhärte unterworfen ist und daß der zwischen der Trinkwasserhärte und der
Mortalität an anderen Krankheiten beobachtete Zusammenhang biologisch unplausibel

sei. COMSTOCK et al. (1979) vermieden die methodischen Unzulänglichkeiten einer einfachen Korrelationsrechnung, indem sie für die Mortalitätsraten des apoplektischen Insults (abhängige Variable) ein lineares Modell mit den unabhängigen Variablen Altersgruppen, Personenstand, Jahre des Schulbesuchs, Wohnverhältnisse, Rauchen und Kirchenbesuch rechneten. Den Tabellen der Arbeit läßt sich folgendes entnehmen:
- Das Modell unterschätzt die beobachtete Mortalitätsrate der verwitweten Frauen und Männer.
- Die Differenzen zwischen beobachteten und geschätzten Mortalitätsraten zeigen in den sechs Wassergruppen (Median von $CaCO_3$ in mg/l 49, 101, 118, 163, 272 und 340), insoweit dies ohne eine genaue Residuenanalyse beurteilbar ist, sowohl für Frauen als auch für Männer eine ganz brauchbare Modellanpassungsgüte.
- Ein gleichsinniger Trend Wasserhärte $\longrightarrow$ geschätzte Mortalitätsrate ist nicht erkennbar.

Die Autoren fassen ihr Ergebnis in die Worte: 'On the basis of current evidence, it seems unlikely that strokes are related in any important way to water hardness. (...) The 'dose-response' curves in this study (...) are highly irregular. There is no experimented evidence or biological explanation to make such an unsystematic association plausible (...). Unfortunately, it is exceedingly difficult to prove or disprove the reality of very low relative risks, say on the order of 1.2. Sampling errors, study defects, and confounding factors can easily obscure or magnify such weak associations'. Auch HOFFMEISTER et al. (1979) fassen im Resumee ihrer Arbeit die schon genannten Biasquellen in den Arbeiten der Befürworter der Wasserhärte-CVD-Hypothese noch einmal zusammen:
- andere Merkmale der Regionalstruktur wie Klima, Industrialisierung,
- sozioökonomischer Status,
- Ernährung.
Ihre Zweifel, ob für die CVD-Mortalität überhaupt ein Wasserfaktor eine Rolle spielt, erscheinen in Anbetracht des Gesagten als berechtigt.

3.2.2 Nitrat

3.2.2.1 Nitrat und Methämoglobinämie

Nitrat ist erst in höheren als in Lebensmitteln beobachtbaren Dosen akut toxisch. Die toxische Wirkung tritt ein, wenn es während der Verdauung zu Nitrit reduziert wird. Nitrit oxidiert Hämoglobin zu Methämoglobin, das molekularen Sauerstoff nicht bindet. Eine erhöhte Methämoglobinkonzentration im Blut führt zu einer Unterversorgung mit Sauerstoff, die ab einem Methämoglobingehalt von 10% vom Gesamthämoglobin klinisch manifest wird (AMERICAN ACADEMY OF PEDIATRICS COMITTEE ON NUTRITION 1970, zitiert nach CRAUN et al. 1981). Ein Methämoglobinreductasesystem in den Erythrozyten regelt den Methämoglobingehalt bei gesunden Erwachsenen auf 1-2% vom Gesamthämoglobingehalt (WINTON et al. 1970, zitiert nach CRAUN et al. 1981).

In der Literatur (u.a. der RAT VON SACHVERSTÄNDIGEN FÜR UMWELTFRAGEN 1985)
wird das durch die Nitratbelastung des Trinkwassers induzierte Methämoglobinämie-
risiko, außer für Säuglinge, als nicht gravierend eingeschätzt. Dennoch plädiert der Rat
der Sachverständigen für Umweltfragen für eine Kontrolle der Nitratzufuhr im Trinkwasser durch die (mittlerweile in Gang gekommene) Einführung einer zulässigen
Maximalkonzentration von 50 mg/l NO_3 und durch eine Reduktion des Nitratgehaltes
von Blattgemüse und -salat. Die Ergebnisse von CRAUN et al. (1981) unterstützen die
Auffassung des Rates. In einem quasi-experimentellen Design untersuchten die
Autoren den Anteil Methämoglobin am Gesamthämoglobin an zwei Gruppen von
Kindern zwischen 1-8 Jahren, deren Trinkwasser unterschiedlich nitratbelastet war.

Die Ergebnisse:

Tabelle 3.3 Statistische Maßzahlen der Verteilung von Methämoglobin in zwei
Gruppen von Kindern mit unterschiedlicher Nitratbelastung des Trinkwassers
(Quelle: CRAUN et al. 1981)

NO_3-Konzentration des Trinkwassers (mg/l NO_3-N)	10 = 44.27mg/l NO_3 Nichtexponierte	22 = 97.39mg/l NO_3 Exponierte
Stichprobenumfang n	37	62
Arith. Mittel (% Methämoglobin am Gesamthämoglobin)	0.98	1.13
Standardabweichung der Einzelwerte	0.65	0.47
Standardabweichung des Mittelwerts	0.11	0.06

Die Zahlenwerte für die Standardabweichungen wurden aus Angaben der Autoren
über Länge und Niveau von Konfidenzintervallen für die Erwartungswerte erschlossen.
Ein t-Test für zwei unabhängige Stichproben entscheidet auf einem Signifikanzniveau
von 10% für die Annahme der Nullhypothese, daß die wahren Mittelwerte des
prozentualen Methämoglobinanteils am Gesamthämoglobin in den beiden Expositionsgruppen gleich sind. Ex post kann aus den Fallzahlen und den Schätzungen für die
Standardabweichungen errechnet werden, daß die Studie eine biologisch relevante
Erhöhung des prozentualen Methämoglobinanteils am Gesamthämoglobin etwa von
1% auf 2% mit einer Wahrscheinlichkeit von nahezu 1 entdeckt hätte. Die Aussage
dieser Arbeit bezieht sich allerdings nicht auf die Risikogruppe der Neugeborenen.

3.2.2.2 Nitrat und Krebs

Zu einem möglichen Zusammenhang zwischen Nitratgehalt des Trinkwassers und der Mortalität an bestimmten Formen von Krebs referieren wir zwei Arbeiten aus Frankreich und Großbritannien.

VINCENT et al. (1983) berechneten standardisierte, ursachenspezifische (Krebs des Verdauungstrakts und Urogenitaltrakts) Mortalitätsraten und ermittelten relative Risiken von Exponierten (Nitratgehalt des Trinkwassers in mg/l-NO_3: 10-20, 21-30, 31-35, 36-45, 46-55, 56-65, 66-) gegenüber Nichtexponierten (Nitratgehalt des Trinkwassers 0-10mg/l-NO_3). Die beobachteten relativen Risiken liegen zwischen 0.75 und 1.3. Ein Trend der Form 'höhere Nitratgehalte des Trinkwassers sind verbunden mit höheren relativen Risiken' ist weder für Frauen noch für Männer festzustellen. Die Autoren weisen auf methodische Probleme (nicht nur) ihrer Analyse hin:

- Krebs tritt mit einer Latenzzeit auf, die die Expositionsmessung sehr ungenau macht.
- Sozioökonomische Merkmale, Ernährungsgewohnheiten und Wanderungsbewegungen sind bekannte Störgrößen, die den Zusammenhang zwischen Exposition und Gesundheitseffekt beeinflussen, die aber mit ihrem Design nicht gut kontrolliert werden konnten.

BERESFORD (1985) untersucht den Zusammenhang zwischen standardisierten Mortalitätsraten (SMR) in verschiedenen Städten des Vereinigten Königreiches und Nitratgehalten im Trinkwasser zwischen 0 und $\geq$ 25mg/l NO_3. Nirgends erreicht der Nitratgehalt allerdings die schon angesprochene verbindliche Maximalkonzentration von 50 mg/l NO_3. Die Autorin findet bei der Anpassung eines linearen Modells mit der abhängigen Variablen SMR von Magenneoplasmen (ICD 151) bzw. SMR von allen Neoplasmen (ICD 140-209), wenn sie sozioökonomische Variable in die Menge der unabhängigen Variablen aufnimmt, folgende (negative!) Schätzer für den zur Expositionsvariablen Nitratkonzentration gehörigen Regressionskoeffizienten:

Tumorart	Geschlecht	$\hat{\beta}_{Nitrat}$	Standardabw. von $\hat{\beta}_{Nitrat}$
Magenneoplasmen	m	-1.19	0.58
	w	-2.06	0.75
Alle Neoplasmen	m	-0.02	0.26
	w	-0.20	0.23

Beide Arbeiten können als Indiz dafür angesehen werden, daß ein möglicher Nitrateffekt auf die Inzidenz von Neoplasmen, soweit die Inzidenz durch die SMR gemessen werden kann, zumindest in den untersuchten Expositionskategorien nicht groß genug ist, als daß er mit einer Analyse aggregierter Daten entdeckt werden könnte.

3.2.2.3 Nitrat und Teratogenität

DORSCH et al. (1984) studieren die Nitrat-Mißbildungen-Hypothese anhand einer Fall-Kontroll-Studie mit statistischen Zwillingen. Unter 22989 zwischen 1951 und 1979 registrierten Geburten in drei Krankenhäusern Südaustraliens wurden 258 Fälle einer Mißbildung bei der Geburt gefunden. Ebenso viele Kontrollen (nicht mißgebildete Kinder) wurden nach den Kriterien Krankenhaus, Alter der Mutter (± 2 Jahre), Parität und Geburtsdatum (± 1 Monat) den Fällen zugeordnet. Die Expositionsinformation war bei 218 statistischen Zwillingspaaren in Form einer Dichotomie Trinkwasserversorgung mit Regenwasser (nicht nitratexponiert) und Trinkwasserversorgung mit Grundwasser (nitratexponiert) erhältlich. Die Autoren bestimmten zum Zeitpunkt der Studiendurchführung die jeweiligen Nitratkonzentrationen. Die Arbeit enthält u.a. eine Tabelle zur Darstellung des Zusammenhangs zwischen Nitratexposition und Mißbildung (Tabelle 3.4).

Tabelle 3.4 Missbildungshäufigkeiten bei australischen Neugeborenen mit unterschiedlicher Exposition der Mütter durch Nitrat im Trinkwasser (Quelle: DORSCH et al. 1984)

Nitrat-konzentration	Anzahl Fälle	Anzahl Kontrollen	Summe	odds-ratio
< 5	70	107	177	
5 - 15	138	106	244	1.99
> 15	10	5	15	3.06
Summe	218	218	436	

Eine Reanalyse dieser Tabelle ergab: Die Anpassung des Hauptfaktors Nitrat alleine mit einem log-linearen Modell paßt nicht zu den beobachteten Häufigkeiten (Likelihood-Quotienten-Chiquadrat = 13.7 bei 3 Freiheitsgraden, $\text{Alpha}_{obs} = 0.0033$). Aufgrund des Studiendesigns ändert die Hinzunahme des Hauptfaktors Mißbildung (ja - nein) nichts an den Schätzungen der Zellhäufigkeiten unter dem erweiterten Modell und damit an der Teststatistik mit Ausnahme der Reduktion der Anzahl der Freiheitsgrade um 1. Das Testergebnis stimmt mit dem der Autoren, deren Testgröße an die McNemar-Statistik angelehnt ist, überein. Die Hypothese gleicher Expositionswahrscheinlichkeiten unter den Fällen und Kontrollen ist mit den Beobachtungen nicht verträglich, d.h. die Nullhypothese 'Kein Zusammenhang zwischen Nitratexposition und Mißbildung' muß abgelehnt werden. Der Arbeit ist nicht zu entnehmen, ob die Nitratkonzentration in mg/l NO_3, was plausibel wäre, oder in mg/l NO_3-N ($= 4{,}427$ mg/l NO_3) angegeben wird. Die Expositionsmessung erfolgte mit Hilfe einer Surrogatvariablen. In den interessanten Expositionskategorien > 15 mg/l-NO_3 (oder 3.4 mg/l-NO_3-N) gibt es nur wenig Beobachtungen. Dazu CROMBIE (1981): 'The method (Fall-Kontroll-Studie d.Verf.) is shown to be useful for the investigation of factors to which exposure is widespread (for example common foods or beverages) but it is of limited use for the study of uncommon types of exposure ...', wie etwa eine hohe Nitratkonzentration im Trinkwasser in Südaustralien zwischen 1951 und 1979. Der Einfluß regionaler Variablen (Industrialisierung) wurde nicht kontrolliert. Die Autoren schätzen entsprechend ihrem matched-pair-Ansatz die odds-ratio mit dem der McNemar-Statistik verwandten Quotienten des Umfangs der zwei Gruppen diskordanter Paare, genau: dem Quotienten mit dem Zähler 'Anzahl statistischer Zwillinge mit Kontrolle nicht exponiert und Fall exponiert' und dem Nenner 'Anzahl statistischer Zwillinge mit Kontrolle exponiert und Fall nicht exponiert' (vgl. BRESLOW und DAY 1980, S.165). Wir wollen die Analyse der Tabelle noch ein wenig weitertreiben und mit den vorliegenden Daten Crombies These illustrieren, daß bei Fall-Kontroll-Studien die Teststärke von der Expositionswahrscheinlichkeit abhängt. Dazu brauchen wir einige mehr oder weniger plausible Annahmen: Als Schätzung der Mißbildungswahrscheinlichkeit diene die beobachtete relative Häufigkeit $258/22989 = 0.0112$, die Expositionswahrscheinlichkeit wird auf zwei Weisen festgesetzt:

- als beobachtete relative Expositionshäufigkeit, wenn man die (mittlere) Gruppe von 5-15 zu den Exponierten rechnet, $P_1(E) = 0.594$
- als beobachtete relative Expositionshäufigkeit, wenn man die (mittlere) Gruppe von 5-15 zu den Nichtexponierten rechnet, $P_2(E) = 0.034$.

Anzahl Fälle = Anzahl Kontrollen = 218, Alpha = 0.05. Für die Güte Beta des Tests auf Gleichheit zweier Binomialparameter $p_1 = P(E|D)$ und $p_2 = P(E|nonD)$ ergeben sich für verschiedene Werte des relativen Risikos $P(D|E)/P(D|nonE)$ die in Tabelle 3.5 dargestellten Werte:

Tabelle 3.5 Teststärken der Nitrat-Teratogenitäts-Studie von DORSCH et al. unter Berücksichtigung von zwei Expositionswahrscheinlichkeiten (Alpha = 0.05)

relatives Risiko	Teststärke Beta	
	P(E)=0.594	P(E)=0.034
1.1	0.08	0.054
1.5	0.537	0.136
2.0	0.929	0.339
3.0	1.000	0.774
4.0	1.000	0.957

Das Studiendesign entdeckt relative Risiken, die größer als 5 sind, fast sicher. Ob moderat erhöhte relative Risiken mit einer akzeptablen Wahrscheinlichkeit entdeckt werden, hängt von der Definition der Exposition ab. Die Fallzahl reicht für den

Nachweis kleiner Erhöhungen des relativen Risikos einer Mißbildung bei der Geburt nicht aus.

3.2.3 Toxische Schwermetalle im Trinkwasser

Gesundheitliche Auswirkungen von Schwermetallen in Lebensmitteln im Zusammenhang mit der methodisch ungelösten Grenzwertproblematik wurden im Kapitel 'Fremdstoffe in Lebensmitteln' behandelt. Hier folgt ein Überblick über Schätzungen der Blei- und Cadmiummengen, die über den Trinkwasserpfad aufgenommen werden. Eine epidemiologische Studie über den Zusammenhang zwischen der Bleibelastung im Trinkwasser und der Serumbleikonzentration stellt den Zusammenhang zwischen Exposition und Gesundheitseffekt her. Die Expositionsmessung wird dadurch erschwert, daß das Trinkwasser in der Bundesrepublik Deutschland erst in den Leitungen mit Schwermetallen belastet wird, wie Tabelle 3.6 aus dem Trinkwasseratlas belegt.

Tabelle 3.6 Anteil der Bevölkerung, deren Trinkwasser am Ausgang des Wasserwerks eine bestimmte Schwermetallbelastung aufweist (Quelle: MEYER und ROSSKAMP 1986)

Blei		Cadmium	
ug/l	% Einw.	ug/l	% Einw.
0-5	92.5	0-1	97.5
> 5-10	2.0	> 1-3	0.9
> 10-20	5.5	> 3-6	1.6

Ohne hier auf die Chemie des Blei- und Cadmiumeintrags in das Trinkwasser einzugehen, referieren wir Blei- und Cadmiumaufnahmemengen aus deutschen und amerikanischen Untersuchungen.

SHARRETT et al. (1982) beobachteten 1975 die tägliche Aufnahme von Blei und Cadmium an einer Population von 787 städtischen Angestellten von Seattle und deren Angehörigen. Die Probanden berichteten, wieviel Wasser sie tranken. Interviewer sammelten Proben von stagnierendem Wasser und von Wasser nach Ablauf des stehenden Wassers. Die Autoren unterschieden zwischen zwei Typen der Hausinstallation: Kupferrohre und verzinkte Eisenrohre. Wie zu erwarten war, ist Wasser aus verzinkten Eisenrohren höher cadmiumbelastet als Wasser aus Kupferrohren, da die Zinkschicht mit Cadmium verunreinigt ist. Umgekehrt sind die Verhältnisse beim Blei. Das Studiendesign gestattete die Umrechnung der Metallkonzentration auf durchschnittliche tägliche Aufnahmemengen der Studienpopulation (s. Tabellen 3.7 und 3.8).

Tabelle 3.7 Perzentile und arithmetisches Mittel der täglichen Cadmiumaufnahme in ug/d durch das Trinkwasser von Einwohnern in Seattle (Quelle: SHARRETT et al. 1982)

Perzentil	Kupferrohre		verzinkte Eisenrohre	
	stehend ug/d	laufend ug/d	stehend ug/d	laufend ug/d
25	0.0	0.0	0.5	0.2
50	0.1	0.0	1.3	0.5
75	0.4	0.2	2.6	1.2
Mittelwert	0.5	0.1	2.2	1.0

Tabelle 3.8 Perzentile und arithmetisches Mittel der täglichen Bleiaufnahme in ug/d durch das Trinkwasser von Einwohnern in Seattle (Quelle: SHARRETT et al. 1982)

Perzentil	Häuser jünger als 5 Jahre		Häuser älter als 5 Jahre	
	stehend ug/d	laufend ug/d	stehend ug/d	laufend ug/d
25	27	5	3	1
50	60	15	7	3
75	143	49	16	8
Mittelwert	111	31	14	6

Die FOOD AND DRUG ADMINISTRATION (1980) schätzte für Erwachsene die durchschnittliche tägliche Gesamtaufnahmemenge von Blei auf 79.3 ug und von Cadmium auf 36.9 ug. Die Studienpopulation würde das 1.39-fache des Wertes für die Bleiaufnahme mit stagnierendem Wasser und das 0.39-fache mit nicht stagnierendem Wasser zu sich nehmen, während die Cadmiumaufnahme über den Trinkwasserpfad klein gegenüber der sonstigen Aufnahme bleibt.

Die Blei- und Cadmiumaufnahme über das Trinkwasser der Bundesrepublik Deutschland wird im ZEBS-Bericht 1/84 (WEIGERT et al. 1984) geschätzt (Tabelle 3.9).

Tabelle 3.9 Schätzung der durchschnittlichen täglichen Blei- und Cadmiumaufnahmemenge in ug/d der Einwohner der Bundesrepublik Deutschland (Quelle: WEIGERT et al. 1984)

	Blei		Cadmium	
	männlich	weiblich	männlich	weiblich
Aufnahme mit dem Trinkwasser ug/d	26.0	21.5	3.9	3.2
Aufnahme mit der restlichen Nahrung ug/d	192.9	131.3	48.6	38.2
Anteil in % der Aufnahme aus dem Trinkwasser an der Gesamtaufnahme	11.9	14.1	7.4	7.8

Die Zahlen informieren über die Größenordnung der Blei- und Cadmiumaufnahme. Die Unterschiede zu den Werten der Studie von SHARRET können durch verschiedene Ursachen erklärt werden: unterschiedlicher Cadmiumgehalt der Zinkschicht in den Zuleitungen, unterschiedliche Annahmen über Verzehrgewohnheiten und Aufnahmemengen und unterschiedliches Studiendesign. Bemerkenswert ist, daß sich der Schätzwert der ZEBS für die durchschnittliche Cadmiumkonzentration im Trinkwasser zwischen 1979 (KÄFERSTEIN et al. 1979) und 1984 (WEIGERT et al. 1984) von 1 ug/l auf 6 ug/l erhöht hat.

Das gesundheitliche Problem des Bleis im Trinkwasser tritt in seiner schärfsten Form in Altbauten mit einer Hausinstallation aus Blei auf. Hier können im Trinkwasser Bleikonzentrationen beobachtet werden, die weit höher liegen als der von der ZEBS angenommene Durchschnittswert von 40 ug/l. Ablaufenlassen mindert die Bleikonzentration, bringt sie jedoch nicht zum Verschwinden. Die Wirkung von Blei ist besonders gravierend für Kinder, da sie Blei über den Verdauungstrakt besser resorbieren als Erwachsene. ARTS et al. (1986) beobachteten die Bleiaufnahme von Kindern in Haushalten in Berlin-Moabit mit Hausinstallationen aus Blei. Die Autoren beschreiben ihre Probleme bei der Expositionsmessung anschaulich wie folgt: 'Zum einen wurden die von einem Kind aufgenommenen Bleimengen errechnet, indem die Konzentration jeder Probe mit der entsprechenden Konsummenge multipliziert wurde. Dabei fanden nur die tatsächlich von jedem Kind vor Genußzwecken gezogenen Proben Berücksichtigung. Proben des zum Kochen verwendeten Wassers gingen dann ein, wenn nach dem Verwendungszweck davon auszugehen war, daß der größte Teil des Bleis aus dem Wasser in die Nahrung gelangte. Die erhaltenen Aufnahmemengen wurden addiert und auf die Aufnahme pro Tag umgerechnet (Methode I). Zum anderen wurde aus den Angaben im Fragebogen der Trinkwasserkonsum jedes Kindes während der entsprechenden Probenahme bestimmt und auf den Konsum pro Tag umgerechnet. Dieser

Wert wurde dann mit dem Mittelwert der Konzentrationen aus 10 Einzelproben multipliziert. Das geschah unter der Annahme, daß der mittlere Bleigehalt des von Kindern konsumierten Wassers im Durchschnitt dem des von Erwachsenen getrunkenen entspricht.'

Die nach den verschiedenen Methoden ermittelten täglichen Bleiaufnahmen verschiedener Kinder sind in Tabelle 3.10 dargestellt.

Tabelle 3.10 Bleiaufnahme von Kindern unterschiedlichen Alters in Haushalten mit einer Hausinstallation AUS Bleirohren (Quelle: ARTS et al. 1986)

Alter (Jahre)	Bleiaufnahmemenge (ug/kg Körpermasse und Tag)	
	Methode I	Methode II
2.5	1.89	2.53
0.7	1.38	1.68
3.0	1.08	1.29
6.5	1.10	1.24
1.5	1.30	1.00
3.0	0.76	1.06
4.0	0.83	0.75
5.0	0.81	0.58
3.0	0.75	0.58
6.0	0.60	0.43

Die Autoren nehmen eine duldbare Aufnahmemenge von 1.2 ug/kg Körpermasse und Tag an. So betrachtet, ist diese spezielle Form der Bleizufuhr ein ernstes Gesundheitsproblem. Zu den möglichen gesundheitlichen Folgen vgl. das Kapitel 'Fremdstoffe in Lebensmitteln'.

Zum Abschluß der Stoffgruppe Blei und Cadmium sollen Erkenntnisse über den Zusammenhang zwischen der Bleikonzentration in der Nahrung und im Trinkwasser sowie im Blut referiert werden. SHERLOCK et al. (1982) beobachteten die wöchentliche Aufnahmemenge von Blei durch die Nahrung und einem extrem bleibelasteten Trinkwasser an Säuglingen und Erwachsenen in Ayr mit der Duplikatmethode. Die beobachteten Bleikonzentrationen lagen im Trinkwasser zwischen $\leq$ 10 ug/l und $\geq$ 1500 ug/l und im Blut zwischen $\leq$ 100 ug/l und $\geq$ 400 ug/l. Die Autoren paßten lineare Modelle an.

Einige Bezeichnungen:

PbB = Blutbleikonzentration (ug/100 ml)
WI = wöchentliche Aufnahmemenge von Blei aus der Nahrung und Trinkwasser (mg)
PbW = Bleikonzentration im Trinkwasser (ug/l).

Die folgenden Modelle zeigten bei Erwachsenen eine ganz brauchbare Güte der Anpassung (wieder unter dem Vorbehalt einer Residuenanalyse):

$$PbB = 4.7 + 2.78 \cdot (PbW)^{1/3} \qquad (R^2 = 0.56)$$
$$PbB = -1.4 + 18.9 \cdot (WI)^{1/3} \qquad (R^2 = 0.52)$$
$$WI = 0.62 + 0.056 \cdot (PbW) \qquad (R^2 = 0.82)$$

In der zweiten Gleichung betrug die Standardabweichung von $\hat{\beta}_0$ (= -1.4 ug/100ml) 4.4 ug/100ml, d.h. ein wahrer Wert β_0 = 0 ug/l ist mit dem Schätzwert verträglich. Das von der Sache her unsinnige negative Vorzeichen von $\hat{\beta}_0$ muß demnach nicht auf eine grobe Fehlspezifikation des Modells zurückzuführen sein. Es hätte nahegelegen, $\hat{\beta}_0$ zwangsweise auf 0 zu setzen und die Güte der Anpassungdieses Modells zu prüfen. Die Autoren ziehen mit dem Vorbehalt der korrekten Modellspezifikation und der Verallgemeinerbarkeit der Umweltbedingungen von Ayr aus dem Wert von $\hat{\beta}_0$ den Schluß, daß der Blutbleispiegel wesentlich nur von der Nahrung und dem Trinkwasser beeinflußt wird, wohingegen die Aufnahme über die Luft keine entscheidende Rolle spielt.

3.2.4 Organische Verunreinigungen und Krebs

Eine mögliche karzinogene Wirkung von Verunreinigungen des Trinkwassers mit Trihalomethanen und anderen organischen Substanzen, (s. Tabelle 3.11) wurde in den vergangenen Jahren in einer Reihe von epidemiologischen Studien untersucht und die durch sie gewonnenen Erkenntnisse in verschiedenen Übersichtsartikeln zusammengefaßt (CANTOR 1983; CRUMP 1983; CRUMP und GUESS 1982; SCHÖN 1981; WILKINS III, REICHES AND KRUSE 1979; WILLIAMSON 1981).

WILLIAMSON (1981) zitiert resumierend einen Bericht des Epidemiologic Subcommittee des Safe Drinking Water Committee der NATIONAL ACADEMY OF SCIENCE (1978), 'daß höhere Konzentrationen von Trihalomethanen (THM) mit einer erhöhten Blasenkrebshäufigkeit zusammenhängen können. Die Resultate beweisen nicht einen ursächlichen Zusammenhang. Die quantitativen Schätzungen der Risikoerhöhung oder -senkung sind außerordentlich grob. Der positive Zusammenhang zwischen THM-Exposition und Blasenkrebs war gering und mit großen Fehlermöglichkeiten behaftet' (Übersetzung d. Verf.).

Wir werden Studien zitieren, die auch für andere Krebsarten konsistent schwach erhöhte odds-ratios bzw. relative Risiken beobachtet haben. Chloroform ist der wichtigste organische Stoff, der das Trinkwasser verunreinigt. Er gelangt in das Trink–

wasser durch industrielle Verunreinigungen und in Zusammenhang mit der Trinkwasseraufbereitung durch Chlorierung. Dies erklärt die Einteilung der Expositionsgruppen mancher Studien in 'Chlorierung des Trinkwassers im Wasserwerk ja-nein'.

Tabelle 3.11   Obere statistische Konfidenzgrenzen des Krebsrisikos durch eine lebenslange Aufnahme von Trinkwasser mit 1 ug/Liter der jeweiligen Chemikalie (Quelle: CRUMP und GUESS 1982)

Chemical	95% Limits	99% Limits	Species[a]	Sex[b]	Tumor type
Benzene	4.4×10^{-6}	(point estimate)	H		Leukemia
α-BHC	3.5×10^{-6}	8.0×10^{-6}	R	M	Hepatocellular carcinoma
γ-BHC	1.3×10^{-5}	1.6×10^{-5}	M	M	Hepatocellular carcinoma (pooled controls)
Carbon tetrachloride	1.9×10^{-6}	2.2×10^{-6}	M	M	Hepatocellular carcinoma
Chloroform	4.1×10^{-6}	4.4×10^{-6}	M	F	Hepatocellular carcinoma
DBCP	2.0×10^{-4}	2.2×10^{-4}	R	M	Squamous cell carcinoma of the forestomach
1,1-Dichloroethane	1.5×10^{-4}	1.9×10^{-4}	M	M	All malignant tumors
1,2-Dichloroethane	1.0×10^{-6}	1.2×10^{-6}	R	M	Hemangiosarcoma of circulatory system
Dioxane	3.9×10^{-7}	4.4×10^{-7}	R	M	Nasal squamous-cell carcinoma
EDB	4.8×10^{-4}	5.4×10^{-4}	R	M	Squamous-cell carcinoma of the forestomach
Parathion	2.9×10^{-5}	3.6×10^{-5}	R	F	Adrenal cortical adenoma or carcinoma
PCE	9.3×10^{-7}	1.0×10^{-6}	M	M	Hepatocellular carcinoma
1,1,2-Trichloroethane	1.6×10^{-6}	2.0×10^{-6}	M	M	Hepatocellular carcinoma
TCE	3.0×10^{-7}	3.3×10^{-7}	M	M	Hepatocellular carcinoma
Vinyl chloride	4.1×10^{-6}	4.6×10^{-6}	R	B	Liver angiosarcoma

Code:
[a] R - Rat; M - mouse; H - human.
[b] M - Male; F - female; B - both.

KANAREK und YOUNG (1982) untersuchten einen möglichen Zusammenhang zwischen der Chlorierung des Trinkwassers und verschiedenen Krebsarten mit einer Fall-Kontroll-Studie in Wisconsin. Von den 72 Bezirken Wisconsins wurden 28 als Studienregion nach den Kriterien

- Bevölkerungswachstum in den 20 Jahren vor Studienbeginn $\leq$ 10% und
- Trinkwasseraufbereitung innerhalb des Bezirks sowohl mit Chlorierung als auch ohne
  Chlorierung

ausgewählt. Als Fälle wurden alle 8029 weiße Frauen definiert, die zwischen 1972 und 1977 an bösartigen Neubildungen in folgenden Organen starben: Ösophagus, Magen, Dickdarm, Rektum, Leber, Galle, Pankreas, Blase, Niere, Lunge, Hirn und Brust. Jedem Fall wurde eine weiße Frau als Kontrolle zugeordnet, die u.a. hinsichtlich Geburtsjahr und Aufenthaltsort mit dem Fall möglichst übereinstimmte. Haupttodesursache der Kontrollen waren Kreislauferkrankungen. Die Expositionsinformation über jedes Stichprobenelement wurde bei den Wasserwerken erhoben. Die Autoren rechneten logistische Regressionen für die Exposition. Als abhängige Variable wählten sie außer der Variablen 'Tod an einer bestimmten Krebsart' in einer ersten Gruppe von Modellen mögliche Störgrößen. In der zweiten Gruppe von Modellen wurden Variable, welche die Wasserbeschaffenheit messen, zu den abhängigen Variablen hinzugenommen. Genauer:

$$\ln \left(\frac{p \text{ (Chlorierung)}}{1 - p \text{ (Chlorierung)}} \right) = a + \beta D + cC \qquad \text{(Modell I)}$$

$$\ln \left(\frac{p \text{ (Chlorierung)}}{1 - p \text{ (Chlorierung)}} \right) = a + \beta D + cC + dW \qquad \text{(Modell II)}$$

wobei

a = Regressionskonstante

β = Parameter der Variablen 'Tod an einer bestimmten Krebsart'

c,d = Parametervektoren

D = Tod an einer bestimmten Krebsart ($D = 0$ Kontrolle, $D = 1$ Fall)

C = Störgrößen
  C_1 = Verstädterung (sechs Kategorien)
  C_2 = ledig (ja/nein)
  C_3 = Risiko des untersuchten Krebs berufsbedingt erhöht? (ja/nein)
  C_4 = Alter (Jahre)
  C_5 = Anteil der Bevölkerung eines Bezirks, die mit chloriertem Wasser
        versorgt wird

W = Vektor von Wasservariablen mit den Komponenten
  W_1 = organische Verunreinigungen (ja - nein)
  W_2 = Wasserreinigung (ja - nein)
  W_3 = Brunnentiefe (Oberflächenwasser oder $< 50m = 0, \geq 50m = 1$)

Das zur Variablen 'Tod an einer bestimmten Krebsart' gehörende ß stellt unter gewissen Voraussetzungen eine um die Einflüsse der restlichen abhängigen Variablen bereinigte Schätzung der odds-ratio dar (vgl. BRESLOW und DAY 1980 S.202ff.).

Tabelle 3.12 Odds-ratios for site-specific cancer death and chlorination controlling for confounding variables, model I estimates (Quelle: KANAREK und YOUNG 1982)

Site	Chlorinated	Unchlorinated	Total	OR	Significance (p)
Esophagus	161	33	194	0.77	0.8
Stomach	699	211	910	1.45	0.2
Colon	2565	619	3184	1.43	< 0.02
Rectum	601	177	778	1.47	0.2
Liver	569	169	738	1.13	0.7
Pancreas	1069	325	1394	1.21	0.4
Kidney	368	116	484	0.52	0.2
Bladder	358	100	458	1.24	0.6
Lung	569	169	738	1.13	0.71
Brain	312	116	428	2.29	0.1
Breast*	1424	391	1815	0.74	0.2

* 3 years of data (1976-1978)

Tabelle 3.13 Odds-ratios for site-specific cancer death and chlorination controlling for confounding variables and organic contamination, source depth, and water purification, model II estimates (Quelle: KANAREK und YOUNG 1982)

Site	Chlorinated	Unchlorinated	Total	OR	Significance (p)
Esophagus	161	33	194	0.30	0.3
Stomach	699	211	910	1.30	0.4
Colon	2565	619	3184	1.46	< 0.02
Rectum	601	177	778	1.59	0.2
Liver	569	169	738	1.29	0.5
Pancreas	1069	325	1394	1.52	0.2
Kidney	368	116	484	0.48	0.2
Bladder	358	100	458	1.40	0.5
Lung	569	169	738	0.87	0.6
Brain	312	116	428	4.71	< 0.03
Breast*	1424	391	1815	0.77	0.3

* 3 years of data (1976-1978)

Die geschätzen odds-ratios sind bis auf die Organe Hirn und Dickdarm nicht signifikant von 1 verschieden (siehe Tabellen 3.12 und 3.13). Die Autoren diskutieren nur einen Zusammenhang zwischen Krebs dieser Organe und Exposition, obwohl die Schätzungen (Modell II) der odds-ratios für Magen (1.3), Rektum (1.59), Pankreas (1.52), Blase (1.4) auch leicht erhöht sind.

In einer Fall-Kontroll-Studie untersuchten GOTTLIEB et al. (1981) einen möglichen Zusammenhang zwischen Krebs des Dickdarms und des Rektums und der Quelle des Trinkwassers. Die Population wurde bezüglich der Exposition in die Gruppen Versorgung mit Trinkwasser, das aus dem Mississippi oberhalb New Orleans, in New Orleans, unterhalb New Orleans gewonnen wurde, eingeteilt. Bei der Gegenüberstellung des (unbelasteten) Gebietes oberhalb von New Orleans mit den belasteten Gebieten ergeben sich die in Tabelle 3.14 dargestellten odds ratios.

Tabelle 3.14 Odds-ratios in der Trinkwasser-Krebs-Studie von GOTTLIEB et al.

Entnahmestelle des Trinkwassers	Rektum			Dickdarm		
	Anzahl Fälle	Anzahl Kontrollen	OR	Anzahl Fälle	Anzahl Kontrollen	OR
unterhalb N.O.	76	50	1.82 (1.04-3.15)	82	75	0.91 (0.57-1.44)
in New Orleans	325	276	1.41 (0.90-2.21)	498	511	0.81 (0.56-1.15)
oberhalb N.O.	41	49		76	63	

Die Autoren sehen zwei physiologische Erklärungen für die unterschiedlichen odds-ratios bei Rektum- und Kolonkrebs:

- Im Rektum wird dem Verdauungsbrei Flüssigkeit entzogen
- Die Verweilzeit des Verdauungsbreis im Kolon ist kleiner als im Rektum

Wie auch von den Autoren ausgeführt, ist die von dieser Studie untersuchte Exposition nicht stoffspezifisch, sondern als allgemeine Wasserverschmutzung zu charakterisieren. Es erscheint hier überhaupt unsicher, ob der Gesundheitseffekt dem Wasserpfad oder einer allgemeinen industriellen Umweltverschmutzung zuzurechnen ist (DEROUEN und DIEM 1977).

Zum Abschluß referieren wir eine Kohortenstudie von WILKINS III und COMSTOCK (1981) an beinahe 31.000 Einwohnern von Washington County. Die Studienpopulation wurde hinsichtlich der Exposition in drei Gruppen eingeteilt: Einwohner von Hagerstown (Wasserversorgung mit chloriertem Trinkwasser, das aus Oberflächenwasser gewonnen wurde), Konsumenten von nicht chloriertem Trinkwasser, das aus Grundwasser gewonnen wurde und Einwohner von kleinen Städten mit einer Wasserversorgung mit chloriertem Trinkwasser (s. Tabelle 3.15).

Tabelle 3.15 Description of the drinking water source variable, Washington County (Quelle: WILKINS III und COMSTOCK 1981)

| | Source of drinking water at home | | |
	Surface	Ground	Surface and ground
Drinking water cohort	Hagerstown residents	Deep well users	Small town residents*
Chlorination	Yes	No	Yes
Exposure to $CHCl_3$, and other trihalomethanes	High**	Low	Indeterminate
Estimated midpoint population			
Males	11,088	2,411	1,054
Females	12,639	2,431	1,177
Totals	23,727	4,842	2,231

*   Boonsboro, Clear Spring, Hancock, Keedysville.
** Quantified in another phase of this study
    (average $CHCl_3$ concentration = 107 ug per liter).

Als Zielvariable wählten die Autoren den Tod durch verschiedene Krebse und sonstige Ursachen sowie die Inzidenz von Leber- Nieren- und Blasenkrebs. Die Mortalitätsraten wurden mit einem linearen Modell bezüglich der Variablen Alter, Familienstand, Jahre im Bildungssystem, Kirchenbesuch, Wohnsituation, standardisiert. Aus den standardisierten Inzidenzen und Mortalitätsraten wurden die relativen Risiken berechnet (s. Tabelle 3.16 und 3.17). Das beobachtete relative Risiko des Tods am Rektumkrebs liegt in der Größenordnung der vergleichbaren beobachteten odds-ratio der Fall-Kontroll-Studie von KANAREK und YOUNG (1982). Die Güte der Tests auf RR = 1 leidet unter der geringen Fallzahl, bedingt durch die geringe Inzidenz der Krebserkrankungen.

Tabelle 3.16 Annual Crude and adjusted* cancer incidence rates per 100.000 by source of drinking water at home, with selected relative risks** (Quelle: WILKINS III und COMSTOCK 1981)

	Males			Females		
	Hagerstown residents	Deep well users	Small town residents	Hagerstown residents	Deep well users	Small town residents
Cancer of the liver						
No. of cases	9	2	1	31	2	0
Rate/100,000						
Crude	6.8	6.9	7.9	20.4	6.9	
Adjusted	6.4	9.0	6.6	19.9	11.0	
Relative risk	0.71			1.81		
	(0.19-3.51)			(0.64-6.79)		
Cancer of the kidney						
No. of cases	15	3	0	11	2	0
Rate/100,000						
Crude	11.3	10.3		7.2	6.9	
Adjusted	10.6	13.6		7.2	7.1	
Relative risk	0.78			1.01		
	(0.27-2.69)			(0.26-6.01)		
Cancer of the bladder						
No. of cases	46	5	1	27	2	0
Rate/100,000						
Crude	34.6	17.3	7.9	17.1	6.8	
Adjusted	34.6	19.2	3.3	16.6	10.4	
Relative risk	1.80			1.60		
	(0.80-4.75)			(0.54-6.32)		

* Adjusted for differences between cohorts in age, marital status, education, smoking history, frequency of church attendance, adequacy of housing, and persons per room by binary variable multiple regression.
** Ratio of adjusted Hagerstown rate to deep well rate, with approximate 95% confidence limits in parentheses.

Tabelle 3.17 Annual crude and adjusted* mortality rates per 100.000 by drinking water cohort, with relative risks (RR)**, for selected causes of death, males and females combined, Washington County, MD, 1963-1975) (Quelle: WILKINS III und COMSTOCK 1981)

Cause of death	Hagerstown residents			Deep well users			RR	95% confidence limits
	No.	Crude	Adjusted	No.	Crude	Adjusted		
Cancer of liver	34	11.9	11.9	2	3.4	4.0	2.98	0.92-14.84
Cancer of kidney	21	7.4	7.2	1	1.7	2.6	2.76	0.67-23.06
Cancer of breast	96	63.3	64.2	9	30.8	28.3	2.27	1.16-4.89
Cancer of bladder	28	9.8	10.1	3	5.2	4.6	2.20	0.71-9.39
Cancer of esophagus	21	7.4	7.2	2	3.4	4.1	1.76	0.53-8.71
Cancer of cervix	25	16.5	17.4	4	13.7	10.2	1.71	0.57-6.72
Leukemia	89	31.3	31.4	11	18.9	19.7	1.59	0.89-3.08
Cancer of rectum	57	20.0	19.4	6	10.3	13.7	1.42	0.70-3.16
Suicide	57	20.0	20.2	9	15.5	15.4	1.31	0.67-2.78
Cancer of ovary	22	14.5	14.3	3	10.3	11.1	1.29	0.44-4.94
Cirrhosis of liver	71	24.9	24.2	10	17.2	20.8	1.16	0.65-2.22
Bronchitis and emphysema	93	32.7	33.4	18	31.0	29.2	1.14	0.70-1.97
Stroke	626	219.8	219.2	98	168.7	192.9	1.14	0.93-1.39
Arteriosclerotic heart disease	1889	663.4	665.4	325	559.3	591.2	1.13	1.00-1.26
Cancer of brain	21	7.4	7.4	4	6.9	6.7	1.10	0.41-3.73
Hypertension	'169	59.4	59.1	28	48.2	54.2	1.09	0.75-1.62
All causes combined	4600	1615.6	1613.9	816	1404.4	1527.7	1.06	0.98-1.14
All causes except stroke, arteriosclerotic heart disease and hypertension	1916	672.9	670.2	365	628.2	689.5	0.97	0.87-1.08
Cancer of lung	105	36.9	35.6	18	31.0	37.2	0.96	0.61-1.55
Cancer of colon	102	35.8	35.0	20	34.4	39.3	0.89	0.57-1.43
Cancer of prostate	30	22.6	23.4	8	27.6	26.5	0.88	0.42-2.06
Vehicular accident	56	19.7	19.9	15	25.8	24.9	0.80	0.46-1.46
Cancer of pancreas	51	17.9	17.8	12	20.6	22.2	0.80	0.44-1.52
Aortic aneurysm	53	18.6	18.1	12	20.6	24.1	0.75	0.42-1.39
Pneumonia	157	55.1	55.2	40	68.8	74.5	0.74	0.53-1.05
Fall	53	18.6	17.9	12	20.6	25.7	0.70	0.40-1.27
Cancer of stomach	28	9.8	9.3	7	12.0	15.2	0.61	0.29-1.36

* Adjusted for differences between cohorts in age, marital status, education, smoking history, frequency of church attendance, adequacy of housing, and persons per room by binary variable multiple regression.
** Ratio of adjusted Hagerstown rate to deep well rate.

Die Ergebnisse der zitierten epidemiologischen Studien stützen die EG-Empfehlung, die Haloformkonzentration des Trinkwasser 'soweit als irgendmöglich' zu reduzieren (zitiert nach SCHÖN et al. 1982 S. 49).

3.3 Allgemeiner Teil: Methodische Probleme

Die epidemiologischen Studien über einen möglichen Zusammenhang zwischen der
Exposition mit Trinkwasserinhaltsstoffen und Auswirkungen auf die menschliche
Gesundheit sind mit spezifischen Problemen

- bei der Expositionsmessung
- bei der Kontrolle der Beeinflussung des Zusammenhangs zwischen Exposition und
  Gesundheitseffekt durch nicht zur Fragestellung gehörende Störgrößen

behaftet. Zum Abschluß dieses Kapitels sollen diese Probleme kurz zusammengefaßt
werden.

3.3.1 Messung der Exposition

In den behandelten Studien wurde die durch die Trinkwasserinhaltsstoffe bewirkte
Exposition folgendermaßen gemessen:

i)   Angaben der Wasserwerke über gegenwärtige und vergangene Konzentrationen:
      VINCENT et al.1983, BERESFORD 1985
ii)   eigene Messungen am Ausgang des Wasserwerks: COMSTOCK 1979
iii) am Zapfhahn: NERI und JOHANSEN 1978, SCHÖN et al. 1982, SHARRETT et al.
      1982, ARTS et al. 1986, SHERLOCK et al. 1982
iv)   am Zapfhahn + Duplikat: CRAUN et al. 1981
v)   anders: Grundwasser-Regenwasser: DORSCH et al. 1984
      Chlorierung ja-nein: KANAREK und YOUNG 1982
      Entnahmestelle der Wasserwerke oberhalb, in und unterhalb New Orleans:
      GOTTLIEB et al. 1981
      Wohnort der Studienpopulation: WILKINS III und COMSTOCK 1981

Beobachtungen der individuellen Exposition finden wir einerseits bei den Schwermetallen, wo die Messung am Wasserwerk nichts aussagen würde, und andererseits bei
kurzfristig auftretenden Gesundheitseffekten, wie der Methämoglobinämie. Ansonsten
werden die Expositionsgruppen mit einer Surrogatvariablen eingeteilt.

3.3.2 Störgrößen

Die zitierten Arbeiten berücksichtigen oder erwähnen folgende Störgrößen, die den
Zusammenhang zwischen Exposition und Gesundheitseffekt beeinflussen können:

i) Variable des individuellen Lebensstils

- Ernährung
- Rauchen
- sozioökonomischer Status
- berufsbedingte Expositionen
- Wohnverhältnisse
- Familienstand
- Mobilität

ii) regionale Variable

- Urbanisierung
- anderweitige Umweltverschmutzung

In Fall-Kontroll-Studien, die auf der Analyse von Totenscheinen basieren, und in ökologischen Studien sind diese Störgrößen nur schwer zu messen und demzufolge die Kontrolle ihres Einflusses unsicher.

3.4 Zusammenfassung

Nitrat, toxische Schwermetalle und Organohalogene gelangen u.a. durch den Produktionsprozeß in die Umwelt und von dort über das Grund- und Oberflächenwasser in das Trinkwasser. Die Besorgnis über dadurch induzierte Gesundheitsrisiken war der Grund für die Durchführung einschlägiger epidemiologischer Studien. Die Ergebnisse der Studien wurden in einer Literaturrecherche zusammengetragen und bewertet.

Welche Hypothesen über Gesundheitseffekte bestimmter Umwelteinflüsse werden durch die besprochenen Studien verifiziert, welche falsifiziert und welche sind noch offen? Wir fassen die epidemiologische Evidenz zu Hypothesen über mögliche Gesundheitseffekte von Trinkwasserinhaltsstoffen kurz zusammen.

Es wurde keine Arbeit gefunden, die methodisch unangreifbar die Trinkwasserhärte-kardiovaskuläre Erkrankungen-Hypothese gestützt hätte. Arbeiten, die dafür sprachen, stützten sich auf den Korrelationskoeffizienten zwischen CVD-Mortalität und Wasserhärtemaßen. Andere Arbeiten, die so angelegt waren, daß sie einen Effekt mit großer Wahrscheinlichkeit entdeckt hätten, konnten ihn nicht reproduzieren. Dazu kommt, daß die Hypothese, nach dem, was bekannt ist, physiologisch unplausibel ist. Eine quasiexperimentelle Studie zeigte, daß die beobachtete Nitratbelastung des Trinkwassers keinen Effekt auf den Methämoglobingehalt bei Kindern im Alter zwischen einem und acht Jahren hat. Die Studie war so angelegt, daß sie einen biologisch relevanten Effekt nahezu sicher entdeckt hätte. Die beobachtete Exposition hat bei der untersuchten Population nicht den interessierenden Gesundheitseffekt. Die untersuchte Population umfaßt allerdings nicht die Risikogruppe der Kinder, die jünger als ein Jahr alt sind.

Die zitierten Autoren, die einen möglichen Zusammenhang zwischen einer Nitratbelastung des Trinkwassers und verschiedenen Formen des Krebs untersuchten, fanden in Analysen aggregierter Daten in den von ihnen angetroffenen Expositionskategorien keinen Hinweis auf erhöhte Krebsmortalität in Gebieten mit erhöhter Nitratbelastung des Trinkwassers. Die Nitrat-Krebs-Hypothese müßte anhand einer Messung der Gesamtzufuhr von Nitrat studiert werden, um über sie verläßliche Aussagen zu erhalten (vgl. dazu die entsprechenden Ausführungen im Kapitel 'Fremdstoffe in Lebensmitteln').

Das Ergebnis der Arbeit zur Nitrat-Teratogenitäts-Hypothese paßt zu Erkenntnissen über Wirkungen von Nitrat-Nitrit-Nitrosaminen. Die Aussagekraft der Studie wird von Problemen bei der Expositionsmessung beeinträchtigt. Weitere Untersuchungen müßten einen möglichen Zusammenhang zwischen Mißbildungen bei der Geburt und der gesamten mütterlichen Nitratexposition klären.

Cadmium und Blei im Trinkwasser gefährden die Gesundheit, besonders die der Kinder. Dieser Problemkreis wurde im Kapitel 'Fremdstoffe in Lebensmitteln' abgehandelt. Es lag keine epidemiologische Studie vor, die einen möglichen Zusammmenhang zwischen trinkwasserinduzierter Exposition und Gesundheitseffekten untersuchte.

Die Hypothese, daß <u>organische Verunreinigungen</u> des Trinkwassers das Risiko bestimmter <u>Krebs</u>erkrankungen erhöht, wurde in verschiedenen epidemiologischen Studien mit unterschiedlichen Designs untersucht. Trotz der bekannten Schwierigkeiten und Ungenauigkeiten der Expositionsmessung ergaben sich konsistent leicht erhöhte Krebsrisiken bei Konsumenten, deren Trinkwasser mit organischen Substanzen verunreinigt war.

4. Lärm

Gerd Welzl und Gerda Rediske

4.1 Einleitung

'Lärm ist das stärkste Umweltgift von heute'. Durch Lärm fühlen sich mehr als zwei Drittel der Bewohner der Bundesrepublik Deutschland belästigt. Dies ist bedingt durch die ständige Zunahme von Straßenverkehr, Luftverkehr und Industrielärm (DANILENKO 1984). Die medizinische Definition weist dem 'Lärm' die Dimension einer Wirkung zu: Lärm ist ein negativ bewerteter oder gesundheitsschädigender Schall, der das seelische, körperliche und soziale Wohlbefinden beeinträchtigt (JANSEN 1967).

4.1.1 Eigenschaften und Messung von Lärm

Lärm ist jede Art von Schall mit Frequenzen zwischen 16 und 16.000 Hz (Tonfrequenzen), der vom Menschen als Störung oder Belästigung empfunden wird. Zur Lärmmessung empfiehlt die WHO (1980) den energieäquivalenten Dauerschallpegel L_{eq}, der den Energiegehalt des Geräusches pro Zeiteinheit zur Bewertungsgrundlage macht. Dieser wird hingegen von anderen Autoren (KASTKA et al. 1983) als nicht ausreichend beurteilt, weil er den Effekt der unterschiedlichen Zeitstruktur nicht berücksichtigt. Zur Fluglärmmessung sind in mehreren Ländern verschiedene Meß- und Beurteilungsverfahren entwickelt worden, mit unterschiedlichen Gewichtungen der Tag- und Nachtereignisse, wie z.B. der Störindex Q. In Q gehen ein die Überflugpegel, die Dauer D_{10}, (definiert als die Dauer, in der die Pegelwerte nicht mehr als 10 dB(A) unter dem Überflugpegel liegen) und ein Bezugszeitraum T. Dieses Verfahren geht aus von der Zusammenfassung von A-bewerteten Schalldruckpegeln. Im Gegensatz dazu gibt es Verfahren, die den wahrgenommenen Lärmpegel (L_{PN}) benutzen.

In England z.B. wurde der Noise-Number-Index (NNI) erarbeitet, wobei N die Anzahl der Überflüge in 16 Stunden darstellt. NNI wird berechnet aus:

$$NNI = 10 \log \left(\frac{1}{N} \sum_{i=1}^{N} 10^{\frac{L_{PNi}}{10}} \right) + 15 \log N - 80$$

4.1.2 Quellen der Lärmbelästigung

Als wichtigste Lärmquellen sind anzusehen:

- Autos
- Flugzeuge
- U-, S- und Straßenbahnen
- Eisenbahnen
- Gewerbebetriebe
- verschiedene Freizeiteinrichtungen

5 bis 10% der Bevölkerung fühlt sich gestört durch Luft- und Schienenverkehr und Gewerbebetriebe; 30% hingegen durch Autolärm.

4.2 Wirkungsmechanismen des Lärms

Umweltlärm löst durch Störung von Kommunikation, Rekreation und Konzentration psychische Belästigungsreaktionen aus, z.B. Anspannung, Ärger, Aggressivität oder auch Resignation, Erschöpfung. Der Organismus reagiert auf höhere Lärmintensitäten mit einer allgemeinen vegetativen Erregung, die zu unspezifischen Streßsituationen führt. Derartige Reaktionsmuster sind im kardiovaskulären, hormonellen, hämatologischen, immunologischen Bereich und im Bereich des Fettstoffwechsels nachgewiesen. Umweltlärm wird als psychosozialer Stressor betrachtet, dessen Gesundheitsgefährdung in seiner Chronizität liegt. Sowohl die akustischen Eigenschaften Intensität, Spektrum, Zeitverlauf und Dauer determinieren die Lärmwirkungen als auch eine Vielzahl intervenierender Variablen der psychischen, physiologischen, biochemischen aber auch der sozialen und heriditären Dispositon.

4.2.1 Hörschädigung

Bei langandauernder Lärmexposition von mehr als 85 dB(A) besteht ein erhöhtes Risiko für Lärmschwerhörigkeit. Bei Schallpegeln über 145 dB(A) ist mit einer direkten mechanischen Schädigung der Haarzellen des Gehörganges schon bei kurzzeitiger Einwirkung zu rechnen. Lärm mit sehr hohen Pegelspitzen kann selbst schon dann gehörschädigend wirken, wenn einzelne Schallimpulse auftreten (Schüsse, Sprengungen, Schläge). Auf berufsbedingte Lärmschwerhörigkeit soll hier nicht eingegangen werden.

4.2.2 Störung von Schlaf

Schallreize führen beim schlafenden Menschen zu Primärreaktionen, die als Aufwachreaktionen, als Verkürzung des Tief- und/oder des Traumschlafs, der Gesamtschlafzeit, als vegetative Reaktionen und in Form motorischer Unruhe meßbar sind. Fortbestehende Immissionen kumulieren die einzelnen Schlafdefizite, die nach Überschreiten eines individuellen Grenzwertes nicht mehr kompensiert werden können. Die Folge sind sekundäre Reizantworten wie subjektive Beeinträchtigung, Verminderung der psychischen und psychomotorischen, später auch der physischen Leistungsfähigkeit. Bei weiter bestehender Exposition treten funktionelle Störungen auf, und es entwickeln sich morphologisch definierte Erkrankungen, die irreversibel und progressiv sein können (GRIEFAHN 1985).

4.2.3 Erregung des zentralen und vegetativen Nervensystems

Nach Überschreiten einer individuell unterschiedlichen Schwellenintensität reagiert das autonome Nervensystem mit Änderung der Herz- und Atmungsfrequenz, mit Abnahme der peripheren Durchblutung, mit Hemmung der Magenperistaltik und Magensekretion sowie mit Erweiterung der Pupille. Die endokrinen Streßreaktionen (Hormonfreisetzung) stehen in einer Wechselwirkungsbeziehung zu Elektrolytstoffwechseländerungen. Unter Streß steigt in den Blutgefäßwänden und im Herzen der Kalziumgehalt, während der Magnesiumgehalt sinkt. Durch Freisetzung von intrazellulärem Magnesium wird kurzfristig die extrazelluläre Magnesiumkonzentration erhöht, ein Effekt, der die Vasokonstriktion dämpft. Da hierbei aber verstärkt Magnesium ausgeschieden wird, verliert der Körper bei chronischer Lärmbelastung die Fähigkeit zu dieser streßdämpfenden Serum-Magnesiumerhöhung. Die Erhöhung der Kalziumkonzentration in den Gefäßmuskeln bewirkt eine Verstärkung und Verlängerung der gefäßverengenden Wirkung von Streßhormonen (BABISCH und ISING 1985).

4.2.4 Psychische Wirkungen

Lärm mindert das psychische, soziale und körperliche Wohlbefinden und führt zu Krankheiten, die durch soziologische, psychologische oder medizinische Befunde beschrieben werden. Im psychischen Bereich löst Lärm eine Vielzahl von Reaktionen aus wie z.B. Unbehagen, Nervosität, Erschrecken und Furchtassoziationen. Die Intensität der Lärmwirkung hängt ab von der Dosis, der Intensität und Bandbreite des Lärms und wird moderiert durch die individuelle Disposition (z.B. durch Lärmempfindlichkeit, Lärmgewöhnbarkeit, emotional-vegetative Labilität, Gesundheitszustand, außerakustische alltägliche Belastung), durch den persönlichen Bezug zur Lärmquelle (z.B. Bewertung der Quelle), die mögliche Belastungskompensation und die mögliche Belastungskontrolle (z.B. subjektives Lärmbewältigungsvermögen) (ROHRMANN et al. 1978). In der Literatur wird die lärminduzierte Belästigung als ein prädisponierender Faktor für psychische Erkrankungen beschrieben. Psychosomatische bzw. Streßsymptome wie Kopfschmerzen, Ermüdung, Unkonzentriertheit und Schlafstörungen werden als Indikatoren für Morbidität angesehen. Wird die Normalbevölkerung ca. sieben Stunden lang Lärm ausgesetzt, zeigen sich 'milde Depressionssyndrome'. Zur Hysterie neigende und ängstliche Personen zeigen größere adrenokortikale und hypertensive Reaktionen auf Lärm als normale (MCLEAN und TARNOPOLSKY 1977).

4.2.5 Wirkungen auf den menschlichen Fötus

Lärm wird subjektiv als Stressor erlebt. Alle im Gehirn durch Stressoren ausgelösten Erregungen führen zu biochemischen und physiologischen Reaktionen und damit zu einer erhöhten Freisetzung verschiedener Hormone, die unterschiedliche Reaktionen des menschlichen Organismus hervorrufen können. Ein sehr wichtiger Effekt des Lärms ist die Vasokonstriktion in den peripheren Blutgefäßen, die nachhaltige Folgen bei schwangeren Frauen haben kann. Da die mütterlichen Uteruskapillaren einen Teil des peripheren Blutgefäßsystems darstellen, bewirkt die Vasokonstriktion in der Plazenta eine Reduzierung der Blutzirkulation. Dies bedeutet, daß der Fötus nicht genügend versorgt wird mit Nahrungsstoffen und Sauerstoff. Ein anderer Effekt könnte die Erhöhung der adrenokortikotrophen Hormone (ACTH) sein, der die Kortikosteroidsekretion der humoralen Drüsen auslöst und damit im geburtseinleitenden Mechanismus eine Rolle spielt. Ein weiterer negativer Effekt von Lärm auf schwangere Frauen ist die höhere vegetative Erregbarkeit während der Schwangerschaft. Lärmexperimente mit Tieren zeigten eine höhere Rate von Totgeburten, eine Zunahme von perinatalen Todesfällen, eine Abnahme der Größe und des Gewichts von Neugeborenen sowie eine höhere Rate von Mißbildungen. Diese Effekte werden erklärt durch die erhöhten Konzentrationen von Katecholaminen und Kortikosteroiden in der Schwangerschaft, ausgelöst durch Lärmbelästigungen (REHM und JANSEN 1978).

4.3 Untersuchungen von Langzeiteffekten chronischer Umweltlärmbelästigung mit Methoden epidemiologischer Forschung

Lärm war als weit verbreiteter Umweltstressor häufig Gegenstand von Untersuchungen in der sozialwissenschaftlichen Forschung. Während Zusammenhänge zwischen Schallpegel und subjektiver Verärgerung unter Berücksichtigung von relevanten Moderatorvariablen und Wechselwirkungen gut bekannt sind, sind die Erkenntnisse über <u>medizinische</u> Wechselwirkungen eher gering. Im folgenden sollen zunächst epidemiologische Studien über die langfristige Auswirkung von Lärm beschrieben werden. Dabei werden die Punkte Studienansatz, Kollektiv und ggf. Antwortrate sowie Lärmexposition berücksichtigt. Getrennt nach verschiedenen Gesundheitsstörungen werden danach die Ergebnisse der Studien beschrieben und zusammengefaßt. Dabei werden die Punkte Messung des Gesundheitseffekts, Lärmexposition, Quantifizierung des Zusammenhangs, Berechnung der Teststärke und Berücksichtigung von Störvariablen besprochen.

4.3.1 Beschreibung epidemiologischer Studien

RUSSISCHE FLUGLÄRMSTUDIEN (KARAGODINA et al. 1969)

Eine genauere Beschreibung war aufgrund der vorliegenden Unterlagen nicht möglich.

KURZBESCHREIBUNG DER ERGEBNISSE: 'Nach Aufteilung der Stichprobe in zwei Kontrastgruppen nahe (1-6 km) und entfernt (40 km) vom Flughafen wohnender Patienten zeigten sich bei den Flughafenanwohnern in höherem Maße Ohrenkrankheiten (Otitis), Kreislauferkrankungen (Hypertonie, Hypotonie), Nervenleiden (Neuritis, Asthma) und Magenerkrankungen (Gastritis, Ulcera)' (ROHRMANN et al. 1978).

ENGLISCHE FLUGLÄRMSTUDIEN
(ABEY-WICKRAMA et al. 1969 (A); GATTONI et al. 1973 (G); JENKINS et al. 1979 (J))

STUDIENANSATZ: Deskriptive Studien auf der Basis von Einweisungsraten in eine psychiatrische Klinik.

KOLLEKTIV: Psychiatrische Klinik Springfield in der Stadtgemeinde Hounslow von London.

LÄRMEXPOSITION: Definition eines lauten Gebietes mit NNI $\geq$ 55 (A)
Definition eines lauten Gebietes mit NNI $\geq$ 50 (G)
Einteilung in vier Gebiete NNI 25-34, 35-44, 45-54, über 54 (J)

KURZBESCHREIBUNG DER ERGEBNISSE: 'Es zeigte sich, daß die Einweisungsquoten in ein psychiatrisches Krankenhaus aus der 'maximum noise area' insgesamt und speziell bei älteren Witwen signifikant höher liegen als außerhalb dieses Gebietes. In der Folgezeit ist den Autoren mangelhafte Exaktheit bei der Berechnung der Grenzen der 'maximum noise area' und der Einwohnerzahl innerhalb der beiden Untersuchungsgebiete vorgeworfen worden. Auch GATTONI und TARNOPOLSKY (1973) versuchten, diese Untersuchung im gleichen Untersuchungsgebiet zu replizieren. Dabei zeigte sich in der Tendenz eine Übereinstimmung mit den früher geschilderten Ergebnissen, ohne daß die Resultate sicher vom Zufall verschieden waren. MCLEAN und TARNOPOLSKY (1977) meinen, die bisherigen Studien hatten eher explorativen Charakter gehabt und seien methodologisch unbefriedigend durchgeführt worden' (ROHRMANN et al. 1978).

MÜNCHNER FLUGLÄRMSTUDIE (DFG-FORSCHUNGSBERICHT 1974)

STUDIENANSATZ: Querschnittstudie

KOLLEKTIV: Grundgesamtheit sind die Einwohner eines Gebietes, in dem der Flugverkehr gegenüber allen anderen Geräuschquellen das dominierende Lärmereignis darstellt. Das Gebiet wurde entsprechend der Fluglärmpegeldaten in 32 Stufen eingeteilt. Die Ziehung eines Clusters je Fluglärmstufe und der Personen innerhalb eines Clusters aus den 21 bis 60jährigen Einwohnern erfolgte nach dem Zufall. 357 Personen haben das gesamte Untersuchungsprogramm durchlaufen.

ANTWORTRATE: Die Antwortrate betrug 72%. Zusätzlich wurde eine Befragung von Umzüglern und Wegzüglern (N = 152) durchgeführt. Es ergaben sich keine Hinweise auf eine selektive Abwanderung solcher Probanden, die besonders empfindlich sind.

LÄRMEXPOSITION: In dem definierten Untersuchungsgebiet variierte die Zahl der Überflugereignisse von 20 bis 80 je Tag. Der mittlere Überflugpegel lag zwischen 75 und 107 dB(A). Auf der Basis der 32 Cluster erfolgte eine Einteilung in 4 Sets A, B, C, D von je 8 Clustern, die als Grobeinteilung der Fluglärmbelästigung diente (s. Abbildung 4.1). Die Übertragung auf den Noise-Number-Index (NNI) sowie den deutschen Störindex Q zeigt Tabelle 4.1.

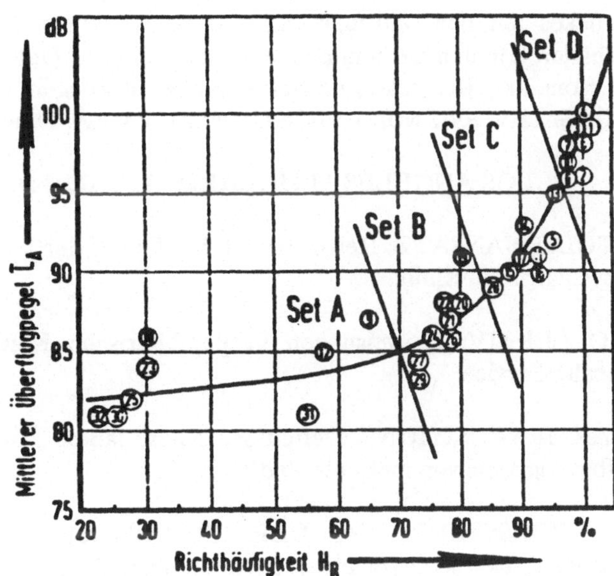

Abb. 4.1. Pegel und Häufigkeit für jeden Meßpunkt, Anordnung der Clustersets in der Münchner Fluglärmstudie (Quelle: DFG-FORSCHUNGSBERICHT 1974)

Tabelle 4.1 Gegenüberstellung zweier Lärmindizes bei der Münchner Fluglärmstudie (Quelle: DFG-FORSCHUNGSBERICHT 1974)

	Bereich	Mittelwert	Index
Set A	35-48	40.75	
Set B	46-54	49.13	NNI
Set C	53-60	55.75	
Set D	61-65	63.63	
Set A	53-66	59.4	
Set B	63-70	65.9	Q
Set C	68-75	71.6	
Set D	76-79	77.3	

KURZBESCHREIBUNG DER ERGEBNISSE: In der Literatur ist der Hinweis zu finden, daß 'erstmals mit einem multivariaten Untersuchungskonzept gearbeitet 'wurde', bei dem intervenierende Variable weitgehend kontrolliert wurden' (BABISCH 1985a). 'Die Münchner Fluglärmstudie an ca. 400 medizinisch untersuchten Personen ergab keinen Zusammenhang zwischen Hypertoniehäufigkeit oder Höhe des Blutdruckes mit dem Ausmaß des Fluglärms' (NEUS 1981). 'Hinsichtlich Gesundheitsschäden konnten bei umfassender medizinischer Untersuchung gegenüber exponierten Personen klinisch relevante Befunde bzw. Störungen nicht nachgewiesen werden' (RAT VON SACHVERSTÄNDIGEN FÜR UMWELTFRAGEN, Umweltgutachten 78).

LOS ANGELES FLUGLÄRMSTUDIE (MEECHAM und SMITH 1977)

STUDIENANSATZ: Retrospektive Studie auf der Basis von Einweisungsraten in eine psychiatrische Klinik.

KOLLEKTIV: Einweisungen in psychiatrische Kliniken durch South Bay Mental Health Service.

LÄRMEXPOSITION: Definition eines lauten Gebietes mit einem maximalen Überflugpegel von mehr als 90 dB(A).

KURZBESCHREIBUNG DER ERGEBNISSE: 'Considerable public interest was attracted to the association between aircraft noise and the rate of admission to psychiatric hospitals.... MEECHAM and SMITH offered support for the 'noise hypothesis' using data from the vicinity of another airport' (JENKINS et al. 1979).

NIEDERLÄNDISCHE FLUGLÄRMSTUDIEN 1-3
(KNIPSCHILD 1977; KNIPSCHILD und OUDSHOORN 1977)

TEIL 1/Feldstudie

STUDIENANSATZ: Querschnittstudie

KOLLEKTIV: Totalerhebung aller 35-64jährigen Einwohner von Haarlemmermeer mit 8 Gemeinden in der Nähe des Flugplatzes Schiphol.

ANTWORTRATE: Die Antwortrate betrug 42%. Es liegen keine Angaben über Unterschiede in der Antwort- und Nicht-Antwort-Gruppe vor.

LÄRMEXPOSITION: Die Probanden wurden in zwei Gruppen eingeteilt. Dabei war eine Gruppe einer größeren Fluglärmbelästigung (NNI > 37), die zweite geringerer (NNI von 20 - 37) ausgesetzt. Die Mittelwerte betrugen dabei 42 bzw. 30 NNI.

TEIL 2 /Allgemeinärzte

STUDIENANSATZ: Deskriptive Studie auf der Basis von ärztlichen Unterlagen.

KOLLEKTIV: Alle 19 Allgemeinärzte in 3 Gemeinden mit insgesamt 35150 Probanden. Gezählt wurden die Arztkontakte in einer Woche (Anzahl der Arztkontakte 2175).

LÄRMEXPOSITION: Die drei Gemeinden wurden charakterisiert durch
a) NNI < 20 b) NNI von 20 bis 33 c) NNI > 33.

<u>TEIL 3 /Apotheken</u>

STUDIENANSATZ: Deskriptive Zeittrendstudie auf der Basis von Apotheken-
unterlagen

KOLLEKTIV: Sämtliche Apotheken in 2 Gemeinden; Ein/Verkaufslisten von 1967 bis
1974

LÄRMEXPOSITION: wie Teil 2 a) und c)

KURZBESCHREIBUNG DER ERGEBNISSE: 'In der Amsterdamer Fluglärmstudie
wurden im Belastungskollektiv erhöhte Behandlungsraten bezüglich Hypertonie und
Herzkrankheiten festgestellt. Der Befund galt besonders für Frauen, worin ein Zusammenhang zur häuslichen Expositionsdauer gesehen wurde. Dies war umso bemerkens-
werter, als Frauen ein hormoneller Schutz vor streßbedingten Blutdruckanstiegen
unterstellt wird. Darüber hinaus ergaben die klinischen Untersuchungen bei den
Personen des Lärmkollektivs im Mittel erhöhte Ruheblutdruckwerte und häufiger
pathologisch veränderte Herzsilhouetten im Gegensatz zum Kontrollkollektiv. In einer
Folgeuntersuchung wurden eine Woche lang die Patientenbesuche bei sämtlichen
Arztpraxen eines Teilgebietes ausgewertet. Personen aus fluglärmbelasteten Wohngebieten suchten im Untersuchungszeitraum häufiger eine Arztpraxis auf als Personen
aus ruhigen Wohngebieten, unter anderem auch wegen Herz/Kreislauferkrankungen. In
einer weiteren Zusatzstudie wurde im fluglärmbelasteten Gebiet ein Zusammenhang
zwischen der Abgabe von verschreibungspflichtigen Schlaf-, Beruhigungs-, Magen/
Darm- und Herz/Kreislaufmedikamenten durch die Apotheke und der sich über Jahre
verändernden Fluglärmbelastung festgestellt. Derartige Zusammenhänge bestanden
nicht in einem gering belasteten Kontrollgebiet' (BABISCH 1985a).

NIEDERLÄNDISCHE VERKEHRSLÄRMSTUDIE (KNIPSCHILD und SALLÉ, 1979)

STUDIENANSATZ: Querschnittstudie

KOLLEKTIV: Totalerhebung aller 40-49jährigen Hausfrauen in Doetinchem im Osten
der Niederlande. 1741 Probanden wurden erfaßt. Die Antwortrate betrug 86%.

LÄRMEXPOSITION : Die Straßen der Stadt wurden nach dem Verkehrsaufkommen
in zwei Gruppen eingeteilt: leise mit weniger als 100 Fahrzeugen pro Stunde und laut
mit 100 oder mehr. In einer kleinen Stichprobe von 7 leisen und 7 lauten Straßen wurde
der L_{eq}-Wert bestimmt. Er betrug im leisen Bereich 55-60 dB(A) und in lauten
Straßen 65-70 dB(A). Es wurde davon ausgegangen, daß in allen wenig befahrenen
Straßen $L_{eq} < 62.5$ dB(A), in den viel befahrenen ≥ 62.5 dB(A) ist.

KURZBESCHREIBUNG DER ERGEBNISSE: 'Eine niederländische Verkehrslärmstudie an Hausfrauen, die nach Lage ihrer Wohnung in der Stadt Doetinchem in 'laut'

und 'leise' exponiert gruppiert und klinisch-anamnestisch untersucht wurden, zeigte keine statistisch gesicherten Unterschiede im Gesundheitsstatus auf. Eine Ursache könnten zu geringe Lärmpegelunterschiede sein' (BABISCH 1985a). 'Dagegen teilten KNIPSCHILD und SALLÉ ihre Gesamtgruppe in Untergruppen nach Pegeln über bzw. unter 62.5 dB(A) auf. Bei der Mehrzahl der Probanden beider Gruppen waren die Pegelunterschiede kleiner als 10 dB(A); unterschiedliche Hypertonieraten waren aus diesem Grund nicht zu erwarten' (ISING 1983).

BONNER VERKEHRSLÄRMSTUDIE (EIFF et al. 1981)

STUDIENANSATZ: Querschnittstudie

KOLLEKTIV: Eng umschriebenes Gebiet des Bonner Stadtkerns. Ausschluß von Bewohnern weiter zurückliegender Häuser oder höherer Stockwerke als den 2. Stock. Zufallsauswahl innerhalb Alter, Geschlecht und Wohngebiet. 931 Probanden wurden erfaßt. Die Antwortrate betrug 71%.

LÄRMEXPOSITION: Die Straßen wurden nach dem Verkehrsaufkommen in zwei Gruppen eingeteilt: wenig vom Straßenlärm betroffen (weniger als 50 Fahrzeuge pro Stunde) und stark befahren (mehr als 380 Fahrzeuge pro Stunde). Der berechnete Schallpegel lag unter 45 dB(A) bzw. zwischen 66 und 73 dB(A).

KURZBESCHREIBUNG DER ERGEBNISSE: 'In der Bonner Verkehrslärmstudie wurden in einem Extremgruppenvergleich ca. 1000 Menschen u.a. danach befragt, ob sie wegen Hypertonie in Behandlung seien. Es stellte sich heraus, daß in dem verkehrsreichen Gebiet die Befragten häufiger angaben, wegen Hypertonie behandelt zu sein. Weiterhin ließ sich bei den jungen Befragten (20-39 Jahre) bei Männern und Frauen in dem lauten Wohngebiet eine Beziehung zwischen Wohndauer und Hypertoniehäufigkeit sichern, die in dem leisen Wohngebiet und den älteren Befragten jeweils nicht bestand. Dieser Befund kann als Hinweis darauf gedeutet werden, daß zumindest bei den jüngeren Menschen die erhöhte Hypertonierate in dem lauten Wohngebiet ursächlich mit dem Verkehrslärm zusammenhängt' (NEUS 1981).

ERFURTER VERKEHRSLÄRMSTUDIEN 1-2
(SCHULZE et al. 1983; WÖLKE et al. 1985)

<u>Teil 1</u>

STUDIENANSATZ: Deskriptive Studie auf der Basis von Unterlagen staatlicher Gesundheitseinrichtungen

KOLLEKTIV: 2 Ärzte in 2 Städten mit insgesamt 700 Probanden. Gezählt wurden die Arztkontakte für den Zeitraum von 5 Jahren.

LÄRMEXPOSITION: Die Straßen in den beiden Städten unterscheiden sich bezüglich des äquivalenten Dauerschallpegels: in G. von 72 bis 75 dB(A) und in W. von 64 bis 67 dB(A).

<u>Teil 2</u>

STUDIENANSATZ: Querschnittstudie

KOLLEKTIV: Die Grundgesamtheit stellen die Einwohner der Stadt Erfurt dar. Nach dem Zufallsprinzip wurden 1000 Bürger ausgewählt. Die Anwortrate betrug 35%.

LÄRMEXPOSITION: Eine Einteilung der Probanden erfolgte <u>nach der Antwort auf die Frage,</u> ob sich die Bürger durch Lärm belästigt fühlen. Die Summenhäufigkeitsverteilung der gemessenen Außenlärmpegel ergab im Wohngebiet der befragten Nichtbelästigten einen Medianwert von 66.3 dB(A).

KURZBESCHREIBUNG DER ERGEBNISSE: 'In einem Extremgruppenvergleich wurden u.a. die Neuzugänge innerhalb eines Jahres bei den für zwei unterschiedlich verkehrslärmbelastete Straßen zuständigen ambulanten Gesundheitseinrichtungen ausgewertet. Es waren im lauten Gebiet mehr Zugänge aufgrund von Hypertonien und ischämischen Herzkrankheiten zu verzeichnen als im leisen. Entsprechend ergab die Analyse der Apothekenlisten eine erhöhte Abgabe von Antihypertensiva und Koronarpharmaka' (BABISCH 1985a).

CAERPHILLY- UND SPEEDWELL-STUDIE
(CAERPHILLY AND SPEEDWELL COLLABORATIVE GROUP 1984; BABISCH 1985b, 1986)

STUDIENANSATZ: Längs- und Querschnittstudie, Fall-Kontroll-Studie, Interventionsstudie

KOLLEKTIV: Grundgesamtheit waren die 45-59jährigen Einwohner von Caerphilly, einer kleinen Stadt in Südwales und die Einwohner Speedwells, einem Bezirk von Bristol. Nach Zufallsauswahl wurden schließlich 2442 bzw. 2348 Probanden erfaßt mit einer Antwortrate von 90%.

LÄRMEXPOSITION: Für alle Haushalte wurde die Exposition gegenüber Verkehrslärm am Tage (6-22 Uhr) bestimmt. Die Probanden wurden anhand des Geräuschpegels in vier Gruppen eingeteilt: 51-55, 56-60, 61-65, 66-70 dB(A).

KURZBESCHREIBUNG DER ERGEBNISSE: Bisher wurden erste Ergebnisse der Querschnittauswertung veröffentlicht.

PROSPEKTIVE BONNER VERKEHRSLÄRMSTUDIE (EIFF et al. 1985)

STUDIENANSATZ: Prospektive Feldstudie

KOLLEKTIV: Neueinzügler in ein lärmexponiertes Untersuchungsgebiet und in ein Kontrollgebiet im Alter zwischen 20 und 40 Jahren. Die Antwortrate betrug 56%. In die prospektive Studie wurden 192 normotone Personen aufgenommen, 95 Männer und

97 Frauen. 110 Personen wohnten im belärmten Wohngebiet und 82 Personen im Kontrollgebiet.

LÄRMEXPOSITION: Definition des belärmten Untersuchungsgebiets mit $L_{eq} > 63$ dB(A) sowie des Kontrollgebiets mit $L_{eq} < 55$ dB(A).

KURZBESCHREIBUNG DER ERGEBNISSE: Es liegt ein Bericht der Ergebnisse der ersten prospektiven epidemiologischen Feldstudie zu der Frage, welche gesundheitlichen Wirkungen durch chronische Umweltlärmbelästigung zu erwarten sind, vor. Dieser Bericht beschränkt sich auf die Ergebnisse der ersten 1 1/2 Jahre Verlaufsbeobachtung. In dem untersuchten Altersbereich kann jedoch mit einer Gefährdung durch Verkehrslärm, bezogen auf die Variable einer manifesten Hypertonie bzw. Hypertoniebehandlung, erst nach mehrjähriger Wohndauer in einem belärmten Gebiet gerechnet werden. Neben der halbjährlichen Kontrolle des Blutdrucks wurden anamnestische, blutchemische, psychophysiologische und sozialpsychologische Variablen erhoben. Zwischen Magnesium-Stoffwechsel und Blutdruckregulation ließen sich Zusammenhänge aufweisen. Bezüglich Cholesterin und Zigarettenrauchen ergaben sich bei Frauen Hinweise für eine lärmbedingte Steigerung, bei lärmexponierten Männern lagen erhöhte Cortisol-Werte vor.

4.3.2 Auswirkungen von Lärm auf den menschlichen Schlaf

Schlafstörungen sind alle objektiv meßbaren und/oder subjektiv empfundenen Abweichungen vom bisherigen oder vom erwünschten Schlafablauf.

Als Folge nächtlicher Lärmeinwirkungen treten Störungen des Schlafablaufs, Beeinträchtigung von Stimmung und Leistung sowie gesundheitliche Schäden auf. Diese Hypothese wird durch drei Reaktionstypen erklärt:

- Primärreaktionen sind Veränderungen des Schlafablaufs. Die Frequenz und Dauer intermittierender Wachperioden bewirken einen erhöhten Tonus im sympathischen System und sind somit als Streßreaktionen zu bezeichnen, die als gesundheitsgefährdend anzusehen sind.

- Sekundärreaktionen werden im Wachzustand nach schlafgestörten Nächten erwartet. Die Schlafqualität wird als schlechter empfunden, die Stimmung ist herabgesetzt, die psychomotorische und die physische Leistung sind beeinträchtigt.

- Tertiärreaktionen sind Gesundheitsschäden, die sich aufgrund häufiger bestehender Schlafstörungen entwickeln (funktionelle Störungen, Herz-Kreislauf-Erkrankungen). Sie bilden sich nach Beseitigung der Ursache nicht mehr zurück (GRIEFAHN 1985).

Aktive Reizantworten auf Schlafstörungen sind z.B. Einnahme von Hypnotika, Sedativa und Tranquilizer. In der Literatur wird berichtet, daß bei telefonischen Beschwerden aus der Bevölkerung über störende Umweltfaktoren 40% Schlafstörungen betreffen. In sozialwissenschaftlichen Studien, die sich mit der Wirkung von Verkehrslärm befassen, werden Durchschlafstörungen am häufigsten angegeben. Hierbei fühlen sich Frauen und ältere Menschen am meisten gestört. Die Schlafqualität wird beurteilt aus der Dauer, dem Verlauf und der subjektiven Bewertung der bewußt erlebten Wachzeiten. Personen, die sich durch Umweltgeräusche stärker belästigt fühlen, schätzen ihre Schlafqualität und ihren Gesundheitszustand schlechter ein. Die Reaktion auf Schallreize ist im Schlaf nur begrenzt gewöhnungsfähig. Zwischen 45 dB(A) $\leq L_{eq} \leq$ 50 dB(A) treten bereits mehr Wachphasen auf. Als realistischer Grenzwert für nächtliche Schallbelastungen in Wohnungen wird ein äquivalenter Dauerschallpegel von 40 dB(A) vorgeschlagen. Bei höheren Werten werden REM-Episoden und Traumschlafzeiten signifikant reduziert.

Auf diese außerordentlich zeitraubenden Untersuchungen (z.B. physiologische Aufzeichnungen des Schlafablaufs) soll hier nicht im einzelnen eingegangen werden. Als Beispiel für eine größer angelegte Feldstudie sei hier nur die von der Europäischen Gemeinschaft in Brüssel initiierte und geförderte Untersuchung des Schlafverhaltens bei Anwohnern verkehrsreicher Straßen erwähnt.

Die Zusammenarbeit von vier Arbeitsgruppen aus der Bundesrepublik Deutschland, aus Frankreich, Großbritannien und den Niederlanden führt schließlich zur Auswertung der Ergebnisse von 70 Probanden (ca. 1000 Nächte). Einige Parameter ließen signifikante Veränderungen erst nach numerischer Zusammenführung der Daten erkennen (JURRIËNS et al. 1983).

ZUSAMMENHANG ZWISCHEN EIN- UND DURCHSCHLAFSTÖRUNGEN UND LÄRMEXPOSITION

Folgenden Studien sind Aussagen über Ein- bzw. Durchschlafstörungen zu entnehmen:
- Münchner Fluglärmstudie   (I)
- Bonner Verkehrslärmstudie (II)

MESSUNG DES GESUNDHEITSEFFEKTS: Sowohl in der Münchner Fluglärmstudie als auch in der Bonner Verkehrslärmstudie wurde nach Einschlafstörungen und nach Durchschlafstörungen gefragt.

(I)   Einschlafstörungen
     ja Männer 8.4 %   Frauen 14.4 %
    Durchschlafstörungen
     ja Männer 10.0 %   Frauen 15.8 %

(II)   Einschlafstörungen
     ja   23.4 %
    Durchschlafstörungen
     ja   30.5 %

LÄRMEXPOSITION (dB(A))

(I)	Set A	Set B	Set C	Set D	
	53-66	63-70	68-75	76-79	Bereich
Fluglärm	59.4	65.9	71.6	77.3	Mittelwert

(II)	Gruppe 1	Gruppe 2	
Verkehrslärm	< 45	66-73	Bereich
	?	68.8	Mittelwert

QUANTIFIZIERUNG DES ZUSAMMENHANGS: Ausgehend von dem Parameter 'odds ratio', als Maß für den Zusammenhang zwischen Schlafstörungen und Lärmexposition, ist nach Tabelle 4.2 nur bei der Untersuchung der Häufigkeit von Durchschlafstörungen in der Bonner Verkehrslärmstudie ein signifikanter (p = 0.05) Unterschied festzustellen. Eine genauere Quantifizierung auf der Basis dieser beiden Studien ist nicht möglich.

Tabelle 4.2 Zusammenhang zwischen Schlafstörungen und Lärmexposition

Studie	Lärmexposition dB(A)	Einschlafstörungen		Durchschlafstörungen	
		Rate (%) (95%-Konfidenz-intervall)	"odds ratio" (95%-Konfidenz-intervall)	Rate (%) (95%-Konfidenz-intervall)	"odds ratio" (95%-Konfidenz-intervall)
Münchner Fluglärm-studie	76 - 79	11.8 (6.4; 19.0)	1.19 (0.48; 3.02)	17.6 (11.0; 25.9)	1.55 (0.70; 3.55)
	53 - 66	10.1 (5.1; 17.1)		12.1 (6.6; 19.6)	
Bonner Verkehrs-lärm-studie	66 - 73	23.1 (19.5; 27.0)	0.97 (0.71; 1.31)	33.8 (29.6; 38.1)	1.39 (1.05; 1.84)
	< 45	23.7 (19.9; 27.8)		26.8 (22.9; 31.1)	

BERECHNUNG DER TESTSTÄRKE: Die Teststärke der beiden Studien zur Erkennung eines mittleren Zusammenhangs (odds ratio = 1.5) gegenüber keinem Zusammenhang (odds ratio = 1.0) beträgt bei einem Testniveau von 5% nur 15% in der Münchener Fluglärmstudie bzw. 75% in der Bonner Verkehrslärmstudie.

ZUSAMMENFASSUNG: Zum Nachweis von Schallreizen auf den Schlaf und den daraus resultierenden Folgen sind in der Literatur eine Anzahl von Studien beschrieben worden. Der Aussagewert der einzelnen Studien ist jedoch stark eingeschränkt, da die meisten Autoren sich damit begnügen, die Wirkung von Schallreizen auf den Schlaf qualitativ zu beschreiben.

Die Frage nach lärminduzierten Schlafstörungen ist hauptsächlich in Laborversuchen untersucht worden. Die hier ausschließlich betrachtete empirische Evidenz über die Auswirkungen von Lärm auf den Schlaf mittels epidemiologischer Studien ist nicht sehr groß, weist jedoch eher in die Richtung einer Verringerung der Schlaftiefe hin.

4.3.3 Lärm im Risikofaktorenkonzept kardiovaskulärer Krankheiten

Wie aus Abschnitt 4.2 hervorgeht, sind keine spezifischen extra-auralen Lärmwirkungen zu erwarten. Vielmehr reagiert der menschliche Organismus auf akute Belärmung mit einer allgemeinen vegetativen Erregung, deren meßbare physiologische Parameter inter- und intraindividuell erheblich schwanken können. Zu den in akuten Belastungsexperimenten häufig nachgewiesenen physiologischen und biochemischen Reaktionen gehören u.a. Anstiege oder Abfälle bei Blutdruck, Herzfrequenz, Atemfrequenz, Herzschlagvolumen, Herzminutenvolumen, Finger- und Kopfpulsamplitude, elektrische Muskelspannung mit Elektrolytstoffwechsel sowie Anstiege bei Katecholaminen, Lipoproteinen, freien Fettsäuren, Cholesterin und Blutdruck (BABISCH 1985a). Diese Studien liefern jedoch keine Aussagen zu der Frage, ob langfristige Wiederholungen dieser lärmbedingten Veränderungen zu irreversiblen physiologischen oder organischen Schädigungen führen. Dies wird angesichts des chronischen Auftretens von Umweltlärm, im Gegensatz zu den temporär wirksamen Stressoren des täglichen Lebens für möglich gehalten. Dazu tragen auch tierexperimentelle Untersuchungen bei, die einen Zusammenhang zwischen langfristigen Wiederholungen akuter lärmbedingter Blutdruckanstiege und irreversibler Blutdruckerhöhungen nachgewiesen haben (PETERSON et al. 1981). Zu erbringen ist noch der Nachweis von Langzeiteffekten chronischer Lärmbelästigung bei der Allgemeinbevölkerung bzw. speziellen Risikogruppen mit den Methoden epidemiologischer Forschung.

Dabei ist der Nachweis von kardiovaskulären Effekten auf verschiedene Weise möglich. Eine Methode zur Bestimmung des Einflusses von Umweltnoxen auf die Entwicklung kardiovaskulärer Erkrankungen ist die Anwendung von standardisierten Fragebögen. Um verschiedene Studien vergleichen zu können, ist es nötig, gleich oder zumindest ähnlich formulierte Fragen zu verwenden.

Eine weitere Möglichkeit liegt in der Anwendung verschiedener Meßtechniken, insbesondere der Messung des Blutdrucks sowie Serumbestimmungen. Dabei können epidemiologische Studien, die auf einer Messung des Blutdrucks beruhen, zu einer fehlerhaften Schätzung der Prävalenz der Hypertonie führen (CAREY et al. 1976). Blutdruckmessungen können von der Tageszeit der Messung, der Erholungszeit, körperlicher Belastung und Aufregung vor der Messung beeinflußt werden. Darüber hinaus ist die Beziehung von kardiovaskulären Variablen mit Alter, Geschlecht und anderen Faktoren zu berücksichtigen. Methoden zur Adjustierung des Blutdrucks nach Alter und Geschlecht sind in der Literatur beschrieben (TYROLER 1977).

ZUSAMMENHANG DER HYPERTONIERATE MIT LÄRMEXPOSITION

Folgenden Studien sind Aussagen über den Anteil von Hypertonikern in bestimmten Kollektiven zu entnehmen:
- Münchner Fluglärmstudie   (I)
- Niederländische Fluglärmstudie/Feldstudie   (II)
- Niederländische Verkehrslärmstudie   (III)
- Bonner Verkehrslärmstudie   (IV)
- Caerphilly- und Speedwell-Studie   (V)

MESSUNG DES GESUNDHEITSEFFEKTES

(I)   Bekannter Bluthochdruck
      ja   Männer 10.0%   Frauen 10.9%

(II) Medikamentöse Hochdruckbehandlung
      ja   Männer 4.9%   Frauen 11.9%
      außerdem
      RR systolisch > 175 und/oder diastolisch > 100 mmHg
      ja   Männer 3.7%   Frauen 6.0%

(III) Medikamentöse Hochdruckbehandlung
      und/oder RR systolisch $\geq$ 160 und/oder diastolisch $\geq$ 105 mmHg
      ja   -   Frauen 9.2%

(IV) Behandlung wegen zu hohem Blutdruck
      ja   Männer 20.0%   Frauen 17.0%

(V)   Bekannter Bluthochdruck
      ja   Männer 18.7%   -

Während in zwei Studien nach medikamentöser Hochdruckbehandlung gefragt wird, ist in einer Untersuchung global die Blutdruckbehandlung Ziel der Fragestellung. Daraus resultieren möglicherweise die höheren Prävalenzwerte. Die Tatsache, daß in dem Kollektiv von 35-60jährigen Männern und Frauen der Niederländischen Fluglärmstudie (II) die Rate der medikamentös Hochdruckbehandelten bei Frauen größer ist als bei Männern, kann nicht als im Widerspruch zu epidemiologischen Erkenntnissen stehend bezeichnet werden. So betrugen in der Münchner Blutdruckstudie (STIEBER et al. 1985) in einem Kollektiv von 30-70 Jährigen die Rate der medikamentös gegen Hochdruck Behandelten bei Männern 9.4% und bei Frauen 13.4%.

LÄRMEXPOSITION (dB(A))

(I)

	Set A	Set B	Set C	Set D	
	53-66	63-70	68-75	76-79	Bereich
Fluglärm	59.4	65.9	71.6	77.3	Mittelwert

(II)

	Gruppe 1	Gruppe 2	
	< 55	$\geq$ 55	Bereich
Fluglärm	52	61	Mittelwert

(III)

	Gruppe 1	Gruppe 2	
	< 62.5	> 62.5	Bereich
Verkehrslärm	nicht angegeben		Mittelwert

(IV)

	Gruppe 1	Gruppe 2	
	< 45	66-73	Bereich
Verkehrslärm	?	68.8	Mittelwert

(V)

	Gruppe 1	Gruppe 2	
	51-55	56-60	Bereich
Verkehrslärm	?	?	Mittelwert
	Gruppe 3	Gruppe 4	
	61-65	66-70	Bereich
	?	?	Mittelwert

Bezüglich der beiden Fluglärmstudien ist festzustellen, daß sie im Hinblick auf die Lärmexposition sehr unterschiedliche Bereiche abdecken. Nur zwei der 32 Cluster der Münchner Fluglärmstudie würden der Gruppe I der Niederländischen Fluglärmstudie zugeordnet. Dagegen sind die exponierten Gruppen der genannten Verkehrslärmstudien in etwa vergleichbar. Ein Extremgruppenvergleich findet nur in der Bonner Verkehrslärmstudie statt.

QUANTIFIZIERUNG DES ZUSAMMENHANGS: Beim Vergleich der Hypertonieraten in Tab. 4.3 ist die unterschiedliche Definition des Bluthochdrucks zu berücksichtigen. Der Parameter 'odds ratio' ist als Maß für den Zusammenhang zwischen Hypertonierate und Lärmexposition auch in dieser Situation geeignet. Ein 'odds ratio' von 1.5 ist mit allen durchgeführten Studien verträglich, mit Ausnahme der Niederländischen Verkehrslärmstudie und der Caerphilly-und Speedwell-Studie. Da in diesen Studien eine spezifische Altersgruppe untersucht wurde, könnten diese Abweichungen darauf zurückzuführen sein. Um einen Vergleich zu ermöglichen, sind in den Tabellen 4.4 und 4.5 die Zusammenhangsmaße in verschiedenen Altersgruppen für Männer und Frauen dargestellt. Danach kann auf der Basis des Parameters 'odds ratio' nicht von einem stärkeren Zusammenhang von Lärmexposition und Bluthochdruck bei Frauen gesprochen werden. Auch ein Unterschied nach verschiedenen Altersgruppen ist nicht nachzuweisen; eine Tendenz zu einem schwächeren Zusammenhang etwa im Alter von 40 bis 50 Jahren scheint jedoch erkennbar.

Tabelle 4.3 Zusammenhang zwischen Hypertonierate und Lärmexposition

Studie	Lärmexposition dB(A)	Männer Hypertonierate (%) (95% Konfidenz-interv.)	"odds ratio" (95% Konfidenz-interv.)	Frauen Hypertonierate (%) (95% Konfidenz-interv.)	"odds ratio" (95% Konfidenz-interv.)	Kommentar
Münchner Fluglärm-studie	76 - 79	9.3 (2.4; 20.7)	0.44 (0.09; 1.56)	7.5 (2.0; 17.0)	0.95 (0.17; 5.29)	Bekannter Bluthochdruck Alter: 21-59
	53 - 66	18.8 (9.2; 31.5)		7.8 (2.0; 17.6)		
Niederlän-dische Fluglärm-studie/ Feldstudie	$\geq$ 55	6.2 (4.8; 7.8)	1.52 (1.07; 2.16)	14.7 (12.8; 16.8)	1.53 (1.23; 1.91)	Medikamentöse Hochdruckbehandl. Alter: 35-64
	< 55	4.1 (3.3; 5.2)		10.1 (8.8; 11.5)		
Niederlän-dische Fluglärm-studie/ Feldstudie	$\geq$ 55	5.1 (3.9; 6.6)	1.85 (1.24; 2.78)	8.0 (6.6; 9.7)	1.74 (1.30; 2.35)	RR/SYS > 175 od. RR/DIAS > 100 Alter: 35-64
	< 55	2.8 (2.1; 3.7)		4.8 (3.9; 5.8)		
Niederländ-dische Verkehrs-lärmstudie	$\geq$ 62.5			8.8 (6.2; 11.8)	0.93 (0.62; 1.36)	Medikamentöse Hochdruckbehandl. Alter: 40-49
	< 62.5			9.4 (7.9; 11.0)		
Bonner Verkehrs-lärmstudie	$\geq$ 66	23.5 (18.4; 29.2)	1.57 (0.98; 2.53)	20.8 (16.0; 26.2)	1.79 (1.09; 2.99)	Behandlung Alter: 21-59
	< 45	16.4 (11.9; 21.7)		12.7 (8.8; 17.6)		
Caerphilly und Speed-well-Studie	> 55	17.7 (14.9; 20.7)	0.91 (0.72; 1.15)			Bekannter Bluthochdruck Alter: 45-59
	$\leq$ 55	19.0 (17.3; 20.9)				

Tabelle 4.4 Zusammenhang zwischen Hypertonierate und Lärmexposition (odds ratio) für Männer in verschiedenen Altersgruppen

Studie	Alter									
	20	25	30	35	40	45	50	55	60	65
Niederländische Fluglärmstudie					1.68 (0.79; 3.53)		1.03 (0.57; 1.85)		1.76 (0.95; 3.13)	
Bonner Verkehrslärmstudie	2.39 (0.85; 13.54)		1.15 (0.41; 3.37)		1.07 (0.45; 2.53)		2.11 (0.87; 5.31)			

Tabelle 4.5 Zusammenhang zwischen Hypertonierate und Lärmexposition (odds ratio) für Frauen in verschiedenen Altersgruppen

Studie	Alter									
	20	25	30	35	40	45	50	55	60	65
Niederländische Fluglärmstudie					1.55 (0.99; 2.43)		1.53 (1.08; 2.17)		1.45 (1.00; 2.11)	
Niederländische Verkehrslärmstudie					0.93 (0.62; 1.36)					
Bonner Verkehrslärmstudie	3.50 (0.73; 80.09)		3.47 (0.94; 24.43)		0.92 (0.38; 2.24)		2.21 (0.95; 5.38)			

BERECHNUNG DER TESTSTÄRKE: Wird davon ausgegangen, daß ein Zusammenhang von der Größe 1.6 (odds ratio) entdeckt werden soll, so ergeben sich in den einzelnen Studien die in Tabelle 4.6 dargestellten Teststärken. Außerdem sind die Signifikanzniveaus angegeben, für die die Fehler 1. und 2. Art gleich sind.

Tabelle 4.6 Teststärken verschiedener Studien zur Prüfung eines Zusammenhangs (odds ratio 1.6 gegenüber 1.0) zwischen Hypertonierate und Lärmexposition

Studie	Teststärke für $\alpha = 0.05$	$\alpha_{EQ} = 1-\beta$
Münchner Fluglärmstudie	0.11	0.44
Niederländische Fluglärmstudie	1.00	0.003
Niederländische Verkehrslärmstudie	0.76	0.28
Bonner Verkehrslärmstudie	0.63	0.37

BERÜCKSICHTIGUNG VON STÖRVARIABLEN: In der Münchner Fluglärmstudie wurde die Verteilung der Probanden auf die vier Clustersets, getrennt nach Geschlecht und Alter, untersucht und nach Signifikanzprüfung als gleichmäßig verteilt bezeichnet. Dennoch weist die Altersverteilung bemerkenswerte Unterschiede auf (Anteil der über 50jährigen Männer in Cluster A 29.2% gegenüber 18.3% in den anderen Gebieten). Allgemein sollten derartige Störvariable immer kontrolliert werden, unabhängig von den Ergebnissen von Signifikanztests (KLEINBAUM et al. 1982).

Bei der Auswertung der Niederländischen Fluglärmstudie wurden Alter und Geschlecht kontrolliert. Daneben wurden die Faktoren Rauchen, Übergewicht und Gemeindegröße untersucht und zeigten keinen Einfluß auf den Zusammenhang von Lärm und Bluthochdruck.

Die Verteilung der Störgrößen soziale Schicht, finanzielle Situation, Rauchen, Übergewicht und körperliche Aktivität wurde in der Niederländischen Verkehrsstudie in beiden Expositionsgruppen untersucht und als gleich bezeichnet.

Alter und Geschlecht wurden bei der statistischen Analyse der Bonner Verkehrslärmstudie kontrolliert. Als Störvariable wurden sportliche Betätigung und Rauchen berücksichtigt; dabei ergab sich keine Änderung des Zusammenhangs zwischen Lärmexposition und Bluthochdruck.

ZUSAMMENFASSUNG

(i) Der Frage, ob langfristige Lärmbelästigung eine Gesundheitsgefahr darstellt, ist mit deskriptiven Studien schon vor längerer Zeit nachgegangen worden. In den letzten Jahren sind sorgfältig geplante epidemiologische Querschnittstudien durchgeführt worden, die auch die wesentlichen Störfaktoren kontrollieren. Die zur Untersuchung des Einflusses von Lärm auf die Hypertonierate angeführten Studien entsprechen dabei sowohl bezüglich der Auswertungsmethodik als auch bezüglich der Interpretation der Ergebnisse epidemiologischem Standard.

(ii) Im einzelnen ergeben sich jedoch folgende Probleme:

MÜNCHNER FLUGLÄRMSTUDIE: Die Fallzahlen sind zur Untersuchung des Einflusses von Lärm auf die Hypertonierate zu klein. Bei dem gegebenen Ansatz beträgt die Wahrscheinlichkeit eine tatsächlich vorliegende Erhöhung der Rate um 50% zu entdecken (mit $\alpha = 0.05$) nur 11%.

NIEDERLÄNDISCHE FLUGLÄRMSTUDIE: Zu berücksichtigen ist die geringe Antwortrate von 40%. Geringe Unterschiede im sozioökonomischen Status wurden nicht vollständig kontrolliert.

NIEDERLÄNDISCHE VERKEHRSLÄRMSTUDIE: Geringe Unterschiede im sozioökonomischen Status wurden nicht vollständig kontrolliert.

BONNER VERKEHRSLÄRMSTUDIE: Die Ergebnisse der Studie beruhen auf anamnestischer Befragung. Die Befragung wurde jedoch so durchgeführt, daß für den Probanden kein direkter Bezug zu dem Thema 'Lärm' herzustellen war.

(iii) Eine Quantifizierung des Zusammenhangs von Lärm und Hypertonierate setzt eine Quantifizierung der Lärmexposition voraus. Dies ist jedoch auch mit aufwendigen akustischen Messungen nur schwer zu erreichen. Daher ist in den meisten Studien nur eine Grobeinteilung in niedrige Lärmbelastung und hohe Lärmbelastung durchgeführt worden. Faßt man die Ergebnisse der einzelnen Studien dennoch zusammen, so ist festzustellen, daß eine Erhöhung der Hypertonierate bei Allgemeinbevölkerungsgruppen mit hoher Lärmexposition gezeigt wurde. Es ist derzeit unklar, ob es dabei einen geschlechts- bzw. altersspezifischen Unterschied des Einflusses gibt. Eine Tendenz zu einer stärkeren Belastung jüngerer und älterer Altersgruppen scheint erkennbar.

(iv) Die Argumentationskette läßt sich damit wie folgt darstellen:

a) Interventionsstudien mit experimenteller Belastung zeigen den Zusammenhang zwischen Lärmstörung und akutem Blutdruckanstieg.

b) Tierexperimentell wurde der Zusammenhang zwischen langfristiger Wiederholung akuter lärmbedingter Blutdruckanstiege und irreversibler Blutdruckerhöhungen nachgewiesen.

c) Epidemiologische Querschnittstudien zeigen eine Erhöhung der <u>Hypertonierate</u> bei Bevölkerungsgruppen mit hoher Lärmexposition.

4.3.4 Auswirkungen von Lärm auf psychische Krankheiten

Zwischen dem häufig anzutreffenden Glauben, 'bei dem Lärm allmählich verrückt zu werden' und der wissenschaftlichen Erforschung des Zusammenhangs von Lärm und psychischen Krankheiten klafft eine große Lücke. So gibt es kaum exakt definierte Hypothesen. In Tierversuchen konnte festgestellt werden, daß eine Senkung des Norepinephrin-Spiegels zu besonders starken neuralen Reaktionen auf Lärm führen kann. Die Tatsache, daß bei depressiven und schizophrenen Menschen unter anderem eine Senkung des Norepinephrin-Spiegels zu beobachten ist, verdient in diesem Zusammenhang Beachtung.

Ein Nachweis von psychischen Effekten durch die Untersuchung von Einweisungsraten in psychiatrische Kliniken ist äußerst problematisch. Ohne die Berücksichtigung wichtiger Kriterien, wie etwa des Standorts des Krankenhauses, sind kaum Schlußfolgerungen möglich.

ZUSAMMENHANG ZWISCHEN EINWEISUNGSRATEN
IN PSYCHIATRISCHE KLINIKEN UND LÄRMEXPOSITION

Folgenden Studien sind Aussagen über Einweisungsraten in psychiatrische Kliniken zu entnehmen:

- Englische Fluglärmstudien (I), (II), (III)
- Los Angeles Fluglärmstudie (IV)

MESSUNG DES GESUNDHEITSEFFEKTS: Sowohl in den Untersuchungen in der Umgebung des Londoner Flughafens Heathrow (I), (II), (III) als auch in der Untersuchung in der Nähe von Los Angeles International Airport werden Einweisungsraten in jeweils eine psychiatrische Klinik retrospektiv untersucht.

EINWEISUNGSRATE PRO 100 000 PRO JAHR

(I)	Männer	196.8	Frauen	196.7	
(II)	Männer	148.5	Frauen	182.3	
(III)	Männer	221.4	Frauen	247.4	
(IV)	Männer	118.0			(nur Nervenzusammenbruch)

LÄRMEXPOSITION

	Gruppe 1	Gruppe 2
(I)	$NNI < 55$ und $PN_{dB} < 100$	$NNI > 55$ oder $PN_{dB} > 100$
(II)	$NNI < 50$	$NNI > 50$
(III)	$NNI < 55$	$NNI > 55$
(IV)	Überflugpegel < 90	Überflugpegel ≥ 90

Nach einer Untersuchung von JENKINS et al. (1979) führen die Kriterien in den Studien (I) und (III) zur gleichen Einteilung des Gebietes.

QUANTIFIZIERUNG DES ZUSAMMENHANGES: Die Studie von Abey-Wickrama hat beträchtliches Aufsehen erregt wegen der Feststellung einer signifikant erhöhten Einweisungsquote in dem lauten Gebiet. Dieses Ergebnis konnte von GATTONI et al. (1973) nur teilweise bestätigt werden - bei insgesamt geringeren Einweisungsraten. Wie Tabelle 4.7 zu entnehmen ist, zeigen JENKINS et al. (1979) anscheinend genau das Gegenteil - eine signifikant geringere Einweisungsrate in dem lauten Gebiet. Diese Studie soll offenbar demonstrieren, daß mit statistischen Auswertungen epidemiologischer Studien alles bewiesen werden kann - eine Funktion, die bei genügend 'schlechtem Willen' auch immer erreichbar ist. Den publizierten Tabellen läßt sich entnehmen, daß bei dieser Studie die jährliche Einweisungsquote pro 100 000 bei über 45-jährigen Frauen mehr als doppelt so hoch ist als bei jüngeren Frauen (203.5 gegenüber 91.2) - jedoch nur im lauten Gebiet. Im leisen Gebiet ist kein Unterschied feststellbar (286.0 gegenüber 286.4). Derartige Differenzen weisen auf Faktoren hin, die beide Gebiete nicht direkt vergleichbar machen und bei der Interpretation der Ergebnisse unbedingt berücksichtigt werden müßten.

In der Los Angeles Fluglärmstudie wurde bezüglich der Einweisungsdiagnose 'Nervenzusammenbruch' eine ähnliche Tendenz festgestellt wie bei Abey-Wickrama. Allerdings ist das angegebene empirische Signifikanzniveau von 0.10 nicht nachvollziehbar; der exakte Wert beträgt 0.22.

Tabelle 4.7 Zusammenhang zwischen Einweisungsraten in psychiatrische Kliniken und Lärmexposition

Studie	Lärmexposition NNI	Einweisungsrate pro 100 000 pro Jahr 95% Konfidenzintervall	Prävalenz-Quotient 95%-Konfidenz- intervall	Kommentar
Englische Fluglärmstudie (ABEY-WICKRAMA)	$\geq$ 55	226.9 (199.6; 256.5)		
	< 55	173.6 (152.6; 196.5)	1.30 (1.09; 1.56)	
Englische Fluglärmstudie (GATTONI)	$\geq$ 50	173.1 (149.1; 199.5)		
	< 50	161.1 (140.4; 183.7)	1.07 (0.88; 1.31)	
Englische Fluglärmstudie (JENKINS)	$\geq$ 55	140.5 (121.2; 161.7)		
	< 55	272.3 (255.0; 250.4)	0.52 (0.44; 0.60)	
Los Angeles Fluglärm- studie	Überflugpegel $\geq$ 90	128.1 (101.3; 159.1)		Einweisungs- diagnose
	Überflugpegel < 90	99.3 (68.6; 138.0)	1.29 (0.86; 1.98)	nur Nerven- zusammenbruch

BERECHNUNG DER TESTSTÄRKE: Zur Entdeckung eines Prävalenzquotienten von 1.3 gegenüber 1.0 haben die einzelnen Studien bei einem Signifikanzniveau von 5% folgende Teststärken: (I) 82%, (II) 74%, (III) 98%, (IV) 24%.

BERÜCKSICHTIGUNG VON STÖRVARIABLEN: In den Studien, die auf Unterlagen einer psychiatrischen Klinik in London basieren, war es möglich nach Alter, Geschlecht und Familienstand zu kontrollieren. Darüber hinaus wurden die 'lauten' und 'leisen' Gebiete auf Unterschiede in sozioökonomischen Variablen untersucht. In der Umgebung von Los Angeles International Airport wurden die Merkmale Alter, Einkommen und Rasse kontrolliert.

ZUSAMMENFASSUNG: Trotz der weitverbreiteten Ansicht, daß 'Lärm verrückt mache', gibt es nur wenige empirische Untersuchungen auf diesem Gebiet. Darüber hinaus haben die bisherigen Studien eher explorativen Charakter. Auf der Basis dieser Daten lassen sich keine gesicherten Schlüsse auf die Auswirkungen von Lärm auf psychische Krankheiten ziehen. Weitere Untersuchungen auf der Basis besser definierter Hypothesen und valider Daten sind nötig.

4.4 Untersuchungen von Langzeiteffekten chronischer Umweltlärmbelästigung bei Risikogruppen

Es ist anzunehmen, daß für bestimmte Bevölkerungsgruppen ein höheres Risiko einer Gesundheitsgefährdung durch Lärm besteht. Hauptsächlich experimentelle Studien gibt es bisher zur Untersuchung der Lärmempfindlichkeit bei Personen mit essentieller Hypertonie. Insbesondere wurden auch Personen mit einer genetischen Veranlagung für eine essentielle Hypertonie berücksichtigt. Bereits vor längerer Zeit wurde angenommen, daß Lärm auch eine schädigende Wirkung auf den menschlichen Fötus haben könnte. Speziell im frühen Stadium der Schwangerschaft könnte Lärm organische Defekte bei der Entwicklung des Fötus bedingen.

4.4.1 Beschreibung epidemiologischer Studien

JAPANISCHE FLUGLÄRMSTUDIE (ANDO und HATTORI 1973)

STUDIENANSATZ: Querschnittstudie

KOLLEKTIV: Totalerhebung aller Neugeborenen in den Jahren 1965-67 in Itami in der Nähe des Flughafens Osaka sowie in den weiter entfernten Städten Takatsuki, Ibaraki, Suita Nishinomiya und Akashi. Außerdem Totalerhebung aller Geburten mit einem Geburtsgewicht von unter 2500 Gramm im Jahre 1969 in Itami, Toyonoka und Takarazuka.

LÄRMEXPOSITION: Für die Städte Itami, Toyonaka und Takarazuka wurde eine Einteilung der Lärmexposition in ECPNL (equivalent continuous perceived Noise level) durchgeführt. Dabei wurden insbesondere Gebiete mit einem Fluglärm von 85 oder mehr dB (ECPNL) verglichen mit geringer belasteten. Diese Einteilung dürfte in etwa der Gruppeneinteilung in der Niederländischen Fluglärmstudie entsprechen (NNI über 40).

KURZBESCHREIBUNG DER ERGEBNISSE: 'A very pronounced influence (aircraft noise on birth-weight) was found' (ETTEMA und JANSEN 1983).

DÜSSELDORFER FLUGLÄRMSTUDIE (REHM und JANSEN 1978)

STUDIENANSATZ: Retrospektive Studie

KOLLEKTIV: Totalerhebung auf der Basis der Geburtshilfeunterlagen von vier Kliniken in der Nähe des Flughafens Düsseldorf in einem Zeitraum von 4 1/2 Jahren (1452 Geburten).

LÄRMEXPOSITION: Die Umgebung des Flughafens Düsseldorf wurde in drei fast konzentrische Gebiete eingeteilt.

a) über 75 dB(A) etwa NNI > 60
b) zwischen 67 und 75 dB(A) entspricht etwa 50 < NNI < 60
c) unter 67 dB(A) oder NNI < 50

KURZBESCHREIBUNG DER ERGEBNISSE: 'The influence of exposure to aircraft noise on birth-weight of newborn was very small or could not be demonstrated in a German study' (ETTEMA und JANSEN 1983)

LOS ANGELES STUDIE (JONES und TAUSCHER 1978)

STUDIENANSATZ: Deskriptive Studie auf der Basis von Geburtsurkunden

KOLLEKTIV: Totalerhebung der Geburten in Los Angeles für die Jahre 1970 bis 1972 (225 146 Geburten)

LÄRMEXPOSITION: Definition von zwei Bezirken um den Internationalen Flughafen von Los Angeles.

a) über 90 dB(A) etwa Q > 70, NNI > 53
b) unter 90 dB(A)

KURZBESCHREIBUNG DER ERGEBNISSE: 'JONES and TAUSCHER reported a significant difference in the incidence of birth defects due to noise' (REHM 1983).

ATLANTA STUDIE (EDMONDS, LAYDE und ERICKSON 1979)

STUDIENANSATZ: Deskriptive Studie auf der Basis von Daten des Metropolitan Atlanta Congenital Defects Program.

KOLLEKTIV: Totalerhebung der Geburten in Atlanta im Jahr 1971. Feststellung aller Geburtsfehler in den Jahren 1970 bis 1972 (1745 Geburten).

LÄRMEXPOSITION: Die Wohnsitze der Eltern wurden daraufhin geprüft, ob sie in einem Gebiet mit einer Lärmexposition von größer gleich 65 dB(L_{dn}) liegen (> 46 NNI). Für einige Auswertungen wurde eine Extremgruppe mit einer Belastung über 75 dB (L_{dn}) (> 60 NNI) definiert.

KURZBESCHREIBUNG DER ERGEBISSE: 'Edmonds et al. found no significant difference in the incidence of birth defects' (REHM 1983).

AMSTERDAMER FLUGLÄRMSTUDIE (KNIPSCHILD, MEYER und SALLÉ 1981)

STUDIENANSATZ: Deskriptive Studie auf der Basis von Daten der 'infant welfare centers'.

KOLLEKTIV: Neugeborene in sechs Gemeinden in der Nähe des Flughafens Amsterdam in den Jahren 1973-1976.

ANTWORTRATE: 78% aller Neugeborenen wurden in den 'infant welfare centers' registriert.

LÄRMEXPOSITION: Die Wohnsitze der Mütter wurden daraufhin geprüft, ob sie in einem Gebiet mit hoher Lärmexposition von > 65 dB (L_{dn}) liegen.

KURZBESCHREIBUNG DER ERGEBNISSE: 'The study indicated a positive relationship between aircraft noise and a reduced birth weight. However, the effect was very slight and not statistically significant' (REHM 1983).

PHILADELPHIA FLUGLÄRMSTUDIE (SCHELL 1981)

STUDIENANSATZ: Retrospektive Studie

KOLLEKTIV: Einwohner einer Kleinstadt in der Nähe eines internationalen Flughafens. Zufallsauswahl (?) von 115 Neugeborenen im Zeitraum 1965 bis 1977.

LÄRMEXPOSITION: Die Überflugpegel wurden an fünf Meßstellen der Kleinstadt im Jahre 1975 bestimmt. Die Werte reichen von 79 bis 91 dB(A) (Q von 55 bis 70 bzw. NNI von 35 bis 55).

KURZBESCHREIBUNG DER ERGEBNISSE: 'SCHELL also did not find a statistically significant reduction of birth weights as a function of exposure to aircraft noise' (REHM 1983).

4.4.2 Auswirkungen von Lärm während der Schwangerschaft

In Tierversuchen konnte gezeigt werden (KLOSTERKÖTTER et al. 1974), daß intensive Lärmbelastung sowohl Totgeburten und Geburtsfehler als auch eine Verringerung des Geburtsgewichts zur Folge haben kann. Experimentelle Studien an schwangeren Frauen gibt es nicht. Die Frage, ob Fluglärm in der realen Umweltsituation einen Risikofaktor darstellt, kann nur mittels epidemiologischer Studien geklärt werden.

ZUSAMMENHANG DES GEBURTSGEWICHTS MIT LÄRMEXPOSITION WÄHREND DER SCHWANGERSCHAFT: Folgenden Studien sind Aussagen über den Zusammenhang von Geburtsgewicht und Lärmexposition zu entnehmen:
- Japanische Fluglärmstudie   (I)
- Düsseldorfer Fluglärmstudie (II)
- Amsterdamer Fluglärmstudie (III)
- Philadelphia Fluglärmstudie (IV)

MESSUNG DES GESUNDHEITSEFFEKTS: In allen Studien wurde das Geburtsgewicht bestimmt. Teilweise wurde nur die Rate der Frühgeborenen mit einem Geburtsgewicht unter 2500 Gramm angegeben, in einer Studie (III) die Rate der Neugeborenen mit einem Geburtsgewicht unter 3000 Gramm.

LÄRMEXPOSITION NNI

(I)   Gruppe 1   Gruppe 2
           < 40   > 40

(II)   Gruppe 1   Gruppe 2   Gruppe 3
           < 50   50-60   >60

(III)   Gruppe 1   Gruppe 2
           < 45   > 45

(IV)   Fünf Meßstationen von 35 bis 55

Soweit es die verschiedenen Maße zur Bewertung des Fluglärms erlauben, scheinen die Studien etwa gleiche Bereiche abzudecken.

QUANTIFIZIERUNG DES ZUSAMMENHANGS: Tab. 4.8 zeigt den Zusammenhang zwischen der Rate von Frühgeborenen (Geburtsgewicht < 2500 g) und der Lärmexposition. Einen signifikanten Unterschied ($p = 0.05$) der Raten in exponierter und nicht exponierter Population ergibt sich nur in der Studie von Ando und Hattori. Ein relatives Risiko von 1.3 wird allgemein als Zeichen für eine schwache Assoziation gewertet (MONSON 1980). Die Studien von Rehm und Jansen sowie Schell zeigen einen geringen Zusammenhang, während die Amsterdamer Fluglärmstudie eher einen gegenläufigen Trend zeigt. Bei dieser Studie wurde eigentlich auf der Basis von Raten von Geburten mit einem Geburtsgewicht unter 3000 Gramm gearbeitet. Tabelle 4.9 zeigt bei dieser Betrachtungsweise auch bei der Studie von Knipschild ein erhöhtes relatives Risiko in der lärmexponierten Gruppe. Bemerkenswert erscheint jedoch, daß das erhöhte Risiko praktisch nur für die weiblichen Neugeborenen gilt - ein Ergebnis, das mit dem Resultat von Schell vergleichbar ist. Eine Erklärung für diese Beobachtung konnte bisher noch nicht gefunden werden.

Tabelle 4.8 Zusammenhang zwischen Frühgeburtsrate (Geburtsgewicht < 2500 g) und Lärmexposition

Studie	Lärmexposition NNI	Frühgeburtsrate (< 2500 g) (95%-Konfidenz- intervall)	Relatives Risiko (95%-Konfidenz- intervall)	Kommentar
Japanische Fluglärm- studie	$\geq$ 40	7.6 (6.9; 8.4)	1.31 (1.14; 1.51)	
	< 40	5.8 (5.3; 6.4)		
Düsseldorfer Fluglärm- studie	> 60	6.7 (3.2; 11.9)	1.14 (0.52; 2.14)	
	< 50	5.9 (4.6; 7.4)		
Amsterdamer Fluglärm- studie	$\geq$ 45	4.6 (3.0; 6.7)	0.85 (0.66; 2.11)	Mütter im Alter von 20-34 Jahren
	< 45	5.5 (3.5; 8.0)		
Philadelphia Fluglärm- studie	Fünf Meßwerte 35 bis 55		Korrelations- koeffizient Jungen Mädchen r=-0.04 r=-0.22	

Tabelle 4.9 Zusammenhang zwischen Frühgeburtsrate (Geburtsgewicht < 3000 g) und Lärmexposition

Studie	Lärmexposition NNI	Frühgeburtsrate (< 3000 g) (95%-Konfidenz- intervall)	Relatives Risiko (95%-Konfidenz- intervall)	Kommentar		
Japanische Fluglärm- studie	$\geq$ 40	39.3 (38.9; 40.9)	1.14 (1.08; 1.18)			
	< 40	35.0 (34.5; 35.5)				
Amsterdamer Fluglärm- studie	$\geq$ 45	24.1 (20.4; 28.0)	1.33 (1.03; 1.74)		Jungen 1.04 (0.71;1.53)	Mädchen 1.64 (1.15;2.38)
	< 45	18.1 (14.5; 22.0)				

BERÜCKSICHTIGUNG VON STÖRVARIABLEN: Als mögliche Störgrößen bei der Untersuchung des Zusammenhangs zwischen Geburtsgewicht und Lärmexposition sind zu nennen: soziale Schicht, Familienstand, Geschlecht des Neugeborenen, Geburtsreihenfolge, Alter der Mutter, Rauchen, Ernährungsgewohnheiten.

In der Studie von ANDO und HATTORI (1973) wurden scheinbar keine Kontrollen von Störvariablen durchgeführt. Es heißt hierzu nur 'at present, no significant factors relating to birth-weight other than the noise levels could be found to explain this statistical result'. REHM und JANSEN (1978) geben an, daß das Alter der Mutter, die Parität, der Familienstand und die soziale Schicht erhoben wurden. Aus der vorliegenden Arbeit ist jedoch nicht zu entnehmen, ob und wie eine Kontrolle dieser Störgrößen durchgeführt wurde.

Die Studie von KNIPSCHILD, MEIJER und SALLÉ (1981) berücksichtigt die Faktoren Geschlecht des Kindes, Geburtsreihenfolge und soziale Schicht. Dabei wurde das Alter der Mutter durch Beschränkung auf 20-34jährige kontrolliert. Zur Kontrolle der übrigen Faktoren wurden Mantel-Haenszel-Prozeduren angewandt. Wie bereits unter den Ergebnissen beschrieben wurde, ist das Geschlecht des Kindes weniger als Störgröße sondern als den Zusammenhang modifizierende Variable anzusehen.

ZUSAMMENFASSUNG:

1. Die Frage, ob Lärmbelästigung in der Nähe von Flughäfen eine Beeinträchtigung der Entwicklung für den menschlichen Fötus zur Folge haben kann, ist vorwiegend mit deskriptiven Studien untersucht worden. In neueren Studien sind auch die wesentlichen Störgrößen durch geeignete statistische Verfahren kontrolliert worden.

2. Bei den einzelnen Studien ergaben sich folgende Probleme:

JAPANISCHE FLUGLÄRMSTUDIE: Keine Kontrolle von Störvariablen

DÜSSELDORFER FLUGLÄRMSTUDIE: Die Fallzahlen sind zum Nachweis eines relativen Risikos, wie es für den Vergleich von Gruppen aus der Allgemeinbevölkerung zu erwarten ist (RR etwa 1.3-1.5), zu klein. Bei dem gegebenen Ansatz beträgt die Wahrscheinlichkeit ein tatsächlich vorliegendes relatives Risiko von 1.4 zu entdecken (bei $\alpha = 0.05$) 17 Prozent.

AMSTERDAMER FLUGLÄRMSTUDIE: Beschränkung der Aussage auf Kinder von Müttern im Alter von 20-34 Jahren, die im Krankenhaus entbunden haben.

PHILADELPHIA FLUGLÄRMSTUDIE: Es wurden insbesondere partielle Korrelationskoeffizienten berechnet, wobei jedoch keine individuelle Lärmexpositionen (sondern die Werte von 5 verschiedenen Meßstationen) benutzt wurden.

3. Eine Quantifizierung des Zusammenhangs von Lärm und Frühgeburtsrate ist in Form eines relativen Risikos durchführbar. Dabei werden weniger lärmexponierte mit stärker lärmexponierten Bewohnern von Gebieten in der Nähe von Flughäfen

verglichen. Bei derartigen Ansätzen sind bereits niedere relative Risiken (etwa 1.5) von gesundheitspolitischer Bedeutung, obwohl sie schwer nachweisbar sind. Eine - allerdings sehr unsichere - Schätzung von RR gleich 1.3 ist jedenfalls mit allen durchgeführten Studien verträglich. Die Tendenz zu einem höheren Risiko durch Lärm für weibliche Föten bedarf weiterer Untersuchungen.

ZUSAMMENHANG DER RATE VON GEBURTSFEHLERN MIT LÄRMEXPOSITION WÄHREND DER SCHWANGERSCHAFT:

Folgenden Studien sind Aussagen von Geburtsfehlerräten und Lärmexposition zu entnehmen:

- Los Angeles Studie (I)
- Atlanta Studie   (II)

MESSUNG DES GESUNDHEITSEFFEKTS: In der Los Angeles Studie wird nur die Rate der Geburtsfehler insgesamt bestimmt. Bei Schwarzen wird zusätzlich diese Rate ohne die Mißbildung 'Vielfingrigkeit' angegeben. In der Atlanta-Studie wurden Geburtsfehler in 17 Kategorien zusammengefaßt, wobei Defekte wie Vielfingrigkeit ausgeschlossen wurden.

LÄRMEXPOSITION NNI

	Gruppe 1	Gruppe 2
(I)	< 53	> 53
(II)	< 46	> 46

QUANTIFIZIERUNG DES ZUSAMMENHANGS: Tabelle 4.10 zeigt die relativen Risiken bezüglich Lärmexposition und Geburtsfehlerrate. Eine Erklärung, warum die Studie von Edmonds et al. bei Weißen eine fast doppelt so hohe Rate berichtet, wird nicht gegeben. In dieser Studie wird die Kategorie 'Anencephaly-spina bifida und andere Anomalien des Nervensystems' getrennt ausgewertet. Darüber hinaus wurde bezüglich dieses Defekts eine Fall-Kontroll-Studie durchgeführt. Obwohl keine statistisch signifikante Beziehung zwischen Lärmpegel und Geburtsanomalien des Nervensystems gefunden wurde, läßt sich doch eine leichte Assoziation nicht ausschließen.

Tabelle 4.10 Zusammenhang zwischen Geburtsfehlern und Lärmexposition

Studie	Lärmexposition NNI	WEISSE		SCHWARZE	
		Geburtsfehlerrate (‰) (95%-Konfidenz-interv.)	Relatives Risiko (95%-Konfidenz-interv.)	Geburtsfehlerrate (‰) (95%-Konfidenz-interv.)	Relatives Risiko (95%-Konfidenz-interv.)
Los Angeles Studie	$\geq$ 53	1.19 (0.81; 1.66)		1.41 (1.00; 1.93)	
	< 53	0.86 (0.82; 0.91)	1.38 (0.94; 1.94)	1.15 (1.06 1.25)	1.23 (0.85; 1.68)
Atlanta Studie	$\geq$ 46	2.12 (1.80; 2.48)		1.43 (0.80; 2.31)	
	< 46	2.33 (2.20; 2.46)	0.91 (0.76; 1.08)	1.67 (1.51; 1.83)	0.85 (0.47; 1.41)

BERÜCKSICHTIGUNG VON STÖRVARIABLEN: In der Studie von JONES und TAUSCHER (1978) wurde nur der Faktor Rasse kontrolliert. EDMONDS, LAYDE und ERICKSON (1979) kontrollierten neben dem Faktor Rasse die Störvariablen soziale Schicht und Krankenhaus.

ZUSAMMENFASSUNG: Die beiden zitierten Studien zeigen keine klare Evidenz für eine teratogene Wirkung von Lärm. Zu diesem Ergebnis kommt auch das COMMITTEE ON HEARING, BIOACOUSTICS AND BIOMECHANICS (1982) nach der Analyse von epidemiologischen Studien und Tierversuchen.

4.5 Zusammenfassung

Lärm ist weit verbreitet. In der Bundesrepublik Deutschland fühlen sich derzeit ca. 16 Millionen Menschen durch Straßenverkehrslärm, ca. 4.5 Millionen durch Fluglärm und ca. 1 Million durch Schienenlärm gestört. Die Zahl der Lärmbelästigten nimmt zu.

Die möglichen schädigenden Wirkungen des Lärms sind vielfältig:

- Hörschädigung - hervorgerufen durch meist berufsbedingte Lärmexposition (über 85 dB(A))
- Störung von Schlaf
- Erregung des zentralen und vegetativen Nervensystems
- psychische Wirkungen
- Wirkungen auf den menschlichen Fötus

Die Untersuchung von Langzeiteffekten chronischer Umweltlärmbelästigung kann mit Methoden epidemiologischer Forschung <u>alleine</u> nicht zu einem befriedigenden Abschluß gebracht werden. In diesem Kapitel wurde versucht, den Beitrag epidemiologischer Studien darzustellen.

Ausgangspunkt der Literaturrecherchen waren Übersichtsartikel der WHO zum Thema 'Lärm', bereits vorhandene Studienübersichten zu Einzelproblemkreisen wie 'Lärm und kardiovaskuläre Erkrankungen' (THOMPSON 1981), oder 'Lärm und pränatale Effekte' (COMMITTEE ON HEARING, BIOACOUSTICS AND BIOMECHANICS 1982). Eine weitere wichtige Literaturquelle stellten umfangreiche Tagungsbände (International Congress on Noise as a Public Health Problem, Mailand, Turin, Freiburg) dar. Außerdem wurden neuere Forschungsberichte des Umweltbundesamtes benutzt.

Für irreversible Gesundheitsbeeinträchtigungen in Folge von Schlafstörungen durch Umweltlärm - insbesondere eine Verringerung der Schlaftiefe - gibt es nur geringe Evidenz durch epidemiologische Untersuchungen. In diesem Zusammenhang erscheinen jedoch andere methodische Ansätze - wie Experimente im Schlaflabor - erfolgversprechender und sind auch bereits durchgeführt worden. Wir verweisen auf die entsprechenden Übersichten bei GRIEFAHN (1985). Ebenfalls nur geringe Evidenz durch explorative Studien zeigt sich für einen Zusammenhang zwischen Lärmexposition und psychischen Wirkungen. Die auf der Basis von Einweisungsraten in psychiatrische Kliniken durchgeführten Auswertungen haben zum Teil große methodische Mängel. In diesem Bereich sind - ausgehend von detaillierten Hypothesen - weitere epidemiologische Studien nötig.

Bei der Untersuchung von Lärmwirkungen auf den menschlichen Fötus standen der Nachweis eines verringerten Geburtsgewichtes oder einer erhöhten Geburtsfehlerrate bei lärmexponierten Populationen im Vordergrund. Dabei ist eine mittlere Evidenz für einen Zusammenhang zwischen Lärmexposition und Geburtsgewicht festzustellen.

Die Tendenz zu einem höheren Risiko für weibliche Föten bedarf jedoch weiterer Untersuchungen. Die Studien zur Untersuchung der Geburtsfehlerraten sind - zum Teil wegen methodischer Schwächen - wenig aussagekräftig.

Der Einfluß des Lärms - in Form von Belästigung durch starke Straßenverkehrs- geräusche oder Fluglärm - auf das zentrale und vegetative Nervensystem, insbesondere das Auslösen irreversibler Blutdruckerhöhungen, kann unter Berücksichtigung aller Erkenntnisquellen als gesichert angesehen werden. Dieses Ergebnis wird nicht beein- flußt durch Resultate, die eine stärkere Gefährdung bestimmter 'Risikogruppen' - häufig definiert durch Lebensstile - bzw. keine schädigende Wirkung bei besonders 'robusten' Teilkollektiven feststellen. Das Umweltgift 'Lärm' verhält sich hier ähnlich wie andere Noxen: die Wirkung tritt zunächst am deutlichsten zu Tage bei vorgeschä- digten, geschwächten oder sich noch in Entwicklung befindlichen Menschen, die den Eingriff in einen Regelkreis noch nicht oder nicht mehr in vollem Umfang kompen- sieren können.

5. Ionisierende Strahlung

Karl König

Die Beeinträchtigung der menschlichen Gesundheit durch ionisierende Strahlung ist seit über 80 Jahren bekannt. Im Jahre 1902 berichtete FRIEBEN über die Induktion eines Hautkrebses als Folge langandauernder Einwirkung von Röntgenstrahlen. Unzählige Untersuchungen in der Folgezeit führten zu dem Ergebnis, daß jede Exposition mit ionisierender Strahlung das Risiko eines gesundheitlichen Schadens in sich birgt; das heißt, daß bis jetzt kein Schwellenwert zu beobachten war. Trotzdem ist die Existenz eines Schwellenwertes und die Beziehung zwischen Gesundheitsschaden und Exposition nach wie vor umstritten. Dies gilt insbesondere für den bisher am meisten untersuchten Gesundheitsschaden, die Induktion maligner Neoplasmen. Diese treten zumeist erst Jahre bis Jahrzehnte nach der Exposition auf, und die Erhöhung der Inzidenz ist bei manchen Krebsarten nach 40 Jahren noch zu beobachten. Die Schwierigkeiten für die Epidemiologie liegen darin, über diese Zeiträume den Zusammenhang von Exposition und Gesundheitseffekt zu sichern. Dazu kommt, daß keine strahlenspezifische Malignome bekannt sind. Der Nachweis des Strahleneffektes läßt sich damit nur mit Hilfe statistischer Methoden über eine Erhöhung der Malignominzidenz in einer Bevölkerung führen. Dabei sind je nach Malignomtyp eine Vielzahl weiterer Faktoren zu berücksichtigen: Alter bei Exposition, Geschlecht der exponierten Person, Höhe und Zeitdauer der Exposition, klinische Erfolge bei der Behandlung einer Malignomart im Laufe der Zeit, zusätzliche Risikofaktoren wie Rauchen oder Exposition mit anderen Noxen am Arbeitsplatz, medizinische und unterschiedlich hohe natürliche Expositionen.

Die Auswahl der in diesem Teil verwendeten Literatur erfolgte hauptsächlich unter dem Gesichtspunkt eines nachgewiesenen Gesundheitseffektes. Speziell für die Leukämie wird exemplarisch die ganze Bandbreite von Studien vorgestellt, die vom 'Beweis' der Strahleninduktion über Studien ohne statistisch sichere Aussagen bis zu scheinbaren positiven Effekten (d.h. hier ein relatives Leukämierisiko kleiner als 1) reicht. Generell nicht mehr berücksichtigt wurden Veröffentlichungen, die nach dem 2. Quartal 1986 erschienen. Weiterhin sind Studien aus dem Bereich der sogenannten Umweltradioaktivität unterrepräsentiert, da aus ihnen praktisch nie aufgrund der geringen beobachteten Effekte eine Wirkung statistisch gesichert werden kann. Studien dieser Art eignen sich eher zum Nachweis, daß eine vorgegebene Höhe eines Strahleneffektes nicht signifikant überschritten wird.
Bei der Beschaffung der Literatur waren die Mitarbeiter des Instituts für Strahlenhygiene des Bundesgesundheitsamts außerordentlich behilflich. Dafür und für die Diskussion einzelner Studien sei ihnen an dieser Stelle herzlich gedankt, ebenso der

Arbeitsgruppe Risikoanalyse des Instituts für Strahlenschutz der GSF für die kritische Durchsicht des Manuskripts.

5.1 Arten und Quellen ionisierender Strahlung

Jede Art von Photonen- und Korpuskularstrahlung, deren Energie ausreicht, in biologischem Gewebe Ionisationsprodukte, d.h. elektrisch geladene Moleküle oder Molekülbruchstücke ('Radikale') zu erzeugen, wird in dem Oberbegriff 'ionisierende Strahlung' zusammengefaßt. Je nach physikalischer Eigenschaft der Strahlung und Art der Quelle lassen sich die in Tabelle 5.1 dargestellten Bereiche unterscheiden.

Beim radioaktiven Zerfall wird üblicherweise nicht die entstehende ionisierende Strahlung angegeben, sondern das jeweilige Ausgangsnuklid, da durch dieses die physikalischen Eigenschaften der emittierten Strahlung vollständig charakterisiert sind. Die genaueren Angaben stehen in den sog. Nuklidtabellen, z.B. ICRP-Bericht 38, 1983.

Tabelle 5.1 Arten und Quellen ionisierender Strahlung

Strahlenart	Vorkommen	typ. Energie in MeV	Produktion
Photonenstrahlung			
Röntgenstrahlung	Medizin Materialprüfung	0.01 - 0.3	Röntgengerät
Gamma-Strahlung	Medizin Materialprüfung Höhen- und Bodenstrahlung	0.01 - 3.0	radioaktiver Zerfall kosmische Strahlung
Korpuskularstrahlung			
Alpha	Medizin, Atemluft Leuchtstoffe	2 - 10	Radioaktiver Zerfall
Beta	Medizin	0.03 - 2.5	Radioaktiver Zerfall
Neutronen	Strahlentherapie Forschung		Kernreaktor
Protonen	Strahlentherapie Forschung		Beschleuniger

Weitere physikalische Eigenschaften, deren Kenntnis zur Beurteilung der Strahlenwirkungen notwendig sind, sind das Ausbreitungsverhalten und die Absorption. Letztere hängt im wesentlichen von den Faktoren Ladung, Energie und absorbierendes Material ab.

5.2 Biologische Effekte ionisierender Strahlung

Prinzipiell beruht die biologische Wirkung ionisierender Strahlung auf der Absorption eines Teils der Energie der Strahlung durch die Bildung von Ionenpaaren und Atom- und Molekülanregungen im zellulären Bereich. Als Maß für diese Energieabsorption wird der Begriff 'Dosis' verwendet: Absorbierte Energie bezogen auf die Masse der bestrahlten Materie. Die Dosis wird jetzt in der SI-Einheit 'Gray' angegeben: 1 Gy = 1 Joule/kg (Beziehung zur früheren Einheit 'rad': 100 rad = 1 Gy).

Der biologische Effekt hängt weiterhin bei gleicher physikalischer Dosis von der räumlichen Dichte der erzeugten Ionenpaare ab. Begriffe wie locker und dicht ionisierende Strahlung wurden dafür geprägt. Zusätzlich ist die unterschiedliche Reaktion biologischen Materials und insbesondere das Reparaturvermögen des Organismus zu berücksichtigen. Der Begriff der relativen biologischen Wirksamkeit einer Strahlenart soll in der Strahlenbiologie diesem Effekt Rechnung tragen; im Strahlenschutz übernimmt der Begriff des Qualitätsfaktors (Q) diese Funktion. Eine Dosisangabe mit Berücksichtigung dieses Faktors wird im Unterschied zur physikalischen Dosis D (Einheit: Gray) als sog. Äquivalentdosis H mit der Einheit 'Sievert' angegeben: $H = D \cdot Q$.

Der Zusammenhang zwischen der Zerfallsrate eines speziellen radioaktiven Nuklids - die Aktivität -, das durch Ingestion oder Inhalation in den Körper gelangt, und der daraus resultierenden Äquivalentdosis für die einzelnen Organe wird - unter Berücksichtigung des jeweiligen Metabolismus - durch den Dosisfaktor hergestellt. Bis jetzt sind diese für rund 800 instabile Nuklide berechnet worden (NOSSKE et al. 1985, HENRICHS et al. 1985).

Die Primäreffekte auf zellulärer Ebene können makroskopisch je nach Dosis zum akuten Strahlentod der exponierten Person, zur Induktion maligner Neoplasmen, zu Fehlbildungen bei Neugeborenen oder zu vererbbaren Wirkungen oder, bei vollständiger Reparatur der geschädigten Zelle im Falle geringer Dosen, zu keinen Auswirkungen führen. In der Tabelle 5.2 werden die wichtigsten gesundheitlichen Wirkungen in Abhängigkeit der Ganzkörperdosis klassifiziert.

Tabelle 5.2 Gesundheitliche Wirkungen ionisierender Strahlung

Dosis	Gesundheitsschaden	Beobachtungs- einheit	Effekt
sehr hoch (> 3.5 Gy)	Strahlentod	Einzelperson	akut
mittel (0.2 - 3.5 Gy)	Hautrötung, Erbrechen, vereinzelt Strahlentod	Einzelperson	akut
niedrig (< 0.2 Gy)	maligne Neubildung, teratogene Effekte,	Bevölkerung	stochastisch
	vererbbare Effekte	Bevölkerung über Generationen	stochastisch

Die am meisten untersuchten Wirkungen sind die sog. stochastischen Effekte, das sind die Induktion maligner Neubildungen und vererbbare Wirkungen. Ihr Auftreten folgt zufälligen Prozessen und ist nur über die Beobachtung großer Populationen erkennbar. Da sich die strahleninduzierte Neubildung nicht von der spontan auftretenden und auch nicht von der durch andere Noxen induzierten unterscheidet, ist der Nachweis der Kausalität für die Strahlenexposition oft nur sehr schwer zu führen.

5.3 Nachgewiesene stochastische Effekte am Menschen

Spätestens seit den beiden Atombombenabwürfen über den japanischen Städten Hiroshima und Nagasaki im Jahre 1945 werden die gesundheitlichen Auswirkungen ionisierender Strahlung verstärkt beobachtet und wissenschaftlich diskutiert. Vor allem in Japan und in den Vereinigten Staaten erschien dazu eine Vielzahl von Publikationen. Ab den 70er Jahren wurden alle relevanten Veröffentlichungen in großen Reports zusammengefaßt und bewertet. Die wichtigsten sind:

- UNSCEAR Report 1972
- UNSCEAR Report 1977
- UNSCEAR Report 1986 (in Vorbereitung)
- BEIR I   1972
- BEIR III   1980

Zusammenfassende Berichte zu speziellen Gesichtspunkten, z.B. über die Form der Dosis-Effekt-Beziehung sind in BOICE und FRAUMENI (1984) zu finden; ferner existieren spezielle Serien über die Beobachtung definierter exponierter Populationen (Atombombenopfer in Japan, Hanford-Arbeiter, Therapie-Patienten).

Für die weitere Argumentation soll von den zur Zeit allgemein als nachgewiesen akzeptierten Wirkungen ausgegangen werden. Die Probleme liegen nicht so sehr im Nachweis, <u>daß</u> die Strahlung gesundheitliche Schäden verursacht, sondern vielmehr in der exakten Bestimmung der Größe des Schadens bei niedrigen Dosen und in der Übertragbarkeit der Ergebnisse auf andere Expositionsbedingungen. Nur als Stichwort soll hier die Problematik der mathematischen Form der Dosis-Wirkungs-Beziehungen genannt werden.
Auf die Problematik der Projektion der Ergebnisse auf andere Bevölkerungsteile, d.h. auf die Frage des zutreffenden Risikomodells, wird in diesem Bericht nicht eingegangen. Die hier verwendeten Begriffe des absoluten und relativen Risikos beziehen sich nur auf die Zielgrößen epidemiologischer Studien.

5.3.1 Leukämie

Die strahleninduzierte Leukämie dürfte der am besten untersuchte Gesundheitsschaden der ionisierenden Strahlung sein. Die betreffenden Populationen lassen sich in drei Gruppen hinsichtlich der Art der Exposition zusammenfassen:

- Exposition durch Kernwaffen
  - Atombombenopfer in Japan
  - radioaktiver Fallout bei Kernwaffentests
- Exposition aus medizinischen Gründen
  - Patienten mit Morbus Bechterew
  - Patienten mit Thymushyperplasie
  - Patienten mit Tinea Capitis
  - Patienten mit Hyperthyreose
  - Patienten mit Zweitkarzinom

- Exposition im Beruf
  - Radiologen
  - Arbeiter in kerntechnischen Anlagen
  - Ziffernblattmaler(innen)
Ferner gibt es zwei Studien über Leukämie in der Umgebung kerntechnischer Anlagen
in Bayern.

In praktisch allen Fällen wurden die genaueren Expositionsdaten erst im nachhinein
ermittelt, so daß die Dosisangaben für das relevante Organ, das rote Knochenmark im
Falle der Leukämie, verhältnismäßig ungenau sind. Bei den in Hiroshima und Nagasaki
exponierten Personen resultiert eine große Unsicherheit aus der unbekannten
Verweildauer im durch radioaktiven Fallout kontaminierten Gebiet; bei den aus
medizinischen Gründen bestrahlten Patienten aus der inhomogenen Verteilung des
jeweiligen Strahlenfelds über das rote Knochenmark; ähnliches trifft auch für die
beruflich Exponierten zu.

In Studien aus dem Bereich 'Exposition durch erhöhte natürliche Strahlung und in der
Umgebung kerntechnischer Anlagen' ist eine Abschätzung der Individualdosis praktisch nicht mehr durchführbar. Aussagen über den Umfang gesundheitlicher Effekte
werden meist aus regionalen Unterschieden der Leukämieinzidenz (z.B. Vergleich von
Landkreisen mit und ohne kerntechnischen Anlagen) gewonnen. Dabei können dann
aber selbst 'statistisch signifikante' Unterschiede für eine Aussage über den Strahlen-
einfluß bedeutungslos sein (ökologischer Fehlschluß).

LEUKEMIA AND LYMPHOMA IN ATOMIC BOMB SURVIVORS (FINCH 1984) und STUDIES OF THE MORTALITY OF A-BOMB SURVIVORS (KATO and SCHULL 1982)

Studientyp:
  Kohortenstudie
  Leukämie als Teilaspekt der japanischen Life Span Study (LSS)
Exposition:
  durch Kernwaffendetonation im August 1945
Erkrankung:
  alle stochastischen Spätschäden
  hier: Leukämie
Auswerteziel:
  Bestimmung einer Dosis-Wirkungs-Beziehung in Abhängigkeit von Alter bei
  Exposition und Geschlecht
Zielgröße:
  Relatives Risiko, absolutes Risiko
Exponierte Gruppe:
  Überlebende Personen der beiden japanischen Städte Hiroshima und Nagasaki
  82240 Personen in der LSS-Kohorte, 1 938 100 Personenjahre (PY),
  mittlere Dosis: 0.272 Gy

Exponiert mit:
> Gamma- und Neutronen-Strahlen, Strahlung des Fallout

Zeitraum der Exposition:
> erst kurzfristig (Detonationsblitz), dann unbestimmt lange durch den Fallout

Dosisbestimmung:
> Abschätzung durch Berechnung des Strahlenflusses am Aufenthaltsort der jeweiligen Person (Abstand vom Hypozentrum), Beitrag durch Fallout nicht berücksichtigt

Schichtungsmerkmale:
> Geschlecht, Alter zum Zeitpunkt der Detonation, Dosis, zeitlicher Abstand zur Detonation (Personenjahre), Stadt (Hiroshima bzw. Nagasaki)

Vergleichsgruppen:
> a) sonstige japanische Bevölkerung
> b) nichtexponierte Bevölkerung aus der Umgebung der beiden Städte
> c) niedrig Exponierte mit Dosen unter 0.1 Gy (N = 26500)

Auswertung:

Beobachtungsdauer der Kohorte:
> 1950-1978 (letzte Publikation)

Absolutes Risiko:
> AR = 1.72 zusätzliche Todesfälle durch Leukämie pro Jahr bezogen auf 0.01 Gy und 1 Million Personenjahre
> 90% Konfidenzintervall: 1.57 - 1.87

Relatives Risiko:
> RR = 2.01 (für den Vergleich der exponierten Gruppe (D = 0.27 Gy) mit der nichtexponierten Bevölkerung)
> Beobachtete Leukämiefälle: n = 180, erwartete Fälle: n = 89.4
> 90% Konfidenzintervall: 1.63 - 2.49

Teststärke:
> Bei einem angenommenen absoluten Risiko von 2 zusätzlichen Todesfällen durch Leukämie pro 10^4 Personenjahre und pro 1 Gy Dosis ergeben sich 194.8 erwartete Todesfälle oder ein erwartetes relatives Risiko von 2.18. Für den Vergleich 89.4 versus 194.8 ergibt sich bei einem Konfidenzniveau von $\alpha = 5\,\%$ eine Teststärke von 100%.

Die Daten der Studie liefern somit eine eindeutige Stützung des Modells der mittleren Inzidenzerhöhung um $2 \cdot 10^{-4}\ PY^{-1}\ Sv^{-1}$ im Beobachtungszeitraum gegenüber dem Modell keiner Erhöhung.

Weitere Ergebnisse:
> minimale Latenzzeit: 3-5 Jahre,
> größte Inzidenz nach 7-8 Jahren,
> praktisches Verschwinden des Effektes nach 33 Jahren,
> Effekt abhängig von Dosis, Alter bei Bestrahlung und Leukämieart

Anmerkungen:

1. Die Ergebnisse der japanischen LSS-Kohorte sind aufgrund der einmaligen Exposition auf Bedingungen mit chronischer Exposition möglicherweise nicht übertragbar, da in diesen Fällen Zellreparatureffekte eine andere Rolle spielen könnten.
2. Zur Zeit wird eine Neuberechnung der mutmaßlichen Dosis für die Personen der beiden Städte durchgeführt. Genauere Untersuchungen zu den Atombombendetonationen führten zur Reduzierung des Neutronenflusses, so daß die beobachteten Effekte im Prinzip vermehrt der Gamma-Komponente zugeschrieben werden müßten. Ergebnisse der Neuberechnung der epidemiologischen Kenngrößen sind jedoch noch nicht veröffentlicht worden. Der Trend vorläufiger Ergebnisse geht jedoch zu einer Erhöhung (etwa 50%) des Risikokoeffizienten für die gammastrahleninduzierte Leukämie (HENRICHS, 1986, pers. Mitteilung).

SIGNIFICANCE OF STUDIES OF LOW-DOSE RADIATION FALLOUT IN THE WESTERN UNITED STATES (ROTHMAN 1984)

In den 50er Jahren wurden bei Atombombentests Truppenangehörige und Teile der Bevölkerung in der Nähe des Versuchsgebietes Nevada in den Vereinigten Staaten direkt bzw. durch die Strahlung des Fallout exponiert. Da erst ab Mitte der 70er Jahre epidemiologische Studien zu diesen Expositionen anliefen, treten erhebliche Schwierigkeiten bei der Identifikation der möglicherweise exponierten Personen und der Abschätzung der Strahlendosen auf. Ein vorläufiger Wert von 2.2 für das relative Risiko für strahleninduzierte Leukämie bei Truppenangehörigen ist mit so großen Unsicherheiten behaftet, daß die Autoren keine Schlußfolgerung zu ziehen wagen. Die Aussagekraft dieser Untersuchungen ist der von sogenannten ökologischen Studien gleichzusetzen.

LATE EFFECTS OF X-RAY TREATMENT OF ANKYLOSING SPONDILYTIS (SMITH 1984)
und MORTALITY AMONG PATIENTS WITH ANKYLOSING SPONDYLITIS AFTER A SINGLE TREATMENT COURSE WITH X-RAYS (SMITH and DOLL 1982)

Studientyp:
> Kohortenstudie

Exposition:
> Teilkörperbestrahlung mit Röntgenstrahlen

Studiengruppe:
> Patienten mit Morbus Bechterew

Erkrankung:
> Alle Todesfälle in der Kohorte
> hier: Leukämie

Auswerteziel:
> Bestimmung einer Dosis-Wirkungs-Beziehung für die strahleninduzierte Leukämie

Zielgröße:
    Relatives Risiko
Exponierte Gruppe:
    14111 Patienten (11776 Männer, 2335 Frauen) mit Morbus Bechterew in
    England und Nordirland mit insgesamt 112 960 Personenjahren
Exposition:
    mit Röntgenstrahlen, Spannweite der Einfalldosis: 2.50 - 27.5 Gy
Zeitraum der Exposition:
    1935 - 1954
Höhe der Exposition:
    31 % der 1970- Kohorte mit einmaliger Exposition,
    53 % mit mehrmaliger Exposition,
    mittlere Knochenmarkdosis: 3.65 Gy, Spannweite: 0.5 - 7.0 Gy
Schichtungsmerkmale:
    Geschlecht, Alter bei Bestrahlung, Zeit nach Bestrahlung
Vergleichsgruppe:
    Bevölkerung Englands und Nordirlands

Auswertung:
Schluß der Kohortenbeobachtung:
    1.1. 1970
Relatives Risiko:
    RR = O/E = 28/5.9 = 4.8
    95 % Konfidenzintervall: 3.2 - 6.7
Teststärke:
    Bei einem angenommenen absoluten Risiko von 2 zusätzlichen Todesfällen
    durch Leukämie pro 10^4 Personenjahren und pro 1 Gy Knochenmarkdosis
    ergeben sich 82.5 erwartete Todesfälle oder ein erwartetes relatives Risiko von
    15.0. Für den Vergleich 5.9 versus 82.5 erwartete Todesfälle ergibt sich eine
    Teststärke von 100%.

Die Daten der Studie führen zur Ablehnung der beiden Hypothesen: keine Inzidenzerhöhung, Inzidenzerhöhung um $2 \cdot 10^{-4}$ PY^{-1} Sv^{-1}. Abbildung 5.1 zeigt jedoch, daß
für Dosiswerte unterhalb von 2 Gy das zweite Modell eine gute Anpassung ergibt (und
damit nicht im Widerspruch zur Life Span Study steht). Die mit 0 - 3 bezeichneten
Kurven stellen Anpassungen verschiedener Dosis-Wirkungsfunktionen dar:
Kurve 0: $AR = b$, Kurve 1: $AR = b \cdot D$, Kurve 2: $AR = b \cdot D \cdot e^{-\lambda D}$,
Kurve 3: $AR = b \cdot D^2 \cdot e^{-\lambda D}$. AR bezeichnet die zusätzliche Leukämiesterberate,
D die mittlere Knochenmarkdosis und b bzw. λ die Modellparameter.

Weitere Ergebnisse:
Dosis-Wirkungs-Beziehung:
    Die unsicheren Dosiswerte lassen keine eindeutige Bestimmung der Form der
    Dosis-Wirkungs-Beziehung zu (linear, quadratisch, mit oder ohne Zelltötungs-
    effekt bei höheren Dosen).
minimale Latenzzeit:
    ca. 2 Jahre

maximaler Effekt:

  ca. 3-5 Jahre nach Exposition

Verschwinden des Effekts:

  ca. 20 Jahre nach Exposition; müßte aber noch sicherer bestätigt werden.

Altersabhängigkeit:

  Das relative Risiko scheint abhängig zu sein vom Alter bei der Exposition
  (höhere Inzidenz bei älteren Patienten).

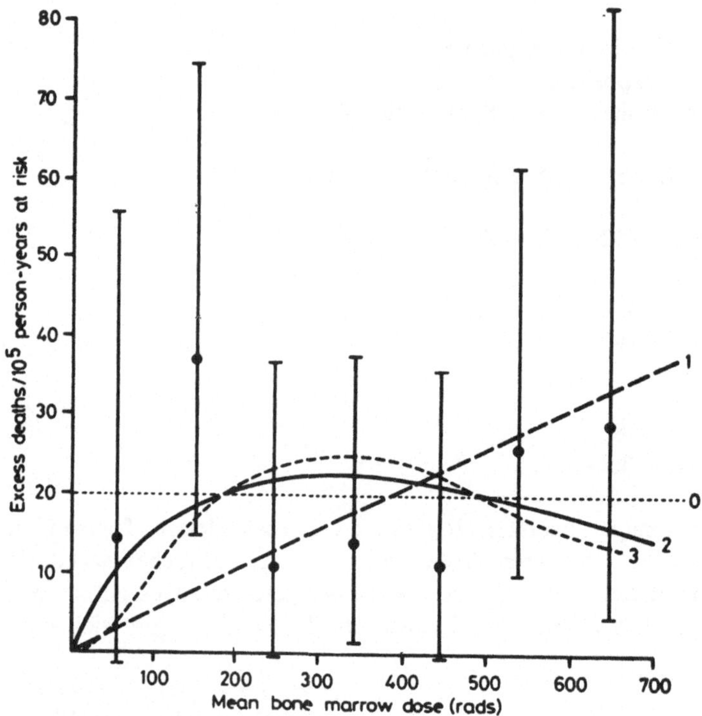

Abb. 5.1. Überschußtodesrate an Leukämie in Abhängigkeit von der Knochenmarkdosis (Quelle: SMITH 1984)

Hinweise:

1. Die Dosisabschätzung für das rote Knochenmark ist unzuverlässig, da der Anteil des
   durch hohe Dosen zerstörten Knochenmarkes nicht bekannt ist.
2. Die zugrundeliegende Erkrankung, der Morbus Bechterew, könnte ein Kofaktor für
   eine erhöhte Induktion von Leukämie sein. Eine Kontrolluntersuchung mit Patienten, deren Morbus Bechterew nicht mit Röntgenstrahlung therapiert worden ist,
   brachte noch keine befriedigenden Ergebnisse.

LEUKÄMIE IM ZUSAMMENHANG MIT ERHÖHTER NATÜRLICHER STRAHLUNG UND DEM STANDORT KERNTECHNISCHER ANLAGEN IN BAYERN

Anfang der 80er Jahre wurden in Bayern die beiden folgenden Studien zur Leukämiehäufigkeit auf Landkreisebene durchgeführt. Sie betrachteten speziell den Einfluß kerntechnischer Anlagen (Kernkraftwerke und Forschungsreaktoren).

UNTERSUCHUNG DER LEUKÄMIESTERBLICHKEIT IN BAYERN UNTER DEM ASPEKT DER NATÜRLICHEN UND KÜNSTLICHEN UMWELTRADIOAKIVITÄT (ELSASSER, HUBER, HINZ 1981)

Studientyp:
> Querschnittstudie über einen Zeitraum von 9 Jahren

Exposition:
> Natürliche und künstliche Umweltradioaktivität

Auswerteziel:
> Identifizierung eines geografischen oder zeitlichen Trends in der Leukämiemortalität

Zielgröße:
> SMR auf Landkreisebene

Studiengruppe:
Daten zur Leukämiemortalität (ICD-Code 8. Rev.) auf Landkreisebene (1970 - 1971: Gemeindekennziffern vor Gebietsreform in Bayern, 1972 - 1978: Gemeindekennziffern nach der Gebietsreform) in Alterklassen mit 5-Jahresstufen vom Bayerischen Statistischen Landesamt (Grundlage der Angaben zur Todesursache: Totenscheine).

Einschränkung der zur Auswertung verfügbaren Daten aus Datenschutzgründen: Löschung eines Leukämiefalles in der Tabelle, falls dieser der einzige in einem Jahr in einem Landkreis in einer bestimmten Altersklasse war. Die regionale Zuordnung der Leukämietodesfälle erfolgte über den letzten angegebenen Wohnort (nicht den Klinikort).

Expositionsvariable:
a) Unterschiedliche Höhe der Ortsdosisleistung aufgrund der natürlichen Strahlenexposition in Bayern
Schichtung:
Keimdrüsendosis über 0.62 mSv/Jahr:
> praktisch alle Landkreise im Bayerischen und im Böhmerwald und im Fichtelgebirge (radionuklidhaltiges Urgestein)

Keimdrüsendosis unter 0.25 mSv/Jahr:
> im wesentlichen die Landkreise im Alpenvorland (geringe Radionuklidkonzentration in der Moränenlandschaft)

b) Landkreise mit kerntechnischen Anlagen
c) Landkreise mit chemischer bzw. lederverarbeitender Industrie

In keinem Fall wurde ein Maß für die individuelle Dosis ermittelt. Maßgeblich für die Zuordnung 'exponiert - nichtexponiert' war die letzte Angabe des Wohnortes. Auch die Zeitdauer des Aufenthaltes in dem jeweiligen Kreis war nicht bekannt.

Auswertung:
Für jeden Land- bzw. Stadtkreis in Bayern wurden für jedes Berichtsjahr zwischen 1970 und 1978 (teilweise eingeschränkt aufgrund der Gebietsreform 1972) die alters- und geschlechtsspezifischen Leukämiemortalitätsraten berechnet. Auf der Basis dieser Raten auf Kreisebene wurde der Quotient aus den Mortalitätsraten zweier unterschiedlicher Regionen auf Abweichungen vom Wert 1 getestet. Der unterschiedliche Altersaufbau in den jeweiligen Gebieten wurde berücksichtigt.

Ergebnis:
Die Leukämiemortalitätsrate für Bayern insgesamt über die Jahre 1972 - 1978 ergab sich zu 7.09 auf 100 000 Personen im Jahr (95% Intervall: 6.93 - 7.31).
Außer für die über 70-jährigen (steigende Mortalität im Zeitraum 1972 - 1978) konnte kein einheitlicher Trend beobachtet werden.
Der Vergleich der Regionen mit unterschiedlicher Höhe der natürlichen Radioaktivität ergab nur in einzelnen Untergruppen eine über dem 95% Niveau signifikante Erhöhung der Mortalitätsrate: Altersklasse 15 - 59 Jahre für alle Leukämiearten für das Jahr 1976, Altersklasse über 60 Jahre für die sog. strahleninduzierbaren Leukämien für die Jahre 1972 und 1976.
Eine signifikante Unterschreitung des Erwartungswertes zeigte sich bei der Altersklasse 0 - 14 Jahre für alle Leukämien im Jahre 1973 und für die Altersklasse 15 - 59 Jahre für die nichtstrahleninduzierbaren Leukämien für die Jahre 1977 und 1978. Da die Problematik des mehrfachen Testens nicht berücksichtigt wurde, können methodisch einwandfreie Aussagen über im gesamten Studienzeitraum veränderte Mortalitätsraten nicht gemacht werden.
Das gleiche Verfahren wurde auf den Vergleich der Landkreise mit und ohne kerntechnischen Anlagen angewendet. Bis auf die über 59jährigen in der Stadt Aschaffenburg (Papierindustrie), in deren Landkreis das Kernkraftwerk Kahl steht, wurde keine signifikante Überschreitung der Mortalitätsrate auf dem 5% Signifikanzniveau beobachtet (Tabelle 5.3). Aufgrund dieses Sachverhaltes läßt sich kein Nachweis der strahlenbedingten Erhöhung der Leukämiemortalität in Bayern im Rahmen dieser Studie führen.

Tabelle 5.3   Leukämiemortalität in Landkreisen mit kerntechnischen Anlagen - Ergebnisse des Signifikanztestes (Quelle: ELSASSER et al. 1981)

Stadt- oder Landkreis		Altersgruppen (Jahre)		
		0 - 14	15 - 59	über 59
München-Stadt	N	42	151	453
	Q	3.32	2.53	24.91
	R	1.16	0.82	1.04
	V	1.39	1.82	1.10
München-Land	N	6	40	63
	Q	1.91	4.14	26.98
	R	0.65	1.35	1.13
	V	2.73	1.40	1.31
München Stadt + Land	N	48	191	516
	Q	3.03	2.75	25.15
	R	1.05	0.89	1.05
	V	1.36	1.16	1.09
Landshut-Stadt	N	1	11	17
	Q	1.49	4.33	18.35
	R	0.48	1.49	0.77
	V	39.53	2.00	1.72
Landshut-Land	N	4	12	30
	Q	3.09	1.58	1.36
	R	0.74	0.96	0.97
	V	3.67	1.94	1.48
Landshut Stadt + Land	N	5	23	47
	Q	1.92	3.59	21.16
	R	0.67	1.16	0.89
	V	3.09	1.58	1.36
Aschaffenburg-Stadt	N	0	8	30
	Q	0	3.31	35.67
	R	0	1.08	1.49
	V	-	2.32	1.48
Aschaffenburg-Land	N	8	27	46
	Q	3.15	4.49	27.05
	R	1.10	1.43	1.15
	V	2.32	1.52	1.37

Tabelle 5.3 (Fortsetzung)

Stadt- oder Landkreis		Altersgruppen (Jahre)		
		0 - 14	15 - 59	über 59
Aschaffenburg Stadt + Land	N	8	35	76
	Q	2.43	4.16	29.97
	R	0.85	1.34	1.26
	V	2.32	1.44	1.27
Günzburg	N	7	12	28
	Q	3.99	2.76	19.97
	R	1.39	0.91	0.83
	V	2.49	1.94	1.50
Dillingen	N	6	6	25
	Q	4.37	1.89	24.14
	R	1.55	0.62	1.00
	V	2.73	2.73	1.55
Günzburg + Dillingen	N	13	18	53
	Q	4.15	2.39	21.74
	R	1.46	0.79	0.91
	V	1.88	1.69	1.33
Bayern insgesamt	N	462	1392	3518
	Q0	2.87	3.10	23.91

N Zahl der Leukämiefälle im Zeitraum 1972 - 1978
Q Mortalitätsrate des Kreises mit Kernkraftanlagen standardisiert auf die
    Bevölkerung Bayerns
R Verhältnis der beobachteten zu der im Kreis zu erwartenden Mortalitätsrate
V Obere Schranke des zweiseitigen Vertrauensbereiches
    (Sicherheitswahrscheinlichkeit α = 0.95)
Q0 Mortalitätsrate für Bayern

KINDERSTERBLICHKEIT, KINDLICHE TUMOR- UND FEHLBILDUNGS-HÄUFIGKEIT IN BAYERN (ANGERPOINTNER, MROZIK 1984)

Studientyp:
      Längsschnittstudie mit unterschiedlichen Zeiträumen:
      Kindersterblichkeit: 1973 - 1980
      Morbidität durch maligne Tumoren bei Kindern: 1960 - 1980
      Fehlbildungshäufigkeit bei Kindern: 1968 - 1980

Exposition:
Künstliche Umweltradioaktivität durch kerntechnische Anlagen
Auswerteziel:
Ermittlung der Inzidenzen für Bayern und Bestimmung regionaler und zeitlicher
Trends
Auswertemethode:
SMR auf Kreisebene
Studiengruppe:
Hier interessieren nur die Untersuchungen zur kindlichen Leukämie-Morbididät
(Alter der Kinder: Neugeborene bis einschließlich 14. Lebensjahr).
Die Daten zur Leukämiemorbidität (ICD-Code 9. Rev.) stammen aus einer
Fragebogenerhebung an bayerischen Kinderkliniken (54 Kinderkliniken und
kinderchirurgische Kliniken in Bayern insgesamt, davon 46 an der Erhebung
beteiligt). Die Zuordnung der einzelnen Patienten auf die jeweiligen Land- bzw.
Stadtkreise erfolgte über die auf dem Fragebogen angegebene Postleitzahl des
Wohnortes; dies ist allerdings keine eindeutige Zuordnung, falls dieselbe Post-
leitzahl für mehrere Orte in verschiedenen Kreisen zutrifft. Die Autoren wollten
damit die Schwierigkeiten aufgrund der Gebietsreform 1972 umgehen. Weiterhin
betonen die Autoren, daß sie ihrer Ansicht nach für die Jahre 1960 - 1980 eine
Totalerhebung der kindlichen Leukämiemorbidität erreicht haben. Die Kontrolle
von Mehrfacherhebungen desselben Falles wurde ausschließlich während der
Auswertung durchgeführt (Überprüfung der erhobenen Daten auf gleiche
Angaben). Eine weitere Strukturierung des Datenkörpers in Altersklassen
erfolgte nicht.

Expositionsvariable:
Die mögliche Exposition durch kerntechnische Anlagen wurde nur über die
Zuordnung Standort der kerntechnischen Anlage im Landkreis und Wohnort
der erhobenen Patienten im selben Landkreis erfaßt.

Auswertung:
Die Auswertung basiert auf der Berechnung der Leukämiehäufigkeit in den
96 Land- bzw. Stadtkreisen in Bayern (Zahl der erkrankten Kinder bezogen auf
die im selben Zeitraum geborenen Kinder).
Aufgrund der geringen Fallzahlen für die Leukämie wurde keine Gliederung
nach einzelnen Jahren im Berichtszeitraum durchgeführt.
Signifikante Abweichungen in einzelnen Kreisen vom bayerischen Mittelwert
wurden mit dem t-Test ermittelt. Bemerkenswerterweise wurde bei diesem Vergleich keine Altersstandardisierung - etwa in 5-Jahres-Schritten - durchgeführt.

Ergebnis:
Für den Zeitraum 1960 - 1980 wurden 1148 Leukämieerkrankungen gemeldet.
Die Rate beträgt somit 37.6 pro 100 000 geborene Kinder (Gesamtzahl der in
diesem Zeitraum geborenen Kinder: N = 3 054 740). Das 95% Vertrauens-
intervall reicht von 35.5 bis 39.9 pro 100 000.

Eine Analyse der Mortalität wurde aufgrund der geringen Fallzahlen in den einzelnen Kreisen nicht durchgeführt. Die Begründung, daß eine statistische Aussage über regionale Häufigkeitsunterschiede nicht mehr möglich war, da ein verstorbenes Kind mehr oder weniger starke Zufalls-Streuung verursachte, kann wohl nur in Zusammenhang mit der Anwendung des hier völlig ungeeigneten t-Tests verstanden werden. Eine Bestimmung der Vertrauensbereiche unter der Annahme der Poisson-Verteilung unterblieb.

Außerdem wurden für die einzelnen Kreise die gemeldeten Leukämieerkrankungsfälle für die Kinder bis einschließlich dem 14. Lebensjahr aggregiert und für den ganzen Berichtszeitraum 1960 - 1980 zusammen angegeben. Die Häufigkeit der Erkrankung, bezogen auf die in dieser Zeit geborenen Kinder, wurde auf Abweichungen gegenüber dem bayerischen Mittelwert getestet. Auffällige ($0.05 \le p \le 0.1$) oder signifikante ($p < 0.05$) Abweichungen sind markiert.

Nach Ansicht der Autoren ist keine signifikante Erhöhung der Leukämiemorbidität in Landkreisen mit kerntechnischen Anlagen zu sehen. Auch der Einfluß der unterschiedlichen Höhe der natürlichen Radioaktivität sei nicht nachzuweisen.

Die Anlage dieser Studie gestattet es jedoch nicht, die tatsächliche Strahlenexposition der Kinder zu erfassen. Allein die Mittelung über den Zeitraum 1960 - 1980 kann einen möglichen Effekt verwischen, da einige Kernkraftwerke erst Mitte der 70er Jahre in Betrieb gingen. Zudem ist die Zuordnung der Wohnorte nur aufgrund der Postleitzahlen nicht eindeutig.

Die Beschreibung von regionalen Erkrankungsraten durch Vergleich mit der durchschnittlichen Erkrankungsrate ist eine durchaus übliche Methode deskriptiver Statistik. Die gefundenen Unterschiede als statistisch signifikant ($p < 0.05$) zu bezeichnen, ist nicht korrekt. Der Hinweis auf die gefundenen 'signifikanten' Unter- als auch Überschreitungen ist deshalb ohne jede Bedeutung. Das Nichtauftreten signifikanter Überschreitungen in Landkreisen mit kerntechnischen Anlagen gilt den Autoren offensichtlich als Hinweis für die Unschädlichkeit ionisierender Strahlen. Geht man von einer angenommenen Erhöhung der Leukämieinzidenz um $2 \cdot 10^{-4}$ PY^{-1} Sv^{-1} aus, so würde sich etwa für den Landkreis München eine Erhöhung des Erwartungswertes von 18.24 auf 18.35 Leukämie-Fällen ergeben, wobei 24 Fälle beobachtet worden sind (vgl. Abschnitt 5.5). Für diesen Vergleich ergibt sich bei einem Testniveau von 5% eine Teststärke von 5%.

Weitere Beispiele zur Bewertung epidemiologischer Studien zur strahleninduzierten Leukämie sind in MESSERER et al.(1985) zu finden. Ein Teil der Ergebnisse sind in den Tabellen 5.4 und 5.5 dargestellt. Den ursprünglichen Tabellen - teilweise überarbeitet und aktualisiert - sind noch Zahlenwerte für die Teststärke hinzugefügt worden. Sie beziehen sich bei einem Konfidenzniveau von $\alpha = 5\%$ auf eine angenommene mittlere zusätzliche Inzidenzrate von $2 \cdot 10^{-4}$ PY^{-1} Sv^{-1}.

Eine hohe Teststärke bedeutet, daß es die Anlage der Studie gestattet hätte, die angenommene zusätzliche Inzidenzrate nachzuweisen. Bei den Studien, in denen das Konfidenzintervall bei hoher Teststärke diese Inzidenzrate nicht mehr enthält, könnte ein deutlicher Einfluß einer nicht berücksichtigten Störvariablen, z.B. des 'healthy worker effect' bei den beruflich Exponierten, vorliegen. Auch muß eine fehlerhafte Dosisberechnung in Erwägung gezogen werden. Die tabellarische Darstellung dieser

Studien soll vor allem zeigen, welche Populationen bis jetzt untersucht worden sind und in welchem Bereich die daraus ableitbaren Risikokoeffizienten schwanken können.

Darüber hinaus sind weitere Bewertungen epidemiologischer Studien zur strahleninduzierten Leukämie in KAUL et al. 1984 zu finden. Diese Bewertungen beziehen sich vorwiegend auf die Qualität der Dosisangaben in den einzelnen Studien, um beurteilen zu können, wie weit die Ergebnisse auf andere Expositionsbedingungen übertragen werden dürfen (Tab. 5.6 und 5.7).

Die Zusammenfassung all dieser Studienergebnisse wird beeinträchtigt durch Unterschiede in den Bestrahlungsbedingungen und in der Validität der einzelnen Studien. Nach JACOBI et al. 1985 erscheint ein Wert von $2 \cdot 10^{-4}$ PY^{-1} Sv^{-1} aus heutiger Sicht konsistent mit Daten für die mittlere Leukämie-Inzidenzrate während 28 Jahren nach der Exposition.

Tabelle 5.4 Leukämierisiko medizinisch exponierter Gruppen
(Quelle: MESSERER et al. 1985)

Referenz	Hempelmann et al. (1975)	Ron, Modan (1984)	Albert, Omran und Schulz, Albert jeweils (1968)	Shore et al. (1976)
Studienart	retrosp. Kohorte	retrosp. Kohorte	retrosp. Kohorte	retrosp. Kohorte
Studiengruppe	Thymushyperplasie USA	Tinea Capitis Israel	Tinea Capitis USA	Tinea Capitis USA
Personen	2872	10842	2043	2124
Personenjahre	ca 69000	244909	ca 34000	43000
mittl. Beobacht.dauer	24 Jahre	22.8 Jahre	15 Jahre	20 Jahre
Alter bei Exposition	unter 5 Jahre	1 - 15 Jahre	5 - 10 Jahre	5 - 10 Jahre
Art der Strahlung	Röntgen	Röntgen	100 keV-Röntgen	100 keV-Röntgen
mittl.Knochenmarkdosis	0.65 Sv	0.30 Sv	0.30 Sv	0.30 Sv
Anzahl der Leukämien	7 (Todesfälle)	10	4	4
Kontroll- oder Bezugsgruppe(n)	- Allgemeinbevölk. - nichtexponierte Geschwister (N= 5055)	- statist.Zwilling (N = 10842,5 L., PY = 245435) - Geschwister,2 L.	- andere Therapie (N = 1413) - Bev. der Stadt New York	- andere Therapie (N= 1331) - Bev. der Stadt New York
erwartete Anzahl von Leukämien in der Studiengruppe	2.27 (aus Rate des Staates New York)	N=5400, PY=121854 4.67 aus beiden Grupp.	0.9	0.9
rel. Risiko O/E	3.1	2.1	4.4	4.4
95% Konfidenzintervall	1.2 - 6.3	0.7 - 6.2	1.2 - 11.4	1.2 - 11.4
absolutes Risiko (O-E)/D*PY $10^{-4}Sv^{-1}a^{-1}$	1.1	0.73	3.0	2.4
95% Konfidenzintervall	0.1 - 2.4	(-0.2) - 3.3	0.2 - 9.2	0.1 - 7.3
Teststärke für Vergleich abs. Risiko 0 versus 2 (α = 5%)	95 %	99 %	30 %	41 %
Bemerkung	absol. Risiko 2 nicht abzulehnen	absol. Risiko 2 nicht abzulehnen	geringe Sicherh. für abs. Risiko 2	schwache Sicherh. für abs. Risiko 2

Tabelle 5.4 (Fortsetzung)

Referenz	Court-Brown, Doll (1965)	Smith, Doll (1982)	Pochin (1960)	Saenger et al. (1968)
Studienart	retrosp. Kohorte	retrosp. Kohorte	retrosp. Kohorte	retrosp. Kohorte
Studiengruppe	Morbus Bechterew	Morbus Bechterew	Hyperthyreose	Hyperthyreose
	England/Wales	England/Wales	USA/CDN/A/GB	USA
Personen	14554	14111	59200	18379
Personenjahre	141796	112960	221900	119000
mittl. Beobacht.dauer	-	16.2 Jahre	3 - 4 Jahre	6 - 10 Jahre
Alter bei Exposition	über 20 Jahre	über 20 Jahre	40 - 60 Jahre	60 Jahre
Art der Strahlung	Röntgen	Röntgen	I-131	I-131
mittl.Knochenmarkdosis	3.65 Sv	3.65 Sv	0.05-0.13 Sv	0.07-0.13 Sv
Anzahl der Leukämien	52	28 (Todesfälle)	17	17
Kontroll- oder Bezugsgruppe(n)	- Bevölkerung England/Wales	- Bevölkerung England/Wales	- nationale Raten	- nationale Raten - Alternativtherap.
erwartete Anzahl von Leukämien in der Studiengruppe	5.48	5.85	21	10
rel. Risiko O/E	9.5	4.8	0.8	1.7·
95% Konfidenzintervall	7.1 - 12.4	3.2 - 6.9	0.5 - 1.3	0.97 - 2.7
absolutes Risiko $(O-E)/D*PY\ 10^{-4}Sv^{-1}a^{-1}$	0.90	0.54	-2.0	5.9
95% Konfidenzintervall	0.65 - 1.2	0.31 - 0.84	(-5.3) - 3.2	(-0.25) - 14.3
Teststärke für Vergleich abs. Risiko 0 versus 2 (α =5%)	100 %	100 %	15.5 %	11 %
Bemerkung	abs.Risiko 2 wäre gefunden worden	abs.Risiko 2 wäre gefunden worden	geringe Sicherh. für abs. Risiko 2	geringe Sicherh. für abs. Risiko 2

Tabelle 5.4 (Fortsetzung)

Referenz	Berk et al. (1981)	Modan, Lilienfeld (1965)	Smith, Doll (1976)	Boice, Hutchison (1980)
Studienart	Fall-Kontroll	Kohorte	Kohorte	Kohorte
Studiengruppe	prim.Polyzythämie USA/F/ISR/S	prim.Polyzythämie	gland. zyst. Hyperplasie	Zervix-Karzinom USA/Europa
Personen	156	228	2068 Frauen	28490 Frauen
Personenjahre	952		39287	134440
mittl. Beobacht.dauer	6.1 Jahre	8 Jahre	19 Jahre	5 Jahre
Alter bei Exposition	ca 62 Jahre	ca 55 Jahre	35 - 54 Jahre	ca 50 Jahre
Art der Strahlung	P-32 (Beta-Str.)	P-32 (Beta-Str.)	200 keV-Röntgen	Rö,Co-60,Betatron
mittl.Knochenmarkdosis	unbekannt	2.3 - 3.3 Sv	1.52 Sv	3 - 15 Sv
Anzahl der Leukämien	9	25	7 (Todesfälle)	13
Kontroll- oder Bezugsgruppe(n)	- Alternativ- therapien 134 Personen 737 PY, 1 Leuk.	- Alternativ- therapien 133 Personen 1 Leukämie	- Frauen aus Schottland	- Allgemeinbevölk. - Krebsregister - 2729 unbestrahl. Personen
erwartete Anzahl von Leukämien in der Studiengruppe	1.3	1.7	2.7	15.6
rel. Risiko O/E	8.3	16.4	2.6	0.84
95% Konfidenzintervall	1.05 - 176	2.3 - 329	1.05 - 5.4	0.45 - 1.4
absolutes Risiko (O-E)/D*PY $10^{-4}\mathrm{sv}^{-1}\mathrm{a}^{-1}$	-	46	0.72	-0.02
95% Konfidenzintervall	-	4.3 - 1090	0.02 - 1.97	(-0.07) - 0.05
Teststärke für Vergleich abs. Risiko 0 versus 2 (α = 5%)	-	10 %	99 %	100 %
Bemerkung		geringe Sicherh. für abs.Risiko 2	abs.Risiko 2 wäre gefunden worden	abs.Risiko 2 wäre gefunden worden

Tabelle 5.4 (Fortsetzung)

Referenz	van Kaick et al. (1984)	Faber (1979)	Da Motta et al. (1979)
Studienart	Kohorte	Kohorte	Kohorte
Studiengruppe	Thorotrast Deutschland	Thorotrast Dänemark	Thorotrast Portugal
Personen	1689	1026	1244
Personenjahre	-	-	-
mittl. Beobacht.dauer	ca 38 Jahre	ca 28 Jahre	ca 15 Jahre
Alter bei Exposition	ca 28 Jahre	-	-
Art der Strahlung	Th-232	Th-232	Th-232
mittl.Knochenmarkdosis	1.84 Sv	1.84 Sv	-
Anzahl der Leukämien	27 (Todesfälle)	14	12
Kontroll- oder Bezugsgruppe(n)	- nicht exponierte Patienten 1280 Personen 2 Leukämien	- Krebsregister	- nicht exponierte Patienten 924 Personen 0 Leukämien
erwartete Anzahl von Leukämien in der Studiengruppe	2.64	1.6	-
rel. Risiko O/E	10.2	8.75	-
95%Konfidenzintervall	6.7 - 14.9	4.8 - 14.7	-
absolutes Risiko $(O-E)/D*PY\ 10^{-4}Sv^{-1}a^{-1}$	2.1	2.4	-
95% Konfidenzintervall	1.3 - 3.1	1.1 - 4.1	-
Teststärke für Vergleich abs. Risiko 0 versus 2 (α =5%)	100 %	99 %	-
Bemerkung	starke Sicherheit für abs.Risiko 2	starke Sicherheit für abs.Risiko 2	

Tabelle 5.5 Leukämierisiko beruflich exponierter Gruppen
(Quelle: MESSERER et al. 1985)

Referenz	Najarian, Colton (1978)	Rinsky et al. (1981)	Smith, Doll (1981)	Seltser, Sartwell (1965)
Studienart	retrosp. Kohorte	retrosp. Kohorte	Kohorte	Kohorte
Studiengruppe	Werftarbeiter	Werftarbeiter	Radiologen	Radiologen
	USA	USA	Großbritannien	USA
Personen	3000-5000 expon.	7615	1338	3521
Personenjahre	-	98223	-	48895
mittl. Beobacht.dauer	-	ca. 25 Jahre	-	13.2 Jahre
Alter bei Exposition	20 - 60 Jahre	20 - 60 Jahre	über 25 Jahre	39.4 Jahre
Art der Strahlung	-	-	Röntgen, Gamma	Röntgen, Gamma
mittl. Knochenmark- dosis	2 mSv/a (Ganzkörperdosis)	28 mSv (Ganzkörperdosis)	1 - 5 Sv	6 Sv
Anzahl der Leukämien	6 (Todesfälle)	7 (Todesfälle)	8 (Todesfälle)	19
Kontroll- oder Bezugsgruppe(n)	- Bevölkerung USA - nichtexponierte Werftarbeiter	- Bevölkerung USA - nichtexp. Arbeit. N=16930, 10 Leuk.fälle	- vergleichbare soziale Schicht	- andere Fachärzte (N = 13111, 183813 PY, 29 Leuk.fälle)
erwartete Anzahl von Leukämien in der Studiengruppe	1.07	8.3 (aus nationaler Rate)	3.24	7.7
rel. Risiko O/E	5.6	0.8	2.5	2.5
95% Konfidenzintervall	2.1 - 12.2	0.3 - 1.7	1.1 - 4.9	1.3 - 4.5
absolutes Risiko (O-E)/D*PY $10^{-4}Sv^{-1}a^{-1}$	-	-4.7	-	0.39
95% Konfidenzintervall		(-19.9) - 22.0		0.08 - 0.92
Teststärke für Vergleich abs. Risiko O versus 2 (α = 5%)		5 %		100 %
Bemerkung		geringe Sicherh. für abs. Risiko 2		abs.Risiko 2 wäre gefunden worden

Tabelle 5.5 (Fortsetzung)

Referenz	Matanoski et al. (1975)	Dolphin (1976)	Marks, Gilbert (1978)	Polednak et al. (1978)
Studienart	Kohorte	Kohorte	Kohorte	retrosp. Kohorte
Studiengruppe	Radiologen USA	kerntechn. Anlage Windscale/GB	kerntechn. Anlage Hanford/USA	Ziffernblatt- malerinnen/USA
Personen	2677	ca. 5000	ca. 22000	634
Personenjahre	70093	-	-	-
mittl. Beobacht.dauer	ca. 25 Jahre	max. 25 Jahre	ca. 30 Jahre	ca. 40 Jahre
Alter bei Exposition	38.5 Jahre	20 - 65 Jahre	20 - 65 Jahre	20 - 40 Jahre
Art der Strahlung	Röntgen, Gamma	Gamma	Röntg., γ, Neutron	Ra-226, Ra-228
mittl. Knochenmarkdosis	6 Sv	0.1 - 0.4 Sv	80% unter 0.05 Sv	-
Anzahl der Leukämien	22	4	19	3
Kontroll- oder Bezugsgruppe(n)	- andere Fachärzte N=9921, 257403 PY 16 Leukämiefälle	- Bevölkerung	- Bevölkerung USA	- Bevölkerung USA
erwartete Anzahl von Leukämien in der Studiengruppe	4.4	2.8	37.7	1.41
rel. Risiko O/E	5.1	1.43	0.5	2.1
95% Konfidenzintervall	2.6 - 10.25	0.39 - 3.65	0.30 - 0.78	0.44 - 6.2
absolutes Risiko (O-E)/D*PY $10^{-4}Sv^{-1}a^{-1}$	0.42	0.38	-5.7	-
95% Konfidenzintervall	0.16 - 0.96	(-0.55) - 2.37	(-8.0) - (-2.5)	
Teststärke für Vergleich abs. Risiko O versus 2 (α = 5%)	100 %	75 %	18 %	
Bemerkung	abs.Risiko 2 wäre gefunden worden	geringe Sicherh. für abs. Risiko 2	abs.Risiko 2 könnte kaum gefunden werden	

Tabelle 5.6 Veröffentlichungen von Leukämiestudien der Kategorie 3 (Kategorie 3: Studie zur Abschätzung von Strahlenrisiken nicht geeignet) (Quelle: KAUL et al. 1984)

Referenz (Erstautor)	Bezeichnung der Studie	Indexpopulation	Bewertung
Seltser, 1965 Matanoski, 1975	U.S. Radiologen	U.S. Radiologen	keine Dosisangabe
Miller, 1970	Armeetechniker	Strahlentechniker der U.S. Armee	keine Dosisangabe
Court-Brown, 1958	Brit. Radiologen	Brit. Radiologen	keine Dosisangabe
Stewart, 1958	Oxford Studie	an Leukämie gestorbene Kinder	keine Dosisangabe
Stewart, 1962	Englische Leukämiestudie	Leukämie- und Krebspatienten	keine Dosisangabe
Faber, 1958	Dänische Leukämiestudie	Leukämiepatienten	keine Dosisangabe
Pochin, 1961 Pochin, 1969	Schilddrüsenkrebs	Strahlentherapiepatienten	keine Dosisangabe
Modan, 1965	Polycythämia vera	Strahlentherapiepatientinnen	keine Dosisangabe
Gibson, 1972 Bross, 1972	Tri-State-Survey	Leukämiepatienten New York, Baltimore, Minneapolis	keine Dosisangabe
Kitabatake, 1973	Jap. Radiologen	Jap. Radiologen	keine Kontrollgruppe keine Dosisangabe
Lyon, 1979	Utah-Kinder	Kinder unter 15 a 1944-75 an Krebs gestorben	ungeeignete Dosisangaben, method. Unzulänglichkeit
Caldwell , 1980	Shot Smoky	am A-Test beteiligtes Militärpersonal	unsichere Dosis ungewöhnlich lange Manifestationszeit
Voelz, 1978	Manhattan Projekt	1944-1945 am Manhattan-Projekt Beschäftigte	keine verwertbare Dosisangabe
Mancuso, 1977 Kneale, 1978 Gilbert, 1979 Stewart, 1980	Hanford Arbeiter	Beschäftigte der Hanford Fabrik	keine zuverlässigen Organdosisangaben
Najarian, 1978 Rinsky, 1981	Portsmouth Werftarbeiter	Beschäftigte der Schiffswerft für Atom-Boote	keine Dosisangabe zweifelh. Datenerhebung
Brinkley, 1969	Künstliche Menopause	Patientinnen mit künstl. herbeigeführter Menopause	keine verwertbare Dosisangabe

Tabelle 5.7 Veröffentlichungen von Leukämiestudien der Kategorie 2 (Kategorie 2: Studie für qualitative Aussagen zum Strahlenrisiko bedingt verwertbar) (Quelle: KAUL et al. 1984)

Referenz (Erstautor)	Bezeichnung der Studie	Indexpopulation	Bewertung	Bemerkung
Linos, 1980	Strahlenexposit. aus med. Gründen	Leukämiepatienten	nicht hinreichende Dosisangaben	relatives Risiko nicht erhöht
Gunz, 1964	Strahlenexposition aus med. Gründen	Strahlentherapie- u. Röntgendiagnose- patienten	mangelhafte Dosis angabe, method. Mängel	Leukämiemortalität mit höherer Expos. korreliert
Saenger, 1968	Hyperthyreoidism.	Strahlentherapie- patienten	Hyperthyreose Ko- faktor für Leukämie?	Leukämiemortalität erhöht
Albert, 1968	Tinea capitis	Patienten mit Kopfhautbestrahl.	unsichere Dosis- angabe	abs. Risiko für Leukämie erhöht
Court-Brown, 1965 Smith, 1982	Ankylosis spondy- litis	Morbus Bechterew- patienten	unverständliche Dosisabschätzung	Leukämieinzidenz erhöht
Zippin, 1971	Zervix-Karzinom	Strahlentherapie- patientinnen	keine Kontroll- gruppe	keine Erhöhung der Leukämieinzidenz
Boice, 1980	Zervix-Karzinom	Strahlentherapie- patientinnen	fehlende Leukämie induktion nicht erklärt	keine Erhöhung der Leukämieinzidenz
Stebbings, 1982	U.S.Leuchtziffer- malerinnen	Leuchtziffer- malerinnenen	Studie noch nicht abgeschlossen	kein Hinweis für erhöhte Leukämie- inzidenz

5.3.2 Brustkrebs

Die Strahleninduktion von Brustkrebs (Mamma-Carcinom) wurde bisher vor allem an folgenden exponierten Populationen untersucht:
- Exposition durch Kernwaffeneinsatz (Japan)
- Exposition aus medizinischen Gründen
  - Durchleuchtung von Tuberkulosepatientinnen
  - therapeutische Bestrahlung einer akuten Mastitis

Die Größe der Studienpopulationen und die Länge der Beobachtungsdauern lassen sichere Aussagen über die Strahleninduktion des Krebses der weiblichen Brust zu. Differenziert werden muß dabei vor allem nach dem Alter bei der Exposition. Neuere Ergebnisse der LSS-Kohortenstudie ergeben eine maximale Induktion für die Altersklasse unter 10 Jahre ATB (age at time of bombing). Mit zunehmendem Alter nimmt das absolute Risiko stetig ab und erreicht bei 50 Jahre ATB fast den Wert der Spontanrate. Dabei scheint die minimale Latenzzeit, die Zeit zwischen Exposition und festgestellter Manifestation, bei Frauen unter 30 Jahren zum Zeitpunkt der Exposition bei 15 Jahren zu liegen, bei den älteren dagegen ist sie kürzer. Weiterhin ist auch nach einer Beobachtungszeit von 40 Jahren noch keine Abnahme der strahlenbedingten Inzidenz zu beobachten.

BREAST CANCER AMONG ATOMIC BOMB SURVIVERS
(TOKUNAGA et al. 1984)

Studientyp:
   Kohortenstudie
   Brustkrebs als Teilaspekt der japanischen Life Span Study
Erkrankung:
   Brustkrebs (Mamma-Carcinom)
Exposition:
   im wesentlichen durch die Gamma- und Neutronenstrahlung der Kernwaffen-
   detonationen im August 1945
Auswerteziel:
   Bestimmung einer Dosis-Wirkungs-Beziehung in Abhängigkeit vom Alter bei der
   Exposition
Zielgrößen:
   Relative Risiken, absolute Risiken
Exponierte Gruppe:
   Frauen der beiden Städte Hiroshima und Nagasaki aus dem Bereich bis zu
   2.5 km vom Hypozentrum; N = 63300 (LSS-Kohorte)
Zeitraum der Exposition:
   kurzfristig
Höhe der Exposition:
   Dosisabschätzung über den Abstand vom Hypozentrum

Schichtungsmerkmale:
Alter zum Zeitpunkt der Detonation (ATB); Dosisklassen; zeitlicher Abstand zur Detonation
Vergleichsgruppe:
a) Nichtexponierte Frauen, die nach August 1945 in die beiden Städte zurückkehrten bzw. zuzogen; N = 15400
b) altersstandardisierte Stichprobe aus der Gruppe der niedrig exponierten Frauen aus dem Gebiet mit Abständen zwischen 2.5 und 10 km vom Hypozentrum

Auswertung:
Beobachtungsdauer der Kohorte:
1950 - 1980 (letzte Publikation)
Absolutes Risiko:
AR = 4.0 +/- 0.7 (Hiroshima)
AR = 3.0 +/- 0.7 (Nagasaki)
zusätzliche Brustkrebsfälle pro Jahr und 0.01 Gy in einer Gruppe von 1 Million Frauen
Relatives Risiko:
Für den Vergleich der nichtexponierten Frauen mit allen Exponierten:
Beobachtete Brustkrebsfälle   O = 293
Erwartete Brustkrebsfälle   E = 202.8
relatives Risiko   RR = 1.44
95%-Konfidenzintervall   1.29 - 1.62
Altersabhängigkeit:
Die letzte Auswertung zeigt eine deutliche Abhängigkeit des Risikos vom Parameter 'Alter bei Bestrahlung'. Über 40-jährige zum Zeitpunkt der Exposition zeigen erst ab Dosen über 100 rad ein erhöhtes relatives Risiko (RR = 1.5). Bei den unter 40-jährigen Frauen zeigt sich jetzt ein mit der Dosis etwa linear ansteigendes relatives Risiko mit einem über alle Dosisklassen gemittelten Wert von RR = 1.6 (95% Konfidenzintervall: 1.4 - 1.8). Besonders weisen die Autoren auf das erhöhte Risiko der unter 10-jährigen hin (RR = 3.7, 95% Intervall: 2.3 - 5.7, gemittelt über alle Dosisklassen), da bei diesen Mädchen erst verhältnismäßig wenig Brustgewebe vorhanden war (Tabelle 5.8). Dies würde die Theorie einer zweistufigen Brustkrebsinduktion stützen: zunächst Schädigung des Brustgewebes, eventuell sogar der Anlagen für das Brustgewebe, dann die hormonellen Umstellungen als Promotor zum eigentlichen Krebswachstum. Die vergleichsweise längere Latenzzeit bei den unter 40-jährigen gegenüber den über 40-jährigen und das geringere Risiko der Frauen nach dem Klimakterium unterstützen diese Vermutung. Die Autoren betonen, daß weitere Beobachtung der LSS-Kohorte die Information zur Klärung dieser Frage bringen könnte.

Tabelle 5.8 Brustkrebsfälle in der LSS-Kohorte, geschichtet nach Höhe der Strahlenexposition und Alter bei der Exposition (ATB) (Quelle: TOKUNAGA et al. 1984)

Alter ATB		Exposure (rads, kerma)						Total[b]	p-value for trend
		0[a] 0[c]	1 - 9 2.6	10-49 16.8	50-99 54.6	100-199 110.3	200+ 271.0		
0- 9	Obs	6	5	5	5	2	1	24	0.02
	Exp	13.2	5.5	3.6	0.8	0.5	0.5		
	O/E	0.5	0.9	1.4	5.9	4.1	2.2		
	RR	1.0	2.0	3.1	13.0	9.0	4.8		
10-19	Obs	55	18	22	9	13	24	141	<0.00001
	Exp	78.6	28.4	18.2	5.7	5.4	4.8		
	O/E	0.7	0.6	1.2	1.6	2.4	5.0		
	RR	1.0	0.9	1.7	2.3	3.4	7.2		
20-29	Obs	58	20	21	7	8	13	127	<0.00001
	Exp	69.7	26.7	17.8	5.3	3.7	3.8		
	O/E	0.8	0.8	1.2	1.3	2.1	3.4		
	RR	1.0	0.9	1.4	1.6	2.6	4.1		
30-39	Obs	60	24	11	4	7	10	116	<0.00001
	Exp	65.0	23.9	17.6	4.7	2.6	2.2		
	O/E	0.9	1.0	0.6	0.9	2.7	4.5		
	RR	1.0	1.1	0.7	0.9	3.0	4.9		
40-49	Obs	53	15	20	1	2	3	94	0.31
	Exp	52.7	18.4	14.7	4.0	2.4	1.9		
	O/E	1.0	0.8	1.4	0.3	0.8	1.6		
	RR	1.0	0.8	1.4	0.2	0.8	1.6		
50 +	Obs	26	10	8	1	3	1	49	0.15
	Exp	27.0	10.7	7.7	2.0	0.9	0.7		
	O/E	1.0	0.9	1.0	0.5	3.4	1.4		
	RR	1.0	1.0	1.1	0.5	3.5	1.5		
Total	Obs	258	92	87	27	35	52	551	<0.000001
	Exp	306.3	113.6	79.4	22.5	15.4	13.8		
	O/E	0.8	0.8	1.1	1.2	2.3	3.8		
	RR	1.0	1.0	1.3	1.4	2.7	4.5		

[a] Gruppe mit Exposition 0 enthält die Gruppen 'not in city' und Strahlendosis 0

[b] Summenwert enthält nicht Überlebende mit unbekannter Dosis

[c] mittlere Gewebedosis in rad

EPIDEMIOLOGY OF RADIOGENIC BREAST CANCER (HOWE 1984)

In dieser Studie wird die strahlenbedingte Erhöhung der Brustkrebsinzidenz diskutiert, die aus mehrmaliger Fluoroskopie der Lunge von an Tbc erkrankten Frauen resultiert. Die deutlich verschiedene Brustgewebedosis je nach relativer Orientierung der Patientin zur Röntgenröhre (Rücken, Brust, oder Seite zur Röntgenstrahlenquelle) läßt die Ableitung einer Dosis-Wirkungs-Beziehung zu.

Studientyp:
    Kohortenstudie
Exposition:
    mit Röntgenstrahlen zu diagnostischen Zwecken
Erkrankung:
    Brustkrebs (Mamma-Carcinom)
Auswerteziel:
    Bestimmung der Dosis-Wirkungs-Beziehung im Vergleich zu anderen Studien über den strahleninduzierten Brustkrebs
Zielgrößen:
    SMR, relatives Risiko, Least-Square-Fit verschiedener Dosis-Wirkungs-Modelle

Exponierte Gruppe:
    a) Kanadische Frauen mit Pneumothorax zur Tbc-Behandlung (N = 110088)
    b) insbesondere Frauen der Provinz Nova Scotia
Zeitraum der Exposition:
    1930 - 1940
Höhe der Exposition:
    Schätzung der Dosis aus den Patientenangaben über Anzahl der Untersuchungen und Orientierung zur Röntgenquelle
    a) Überwiegende Orientierung mit Rücken zur Röntgenquelle: niedrige Dosis in der Brust
    b) Orientierung mit der Brust zur Röntgenröhre: hohe Dosis im Brustgewebe (Standardmethode in der Provinz Nova Scotia)
Schichtungsmerkmale:
    Alter bei Exposition, Dosisklassen
Vergleichsgruppe:
    a) Tbc-Patientinnen aus Kanada ohne Pneumothorax (N = 12034)
    b) Daten der kanadischen Krebsstatistik

Auswertung:
    Beobachtungsdauer der Kohorte: 1972 - 1977
    retrospektive Datenerfassung ab 1950
    23318 Frauen in der Kohorte am 1.1.1950
Relatives Risiko:
    in dieser Arbeit nicht angeben, nur SMR
    exponierte Frauen   SMR = 1.59; 95% Intervall: 1.36 - 1.84
    nicht exponierte Frauen SMR = 0.99; 95% Intervall: 0.82 - 1.19

Eine frühere Veröffentlichung (BOICE and MONSON, 1977) berichtet ein relatives Risiko von 1.76 mit einem 95% Intervall von 1.24 -2.36 (Beobachtete Brustkrebsfälle in der exponierten Gruppe: O = 41, erwartete Fälle: E = 23.3). Eine Verdoppelung der spontanen Rate vorausgesetzt würde diese Studie eine Teststärke von 98 % erreichen (Alpha-Niveau = 5%). Damit liegt eine sehr hohe Sicherheit für den Effekt der Strahleninduktion des Mammacarcinoms durch die diagnostische Anwendung von Röntgenstrahlen vor.

Weitere Ergebnisse:
- Größtes relatives Risiko für die Altersklasse unter 20 Jahre bei Exposition
- Kein erhöhtes relatives Risiko nachweisbar für die Alterklassen über 40 Jahre
- Latenzzeit ungefähr 15 Jahre für die Altersklassen unter 25 Jahre bei Exposition, ungefähr 10 Jahre für die älteren Frauen
- Kein Rückgang der erhöhten Inzidenz auf den Wert der Spontanrate innerhalb von 40 Jahren nach Exposition
- Beste Form der Dosis-Wirkungs-Beziehung: lineares Modell

BREAST NEOPLASMS IN WOMEN TREATED WITH X-RAYS FOR ACUTE POSTPARTUM MASTITIS (SHORE, HEMPELMANN et al. 1977)

Zur Behandlung einer akuten Brustentzündung nach der Geburt eines Kindes (post partum mastitis) wurden in den 30er bis 50er Jahren Frauen einer Therapie mit Röntgenstrahlen unterzogen. Eine epidemiologische Studie an Frauen aus Rochester/ New York ergab einen kontinuierlichen Anstieg der Brustkrebsinzidenz nach einer Latenzzeit von rund 15 Jahren.

Studientyp:
    Kohortenstudie
    Datenerfassung retrospektiv über Telefoninterview
Exposition:
    Strahlenbelastung der Brust bei der Therapie einer post partum Mastitis mit Röntgenstrahlen
Erkrankung:
    Brustkrebs
Zielgrößen:
    SMR, relatives Risiko, Dosis- und Altersabhängigkeit

Exponierte Gruppe:
    606 Frauen mit akuter Brustentzündung, davon 571 in der Kohorte (als Gruppe 'A' in der Publikation bezeichnet)
Zeitraum der Exposition:
    einmalige Bestrahlung unmittelbar nach der Diagnose der akuten Mastitis
    Anwendung dieser Therapieart in den Jahren 1940 - 1955
Höhe der Exposition:
    2.5 Sv im Mittel (über das gesamte Brustgewebe gemittelt), Spannweite: 0.04 - 15 Sv

Schichtungsmerkmale:
Dosis der therapierten Brust,
mittlere Dosis des gesamten Brustgewebes,
Alter bei Exposition,
Zeitraum bis zur Manifestation,
andere Erkrankungen der Brust,
Alter bei der 1. Schwangerschaft

Vergleichsgruppen:
a) Schwestern der exponierten Frauen
N = 554, davon 453 in der Kohorte, Gruppe 'B'
b) Frauen mit akuter postpartum Mastitis im gleichen Zeitraum wie die exponierte Gruppe, aber ohne Röntgentherapie
N = 539, davon 380 in der Kohorte, Gruppe 'C'
c) Schwestern der Frauen aus b) ohne frühere akute Mastitis
N = 206, davon 160 in der Kohorte, Gruppe 'D'

Nach Vergleich der 3 Kontrollgruppen untereinander und Diskussion der Vergleichbarkeit wurden diese zu einer Gesamtkontrollgruppe zusammengefaßt.

d) Zur Berechnung der SMR: Krebsregister der Jahre 1940 - 1972 des Staates New York

Auswertung:
Beobachtungsdauer der Kohorte bis zu 34 Jahre nach Exposition
SMR:
exponierte Gruppe   SMR = 3.29; 95% Intervall: 2.31-4.53
kombinierte Kontrollgruppe SMR = 1.62; 95% Intervall: 1.12-2.27

Relatives Risiko:
Für einen Beobachtungszeitraum von 10 - 34 Jahren nach Exposition wird für das alters- und beobachtungsdauer-standardisierte relative Risiko der Wert RR = 2.2 angegeben (90% Vertrauensbereich: 1.4 - 3.2).
Das relative Risiko bezieht sich auf den Vergleich mit der kombinierten Kontrollgruppe.
Absolutes Risiko:
Ebenfalls in dem Beobachtungszeitraum von 10 - 34 Jahren und auf die kombinierte Kontrollgruppe altersstandardisiert ergibt sich das absolute Risiko zu AR = 8.3 zusätzliche Brustkrebsfälle auf 1 Million Frauenjahren (WY) und 0.01 Sv (90% Intervall: 3.1 - 16.0).
Teststärke:
Die Teststärke für den Nachweis eines relativen Risikos von 2 beträgt 64%.

Weitere Ergebnisse:
Für die Dosis-Wirkungs-Beziehung wird ein linear-quadratisches Modell angenommen und das reduzierte relative Risiko über 4 Sv mit Zelltötungseffekt erklärt.

Der Zeitraum zwischen Exposition und Manifestation beträgt ungefähr 10 Jahre; eine Dosisabhängigkeit wird aber vermutet (25% Perzentil der kumulativen Inzidenz bei etwa 20 Jahren für Dosen unter 4 Sv, rund 13 Jahre für Dosen darüber).

Das absolute Risiko erhöht sich nur leicht mit zunehmendem Alter zum Zeitpunkt der Exposition:

   Altersklassen 10-29 Jahre: AR = 7.9/Million WY-rad

   Altersklassen 30-45 Jahre: AR = 9.2/Million WY-rad.

Über den sonst zu beobachtenden Rückgang der Inzidenz bei Frauen über 40 Jahren bei Exposition kann in dieser Studie aufgrund der geringen Besetzung der entsprechenden Altersklasse keine Aussage gemacht werden (2% der exponierten Frauen waren über 40 Jahre alt).

5.3.3 Lungenkrebs

Bei der Abschätzung des Risikos für strahleninduzierten Lungenkrebs sind zwei Expositionspfade zu unterscheiden:

- externe Exposition der Lunge durch Röntgen- oder Gammastrahlen, z.B.
  - Überlebende der Atombombendetonationen in Japan
  - Patienten mit Therapie eines Morbus Bechterew mit Röntgenstrahlen

- interne Exposition der Lunge durch die α-Strahler Radon 222 und Radon 220 (Thoron) und deren Zerfallsprodukte
  - Beschäftigten in Uran-, Flußspat- und Erzbergwerken in verschiedenen Ländern
  - Bewohner von Häusern aus Baumaterialien, die in erhöhtem Maße Radon freisetzen

Bezüglich der Dosisangaben im Falle der Radonexposition muß zunächst auf eine Besonderheit hingewiesen werden: Die Lungendosis wird aus historischen Gründen in der Einheit 'Working level month' (WLM) angegeben, etwa Radonarbeitsplatzkonzentration mal Aufenthaltsdauer. 1 WL (working level) setzt in 1 Liter Luft insgesamt eine Alphastrahlenenergie von $1.3 \cdot 10^5$ MeV frei. Ein Aufenthalt von 170 Stunden (1 Monat Arbeitszeit) in dieser Luft führt zur Dosis in Höhe von 1 WLM. Für Bergarbeiter läßt sich ein ungefährer Umrechnungsfaktor angeben: 1 WLM entspricht 3-8 mGy für die Basalzellschicht des Bronchialepithels.

Die Dosen aus externer Exposition werden wie üblich in Sv angegeben.

Ein weiterer prinzipieller Unterschied besteht in der Zeitdauer der Exposition: Kontinuierliche Exposition über mehrere Jahre bei den Bergarbeitern, kurzzeitige bei den extern Exponierten.

Eine Bewertung epidemiologischer Studien über strahlen-induzierten Lungenkrebs wurde vor kurzem veröffentlicht (SCHMITT 1986).

Alle Studien zum Lungenkrebsrisiko der Bergarbeiter weisen auf die unsicheren Angaben zur Exposition durch Radon (und Folgeprodukte) hin. Als zusätzliche Faktoren, die zum Lungenkrebs führen können, werden die Rauchgewohnheit, die Arbeit unter Tage als solche oder der Aufenthalt in Industrieregionen angesehen. Die Kontrolle dieser Störvariablen (neben Alter und Beschäftigungsdauer) ist meist nur bedingt möglich. Dies führt z.B. dazu, daß das Rauchen einmal als additiver, ein andermal als multiplikativer Effekt für das gesamte Lungenkrebsrisiko interpretiert werden könnte.

Insgesamt haben die betrachteten Bergarbeiter ein wesentlich erhöhtes Lungenkrebsrisiko (Tabelle 5.9). Aufgrund der unsicheren Dosisangabe ist eine Übertragung der Ergebnisse aus dieser besonderen beruflichen Situation auf die allgemeine Bevölkerung nur bedingt möglich.

Ähnliches trifft auch für die extern exponierte Studienpopulation zu (Atombomben-überlebende in Japan, Morbus-Bechterew-Patienten): Ein erhöhtes Lungenkrebsrisiko, aber nur unzureichende Kontrolle der Störvariablen.

Bei der Studie von SMITH und DOLL (1982) fanden sich in der Kohorte von 14 111 Bechterew-Patienten nach einer mittleren Beobachtungsdauer von 16 Jahren 124 Lungenkrebsfälle gegenüber 87.3 erwarteten (RR = 1.42; 95% Konfidenzintervall: 1.18-1.68).

Für ein angenommenes relatives Risiko von 1.5 erreicht die Teststärke den Wert von fast 99%. Diese Erhöhung des Risikos läßt sich hier nicht mehr ablehnen.

Die Autoren können aber keine näheren Angaben zur Lungendosis geben: Sie zählten die Lunge nur zu den 'stärker exponierten Organen'. Damit läßt sich ein Risikokoeffizient, bezogen auf die Dosis, nicht mehr berechnen und eine Abschätzung des Effekts bei anderen Expositionsbedingungen nicht mehr angeben.

Tabelle 5.9 Risikokoeffizienten für den strahleninduzierten Lungenkrebs
(Quelle: SCHMITT 1986)

Population	Personenjahre	Risikokoeffizient	
		absolut	relativ
Kontinuierliche, interne Bestrahlung der Lunge durch Alphastrahlung			
Schwedische Metall-bergarbeiter	ca. 24 000	13 - 16	2.5 - 4.8
US-Uran-Bergarbeiter	ca. 60 000	3 - 6	0.5 - 1.0
Tschechische Uran-bergarbeiter	ca. 60 000	12 - 18	1.0 - 2.0
Kanadische Uran-bergarbeiter	ca. 200 000	2 - 7	0.5 - 1.3
Einmalige bzw. mehrmalig kurzfristige, externe Bestrahlung der Lunge durch Gamma- bzw. Röntgenstrahlung			
Atombombenüberlebende	ca. 600 000	0.6 - 1.2	20 - 50
Bechterew-Patienten	ca. 60 000	1.0 - 3.1	10 - 30

absoluter Risikokoeffizient:

Alpha-Strahlung: Anzahl der zusätzlichen Lungenkrebsfälle pro
10^6 Personenjahre pro WLM: $(0\text{-}E)/10^6$ PY/mittlere Exposition
Photonen-Strahl.: Anzahl der zusätzlichen Lungenkrebsfälle pro
10^4 Personenjahre pro Gy: $(0\text{-}E)/10^4$ PY/mittlere Dosis

relativer Risikokoeffizient:

Alpha-Strahlung: relative Erhöhung der natürlichen Lungenkrebsinzidenz
pro WLM in Prozent: $(0/E\text{-}1)/$mittlere Exposition in %
Photonen-Strahl.: relative Erhöhung der natürlichen Lungenkrebsinzidenz
pro Gy in Prozent: $(0/E\text{-}1)/$mittlere Dosis in %

RADON IN DER ATEMLUFT VON WOHNRÄUMEN

Eine vom Institut für Strahlenhygiene des Bundesgesundheitsamtes koordinierte Untersuchung Anfang der 80er Jahre über die Radonkonzentration in Wohnungen innerhalb der Bundesrepublik Deutschland ergab einen Medianwert von 40 Bq/m^3 (BUNDESGESUNDHEITSAMT 1984). Bei 10% der Wohnungen lag die Konzentration über 85 Bq/m^3. Daraus läßt sich die mittlere jährliche Lungendosis zu 6 mSv für den Medianwert bzw. zu 11 mSv für das obere Percentil abschätzen. Nach JACOBI (1986) könnten etwa 7 % der Lungenkrebstodesfälle der Exposition durch Radon und deren Folgeprodukte zugeschrieben werden.

In Schweden und Norwegen läuft zur Zeit eine epidemiologische Studie über den Zusammenhang zwischen Radonkonzentration und Lungenkrebs an. Wegen des notwendigerweise hohen Stichprobenumfanges, der Schwierigkeit der Expositionsbestimmung (retrospektiv soll der Aufenthalt in den einzelnen Wohnungen über 30 Jahre erfaßt werden) und der Vielzahl der Störvariablen (hauptsächlich Rauchgewohnheiten und Arbeitsplatznoxen) kann mit schnellen Ergebnissen nicht gerechnet werden. Nach JACOBI (1986) schließen die vorläufigen Ergebnisse einer Pilotstudie dazu eine positive Korrelation zwischen Lungenkrebsinzidenz und lokalen Radonpegeln nicht aus.

5.3.4 Schilddrüsenkrebs

Die Schilddrüse zählt neben der weiblichen Brust zu den strahlenempfindlichsten Organen des Menschen. Trotzdem wird dem strahleninduzierten Schilddrüsenkrebs keine allzugroße Beachtung geschenkt, da er als besonders gut kurabel gilt. Die Internationale Strahlenschutzkommission nimmt eine Letalität von nur 5% an. Aus diesen Gründen sind Studien zur Inzidenz strahlenbedingter Schilddrüsenmalignome von größerem Interesse.

Die bisherigen Studien betrachten zwei wesentlich verschiedene Arten der Exposition der Schilddrüse:

- externe Exposition durch Röntgenstrahlen
- interne Exposition durch radioaktive Jod-Isotope.

THYROID TUMORS FOLLOWING THYMUS IRRADIATION (SHORE et al. 1985)

In dieser Studie wird die Morbidität an Adenomen und Karzinomen der Schilddrüse bei Personen untersucht, bei denen in frühester Kindheit eine Röntgentherapie zur Reduzierung der Thymusdrüse durchgeführt worden war. Die Daten dieser Studie beziehen sich auf Therapien in den Jahren 1926 bis 1957 an Kindern in Rochester (NY) in den Vereinigten Staaten von Amerika.

Studientyp:
   Kohortenstudie

Erkrankung:

Veränderungen in der Schilddrüse, insbesondere Karzinome

Zielgrößen:

Relatives und absolutes Risiko, Dosis-Wirkungs-Beziehung

Auswertemethode:

SMR, Regression (unabhängige Variable: Dosis)

Exponierte Gruppe:

Kinder mit vergrößerter Thymusdrüse, die mit Röntgentherapie reduziert werden sollte (N = 2856); 90% der Kinder waren jünger als 6 Monate

Exponiert mit:

Röntgenstrahlen; mittlere Schilddrüsendosis: 1.20 Gy; Spannweite: 0.05 - 11 Gy
Zum Teil Unsicherheiten über die Höhe der Dosis, weil die Lage der Schilddrüse relativ zum primären Strahlenfeld bei der Thymusdrüse nicht mehr genau rekonstruiert werden konnte. 240 Fälle mit den unsichersten Dosisangaben wurden gesondert ausgewertet.

Schichtungsmerkmale:

Geschlecht, Dosisklasse, Rasse (jüdisch oder nicht), Zeitraum zwischen Exposition und Krebsmanifestation

Vergleichsgruppe:

a) Geschwister der exponierten Kinder (N = 5053)
b) Krebsregister

Auswertung:

Ende der Beobachtungszeit: 1977
Mittlere Beobachtungsdauer der Kohorte: 30 Jahre

Relatives Risiko:

30 Schilddrüsenkrebsfälle in der exponierten Gruppe (0.67 erwartet)
1 Schilddrüsenkrebsfall in der Kontrollgruppe (1.43 erwartet)
SMR = 44.6 (90% Intervall: 32.1 - 60.6), standardisiert nach Alter, Geschlecht und Rasse, bezogen auf die allgemeine Bevölkerung

Weitere Ergebnisse:

lineare Dosis-Wirkungs-Beziehung; erhöhte Inzidenz auch noch 40 Jahre nach Exposition

Oft zitiert wird eine Studie in Schweden (HOLM-Studie) über die Schilddrüsenkrebsinduktion durch die interne Exposition mit dem Beta- und Gammastrahler I-131.

INCIDENCE OF MALIGNANT THYROID TUMORS IN HUMANS AFTER EXPOSURE TO DIAGNOSTIC DOSES OF IODINE-131 (HOLM et al. 1980)

Studientyp:

Registervergleich: Patienten mit diagnostischer Anwendung von I-131 versus Krebsregister

Exposition:

Interne Exposition durch I-131

Erkrankung:
  Schilddrüsenkarzinome
Zielgrößen:
  Relatives und absolutes Risiko
Exponierte Gruppe:
  10 133 Patienten, denen in den Jahren 1952-1965 zu diagnostischen Zwecken
  I-131 verabreicht worden war.
  Mittleres Alter der Gruppe: 44 Jahre, 95% waren zum Zeitpunkt der Exposition
  älter als 20 Jahre
Höhe der Exposition:
  Im Mittel wurden 2.2 MBq (ca. 60 Mikro-Curie) verabreicht, dies ergibt:
  0.58 Gy (58 rad) für die über 20 Jahre alten Personen
  1.59 Gy (159 rad) für die jüngeren Patienten.
Vergleichsgruppe:
  Daten aus dem schwedischen Krebsregister

Auswertung:
  Mittlerer Zeitraum zwischen Exposition und Auswertung: 18 Jahre
Relatives Risiko:
  Im Krebsregister gefundene Schilddrüsenkrebsfälle mit I-131-Exposition vor
  mindestens 5 Jahren: 9 (8 davon bestätigt)
  Alters-, geschlechts-, und kalenderjahrstandardisierte Zahl der zu erwartenden
  Schilddrüsenkrebsfälle: $E = 8.3$
  $RR = 1.08$ (95% Konfidenzintervall, 0.50 - 2.06)
  Nach den UNSCEAR-Risikokoeffizienten für die Schilddrüse zu erwartende
  Anzahl von Schilddrüsenkrebsfällen: $E' = 47 - 124$
  Nach den Risikokoeffizienten aus den Hisroshima/Nagasaki-Daten zu erwar-
  tenden Anzahl von Schilddrüsenkrebsfällen: $E'' = 19$.

Teststärke:
  Die Teststärke für diese Studie für den Vergleich $E = 8.3$ mit $E'' = 19$ beträgt
  84%, d.h., eine Erhöhung der Malignominzidenz wie in den anderen Studien
  wäre mit hoher Wahrscheinlichkeit aufgedeckt worden. Andererseits darf aber
  nicht gefolgert werden, die Exposition mit I-131 erhöhe nicht das Malignom-
  risiko, da die obere Grenze des Vertrauensbereiches für das relative Risiko bei
  2.1 liegt.

Anmerkungen:
Da nach den Daten aus externen Expositionen ein höheres Risiko zu erwarten wäre,
werden zur Erklärung der Diskrepanz folgende Argumente angeführt:
- Die Strahlenbelastung der Schilddrüse durch I-131 ist nicht vergleichbar mit der aus
  externer Exposition (Effekt der höheren Dosisrate?).
- Die Beobachtungsdauer ist relativ kurz (Die erhöhte Induktion von Schilddrüsen-
  malignomen durch externe Exposition ist über 40 Jahre lang nachweisbar).
- Die exponierte Gruppe ist hinsichtlich des Gesundheitszustandes der Schilddrüse
  nicht vergleichbar mit der Normalbevölkerung.

- Eine nach der Exposition durchgeführte Schilddrüsenbehandlung könnte die Malignominzidenz reduziert haben.

Die Diskussion dieser Fragen ist noch nicht abgeschlossen. Weitere Studien sollen diese klären.

5.4 Umweltbedingte Expositionen durch ionisierende Strahlung

Die Exposition des Menschen durch ionisierende Strahlung setzt sich aus vielerlei Komponenten zusammen. Eine mögliche Einteilung ist die Unterscheidung zwischen natürlicher und anthropogener Strahlung. Weitere Einteilungen sind kosmische Strahlung, Bodenstrahlung, medizinisch bedingte Exposition, industriell bedingte Exposition, künstlich erhöhte Exposition mit natürlichen Strahlern, Exposition durch den Test und Einsatz von Kernwaffen. Die Einwirkung auf den Menschen erfolgt im wesentlichen auf drei Pfaden:

- extern: kosmische Strahlung, Bodenstrahlung, Röntgenstrahlung in der Medizin, Gammastrahlung durch Kernwaffen
- über Inhalation: Radon in der Atemluft, radionuklidhaltige Ärosole (z.B. im Fallout)
- über Ingestion: Radionuklide in den Lebensmitteln, im Trinkwasser, mit Radiopharmaka.

Der Begriff 'umweltbedingte Exposition' trifft auch für die Exposition der Bevölkerung durch den Betrieb kerntechnischer Anlagen (Kernkraftwerke, Wiederaufarbeitungsanlagen, Produktion und Transport des Kernbrennstoffes) zu. Zwar läßt sich verhältnismäßig leicht die Emission von Radionukliden und Strahlung dieser Anlagen messen, daraus aber eine individuelle Dosis für Bewohner in der Umgebung (also nicht der Beschäftigten, deren Exposition aufgrund der Strahlenschutzverordnung überwacht wird), abzuleiten, ist nur mit sehr vielen zusätzlichen Annahmen möglich, z.B. über die Verzehrgewohnheiten oder über die Aufenthaltsdauer im Freien, über die künstliche Radionuklidbelastung der tatsächlich verbrauchten Lebensmittel.

5.4.1 Größe umweltbedingter Expositionen

Die Höhe der natürlichen Strahlenexposition und die daraus resultierende Dosis wird oft als Maßstab für den Vergleich mit den künstlich produzierten Expositionen verwendet. Sinnvollerweise sollten dabei aber nur effektive oder Organdosen und nicht Aktivitäten oder Meßwerte für die Ortsdosisleistung verwendet werden. Die folgende Tabelle 5.10 enthält Werte für die geschätzte jährliche Ganzkörperdosis aus den unterschiedlichen Quellen, die allerdings nur als Durchschnittswerte zu verstehen sind, da die tatsächlichen Strahlendosen sehr stark schwanken können.

Der Anteil aus der externen Bestrahlung durch die kosmische und die Bodenstrahlung beträgt rund ein Drittel. Ein noch etwas höherer Beitrag, umgerechnet auf die effektive Ganzkörperdosis, resultiert allein aus der speziellen Belastung der Lunge durch das radioaktive Edelgas Radon und seiner Folgeprodukte.

Zur künstlichen Strahlenexposition zählt auch die Exposition durch die kosmische Strahlung bei Benutzung von Flugzeugen, vor allem im Interkontinentalverkehr bei Flughöhen um 12 km. Nach UNSCEAR-Report 1977 beträgt die Dosis bei einem Flug von London nach New York und zurück 0.03 mSv, etwa ein Zehntel der jährlichen Dosis aus der natürlichen Bodenstrahlung. Weitere Beispiele für die künstlich erhöhte

Strahlenexposition sind die Einbringung von Uran- und Thoriumisotopen in die Atmosphäre bei der Verbrennung fossiler Kohle, von Radon 222 bei der Verbrennung von Erdgas, die Erhöhung der Bodenkonzentration der Nuklide Radium 226, Uran 238, Thorium 232 durch Phosphatdünger sowie die Erhöhung der Radonkonzentration in der Atemluft in Wohnräumen durch uran- oder thoriumhaltige Baumaterialien.

Tabelle 5.10 Geschätzte jährliche effektive Äquivalentdosis aus natürlichen Quellen (Quelle: UNSCEAR-Report 1982)

| | Dosis pro Jahr (mSv/a) | | |
Quelle	externe Bestrahlung	interne Bestrahlung	Summe
Kosmische Strahlung			
ionisierende Komponente	0.28		0.28
Neutronenkomponente	0.02		0.02
Kosmogene Nuklide		0.015	0.015
Primordiale Nuklide			
Kalium 40	0.12	0.18	0.30
Rubidium 87		0.006	0.006
Uran 238 Zerfallsreihe	0.09	0.95	1.04
Thorium 232 Zerfallsreihe	0.14	0.19	0.33
Summe (gerundet)	0.65	1.34	2.0

Gleiches gilt für die radionuklidhaltigen Gebrauchsgüter, die für spezielle Zwecke die Eigenschaften strahlender Isotope verwenden. Die Tabelle 5.11 gibt eine geraffte Übersicht der Einsatzmöglichkeiten, der verwendeten Nuklide und den oberen Bereich der Aktivität pro Gerät.

Bedeutung haben die Notbeleuchtungen und Feuermelder in öffentlich zugänglichen Gebäuden (z.B. Kaufhäusern) im Falle von Unfällen oder Bränden, bei denen die Aktivitäten freigesetzt werden könnten.

Tabelle 5.11 Gebrauchsgüter, die Radionuklide enthalten
(Quelle: UNSCEAR-Report 1977)

Produkt	Nuklid	Aktivität/Produkt in Bq
Radiolumineszenzanzeigen		
- Aktivität offen aufgetragen	H - 3	bis 925 000 000
(Ziffernblätter, Instrumentenanzeigen,...)	Pm-147	bis 3 700 000
	Ra-226	bis 740 000
- Aktivität umschlossen	H - 3	bis 1000 GBq
(Instrumente, Markierungen, Notbeleuchtungen, ...)	Kr- 85	bis 11 GBq
Elektrische und elektronische Geräte	H - 3	bis 370 000 000
(Elektronenröhren, Lampen, Leuchtstoffröhren, ...)	Co- 60	bis 185 000
	Ni- 63	bis 185 000
	Kr- 85	bis 370 000
	Cs-137	bis 185 000
	Pm-147	bis 1 110 000
	Ra-226	37 000
	Th(natürlich)	220
Antistatikgeräte	Po-210	bis 18 500 000
(Fußmatten, für Präzisionsinstrumente,...)	Ra-226	bis 37 000 000
	Am-241	bis 26 000 000
Gas- und Feuermelder	Kr- 85	260 000 000
	Ra-226	bis 555 000
	Pu-238	740 000
	Am-241	bis 3 700 000
Uran- oder thoriumhaltige Keramik und Gläser		bis 20 Gewichtsprozent natürliches Uran oder Thorium in der Glasur

Auch die früheren atmosphärischen Kernwaffenversuche tragen durch den über die ganze Welt verteilten Fallout zu einer zusätzlichen Exposition bei. Die Tabelle 5.12 listet die integrale Folgeäquivalentdosis für ausgewählte Organe für die Bewohner der nördlichen Hemisphäre auf. Dabei sind Kernwaffentests bis 1976 berücksichtigt.

Rund ein Drittel dieser Dosis resultiert aus der externen Exposition durch kurzlebige Nuklide und durch Cs-137. Das Nuklid Sr-90 belastet vor allem die Knochenoberfläche und das rote Knochenmark. Insgesamt führen die atmosphärischen Kernwaffenversuche im Laufe des Lebens zu einer zusätzlichen Dosis, die gleich hoch ist wie die Dosis eines Jahres aus der natürlichen Strahlenbelastung.

Tabelle 5.12 Integrale Folgeäquivalentdosis der bis zum Jahr 1976 durchgeführten Kernwaffenversuche (Quelle: UNSCEAR-Report 1977)

Strahlenquelle	Dosis in mSv für Bewohner der nördl. Hemisphäre			
	Keimdrüsen	rotes Knochenmark	Knochenhaut	Lunge
extern				
- kurzlebige Nuklide	0.48	0.48	0.48	0.48
- Cs-137	0.62	0.62	0.62	0.62
intern				
- H - 3	0.02	0.02	0.02	0.02
- C - 14	0.07	0.32	0.29	0.09
- Mn- 54	-	-	-	0.01
- Fe- 55	0.01	0.006	0.01	0.01
- Sr- 90	-	0.84	1.20	-
- Sr- 89	-	0.004	-	-
- Ru-106	-	-	-	0.41
- Cs-137	0.27	0.27	0.27	0.27
- Ce-144	-	-	-	0.65
- Pu-239	-	-	0.01	0.01
total	1.50	2.60	2.90	2.60

Eine weitere Übersicht über die Strahlenexposition der Bevölkerung enthält der jährlich vom Bundesminister des Innern herausgegebene Bericht 'Umweltradioaktivität und Strahlenbelastung'. Die zusammenfassende Tabelle 5.13 gibt die Strahlenbelastung in Form der 'genetisch signifikanten Dosis' (GSD) an, ein Maß, das nur die Expositionen berücksichtigt, die zu vererbbaren Wirkungen in den folgenden Generationen beitragen können. Für eine Gesamtbeurteilung der Strahlenbelastung der Bevölkerung ist die GSD jedoch nicht geeignet, da z.B. Expositionen von Frauen nach dem Klimakterium nicht mehr erfaßt sind, die sich jedoch aufgrund der langen Lebenserwartung noch als Krebserkrankung manifestieren können. Auch die Expositionen kritischer Gruppen (Kranke, Kinder) werden nicht ausgewiesen.

Berichte dieser Art dienen nur zur Dokumentation der jährlichen Strahlenexposition der Bevölkerung im Hinblick auf mögliche Veränderungen des Erbgutes.

Tabelle 5.13   Genetisch signifikante Strahlenexposition der Bevölkerung der Bundesrepublik Deutschland im Jahr 1983 in Millisievert (Quelle: BUNDESMINISTER DES INNERN 1986)

Herkunft der Exposition	GSD in mSv/a
1. Natürliche Strahlenexposition	
1.1. durch kosmische Strahlung	ca. 0.3
1.2. durch terrestrische Strahlung von außen	ca. 0.5
bei Aufenthalt im Freien	ca. 0.4
bei Aufenthalt in Häusern	ca. 0.5
1.3. durch inkorporierte natürlich radioaktive Stoffe	ca. 0.3
2. Zivilisatorische Strahlenexposition	
2.1. durch kerntechnische Anlagen	unter 0.01
2.2. durch Anwendung radioaktiver Stoffe und ionisierender Strahlen in der Medizin	ca. 0.5
2.2.1. Röntgendiagnostik	ca. 0.5
2.2.2. Strahlentherapie	unter 0.01
2.2.3. Nuklearmedizin	unter 0.01
2.3. durch Anwendung radioaktiver Stoffe und ionisierender Strahlen in Forschung, Technik und Haushalt	unter 0.02
2.3.1. Industrieerzeugnisse	unter 0.01
2.3.2. technische Strahlenquellen	unter 0.01
2.3.3. Störstrahler	unter 0.01
2.4. durch berufliche Strahlenexposition (Beitrag zur Strahlenexposition der Bevölkerung)	unter 0.01
2.5. durch Strahlenunfälle und besondere Vorkommnisse	0
2.6. durch Fallout von Kernwaffenversuchen	unter 0.01
2.6.1. von außen	unter 0.01
2.6.2. von innen	unter 0.01
Summe der natürlichen Strahlenexposition	ca. 1.1
Summe der zivilisatorischen Strahlenexposition	ca. 0.6

5.4.2 Kritische Gruppen

Unter dem Begriff der kritischen Gruppe versteht man im Strahlenschutz eine Population, deren Begrenzung der Exposition durch ionisierende Strahlung durch geeignete Maßnahmen indirekt den Schutz der sonstigen Bevölkerung sichert. Dieses Verfahren wird vor allem bei der Auslegung kerntechnischer Anlagen angewendet, um die maximal zulässigen Emissionen zu bestimmen. Die Wahl der kritischen Gruppe wird außerdem noch bestimmt durch die jeweilige Art der Erkrankung und durch Annahmen über Faktoren, die erst die Bestimmung der Dosis zulassen wie Aufenthalt in kontaminiertem Gelände, Herkunft der Nahrung, Verzehrgewohnheiten oder Verteilung der freigesetzten radioaktiven Nuklide.

Unabhängig von diesen Überlegungen könnte man auch kritische Erkrankungen definieren, indem man die Organe ihrer Strahlenempfindlichkeit nach betrachtet und die Exposition nach diesem Gesichtspunkt bewertet. Die Tabelle 5.14 über die Rangfolge der Strahlenempfindlichkeit ist BEIR III (1980) entnommen.

Tabelle 5.14 Empfindlichkeit einzelner Organe oder Gewebe für strahleninduzierte Neoplasmen (Quelle: BEIR III 1980)

Krebsart oder Organ	spontane Inzidenz	strahleninduz. Inzidenz	Bemerkung
weibl. Brust	sehr hoch	hoch	Pubertät erhöht Empfindlichk.
Schilddrüse	niedrig	sehr hoch, vor allem bei Frauen	niedrige Mortalität
Lunge	sehr hoch	mäßig	Einfluß des Rauchens -
Leukämie	mäßig	sehr hoch	besonders myeloische Leuk.
Verdauungstrakt	hoch	mäßig bis niedrig	besonders Dickdarm
Rachen	niedrig	mäßig	
Leber, Galle	niedrig	mäßig	
Pankreas	mäßig	mäßig	
Lymphome	mäßig	mäßig	
Niere, Blase	mäßig	niedrig	
Hirn, Nerven	niedrig	niedrig	
Speicheldrüsen	sehr niedrig	niedrig	
Knochen	sehr niedrig	niedrig	
Haut	hoch	niedrig	geringe Mortalität hohe Dosen?
Kehlkopf	mäßig	niedrig	Risikokoeff. unsicher
Nasenhöhlen	sehr niedrig	niedrig	"
Nebenschilddr.	sehr niedrig	niedrig	"
Ovarien	mäßig	niedrig	"
Bindegewebe	sehr niedrig	niedrig	"
Prostata	sehr hoch	??	bisher nicht beobachtet
Uterus	sehr hoch	??	"
Testis	niedrig	??	"
Mesothelium	sehr niedrig	??	"
Chron. lymph. Leukämie	niedrig	??	"

Das Alter der exponierten Person ist zumindest im Falle des Schilddrüsenkrebses, des Brustkrebses und der Leukämie zu berücksichtigen. Die Berechnungen der Dosisfaktoren für das Jodisotop 131 für unterschiedliche Altersstufen (NOSSKE et al. 1985, HENRICHS et al. 1985) ergeben aufgrund des altersabhängigen Metabolismus für das 1-jährige Kind einen um den Faktor 8.1 höheren Dosisfaktor im Vergleich zum Erwachsenen, für das 4-jährige Kind um einen Faktor 4.4 höheren, für die Jugendlichen noch um einen Faktor 1.4 höheren.

Für das strahleninduzierte Mammacarcinom ist nach den neuesten Auswertungen der LSS-Studie zu beachten, daß bereits bei Mädchen unter 10 Jahren die spätere Krebsentwicklung induziert werden kann, wobei den hormonellen Veränderungen bei Menarche und Schwangerschaft eine Promoterfunktion zukommt. Höhere Induktionsraten im Vergleich zum Durchschnitt für die strahleninduzierte Leukämie sind bei Kindern und bei über 60 Jahre alten Personen gefunden worden. Die vergleichsweise kurze Latenzzeit für die Leukämie, der früher praktisch immer tödliche Verlauf, aber auch die Heilerfolge in jüngster Zeit bei Kindern werden die Bedeutung dieser kritischen Gruppe beeinflussen.

5.5 Abschätzung der zusätzlich zu erwartenden Erkrankungsfälle bei einer kontinuierlichen Exposition

Am Beispiel der Studie von ANGERPOINTNER (1984) über die Leukämieerkrankungsrate von Kindern in bayerischen Land- und Stadtkreisen soll das Verfahren der Berechnung der durch eine kontinuierliche Strahlenexposition, z.B. aus einer kerntechnischen Anlage, zusätzlich zu erwartenden strahleninduzierten Erkrankungsfälle dargestellt werden.

Modell:
Für die Berechnung wird folgendes Modell angenommen: Alle zwischen dem Jahr t_A (Beginn des Untersuchungszeitraumes) und dem Jahr t_E (Ende des Untersuchungszeitraumes) geborenen Kinder einer bestimmten Region (z.B. eines Landkreises) werden maximal B Jahre lang auf eine spezielle Erkrankung (hier auf Neuerkrankung an Leukämie) überprüft. B umfaßt eine vorgegebene Alters-klasse, etwa die Altersstufe 0-15 Jahre. In diesen Jahren erfolgt eine kontinuierliche Exposition mit der jährlichen zusätzlichen Dosis D_a. Der dadurch strahleninduzierte Gesundheitsschaden ist nach den Erkenntnissen anderer Studien frühestens nach L Jahren (minimale Latenzzeit) zu beobachten.

Fragestellung:
Wie viele strahleninduzierte Krankheitsfälle sind in dem Studienzeitraum S ($S = t_E - t_A$) zusätzlich zu erwarten?

Berechnung:
Die Berechnung erfolgt unter der Annahme einer linearen Dosis-Wirkungsbeziehung über die Ermittlung der Personenjahre unter Risiko mit Berücksichtigung der in jedem Jahr erhaltenen Dosis, wobei der Risikokoeffizient aus den Ergebnissen anderer Studien abgeleitet worden ist. Bei der Berechnung der Personenjahre ist zu unterscheiden zwischen Jahrgängen mit vollständiger Beobachtungszeit, d. h., die Studiendauer umfaßt einen größeren Zeitraum als die zu beobachtende Altersklasse, und Jahrgängen mit eingeschränkter Beobachtungsdauer (siehe Abbildung 5.2).

Personenjahre unter Risiko bei vollständiger Beobachtungsdauer:
Im Jahr t_A werden in der vorgegebenen Region N_A Kinder geboren und im Mittel mit der Dosis D_A belastet (wobei dies eine Überschätzung darstellt, da sicher nicht alle Kinder zu Beginn des Jahres geboren werden). Nach der minimalen Latenzzeit L leben diese Kinder dann B-L-1 Jahre mit dem Risiko, durch diese Exposition zu erkranken. Ein Jahr später führt die Dosis D_{A+1} entsprechend zu (B-L-1)-1 Jahren mit Risiko. Im Falle vollständiger Beobachtungsdauer sind insgesamt B-L-1 Jahre zu berücksichtigen.
Analog erfolgt die Berechnung der Risikojahre für die im Jahr t_{A+1}, dem zweiten Studienjahr, geborenen Kinder; insgesamt liegen S-B Jahre mit vollständiger Beobachtungsdauer B vor. Streng genommen müßte für jedes Jahr die genaue Anzahl der neugeborenen Kinder und die tatsächliche Dosis in Rechnung gestellt werden. Im praktischen Fall wird man jedoch nur Mittelwerte zur Verfügung haben.

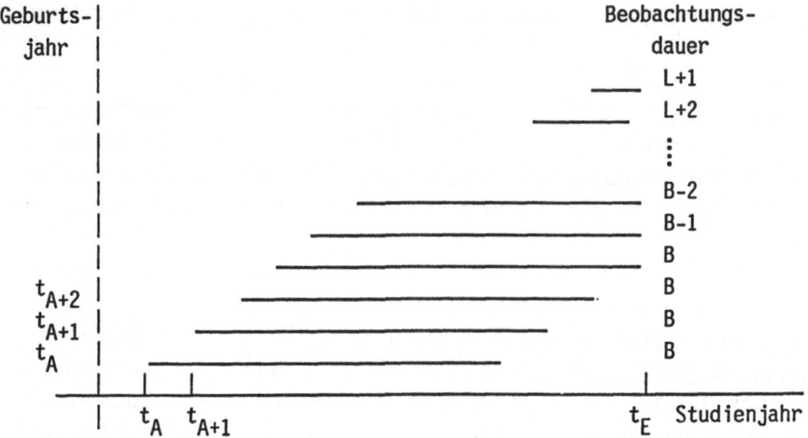

Abb. 5.2. Berechnung der Personenjahre unter Risiko

Formal ergibt sich die Anzahl E_1 zusätzlicher Erkrankungen durch die Exposition zu:

$$E_1 = \sum_{k=1}^{S-B} N_k \sum_{i=1}^{B-L-1} (B\text{-}L\text{-}i)\, D_{i+k-1}\, r_i$$

$i = 1,2,...,$ B-L-1:   Laufindex für den Jahrgang (aktuelles Jahr $= t_A + k\text{-}1$)

$k = 1,2,...,$ S-B: Laufindex für die Studiendauer,

N_k: Zahl der im k-ten Studienjahr geborenen Kinder,

D_{i+k-1}: Dosis im k-ten Studienjahr für die i-1 Jahre alten Kinder,

r_i: Risikokoeffizient für das Alter i.

Personenjahre mit Risiko bei unvollständiger Beobachtungszeit:
Für die Jahrgänge, die nicht mehr bis zu einem Zeitraum von B Jahren beobachtet werden können, reduzieren sich die zu berücksichtigenden Personenjahre. Formal werden die Laufindizes durch die Bedingung S-k-1 $\leq$ B beschränkt. Für die zweite Teilsumme der zusätzlich zu erwartenden Erkrankungsfälle gilt die Beziehung:

$$E_2 = \sum_{k=S-B+1}^{S-L-1} N_k \sum_{i=1}^{S-L-k} (S\text{-}L\text{-}k\text{-}i+1)\, D_{i+k-1}\, r_i$$

$i = 1,2,...,$ S-L-k,

$k = $ S-B+1, S-B+2,..., S-L-1,

   N, D, und r entsprechend.

Beispielsberechnung:

Für den Landkreis München, in dessen Gebiet damals die Forschungsreaktoren Garching (seit 1957) und Neuherberg (1972 - 1982) in Betrieb waren, soll in Anlehnung an die Studie von ANGERPOINTNER (1984) die Berechnung der zusätzlichen Leukämiefälle durchgeführt werden. Für die einzelnen Parameter werden folgende Annahmen gemacht:

t_A : 1960, t_E: 1980, B: 15 Jahre (Kinder der Alterstufe 0-15),

L : 2 Jahre (minimale Latenzzeit),

N_k : 2312 Neugeborene pro Jahr (der Einfachheit halber konstante Geburtenrate angenommen),

D_a : 0.30 mSv/a (Grenzwert der jährlichen Bevölkerungsbelastung, die aber in der Praxis weit unterschritten wird),

r_i : $2 \cdot 10^{-4}$ Sv^{-1} PY^{-1} (keine Unterscheidung für die einzelnen Altersjahre).

Es ergeben sich 0.11 zusätzliche Leukämiefälle in dieser Altersgruppe. Setzt man die minimale Latenzzeit nicht in Rechnung (L = 0), sind 0.17 zusätzliche Leukämiefälle zu erwarten.

Bei einem Wert von 18.24 - aufgrund des bayerischen Durchschnittes - für die spontan zu erwartende Anzahl von Leukämiefällen für den Landkreis München, ist eine Erhöhung um 0.11 (oder auch 0.17) nicht nachzuweisen (beobachtete Anzahl der Leukämiefälle nach der Studie von ANGERPOINTNER: Obs = 24). Die Teststärke für eine Erhöhung von 18.24 auf 18.35 beträgt bei einem Alpha-Niveau von 5% ebenfalls 5%, d.h., diese Erhöhung ist statistisch irrelevant. Gleiches gilt für die Rechnung mit L = 0. Erst eine Verdoppelung der spontanen Rate (auf 36.5) würde zu einer brauchbaren Teststärke von 94% führen.

5.6 Zusammenfassung

Die gesundheitsschädigenden Wirkungen ionisierender Strahlung, gleich welchen Ursprungs, sind im Bereich mittlerer und hoher Dosen nachgewiesen. In der Beschränkung auf die Thematik des Gutachtens wurden nur Studien zu strahleninduzierten Malignomen herangezogen; der Zusammenhang zwischen ionisierender Strahlung und genetischen Wirkungen wurde ausgeklammert, ebenso die Wirkungen nichtionisierender Strahlung wie elektrische und magnetische Felder, Laser-, Mikrowellen- oder UV-Strahlung. Die exponierten Kollektive umfassen im wesentlichen die Atombombenopfer in Japan, Patienten, die aus medizinischen Gründen bestrahlt worden sind, und Beschäftigte mit berufsbedingten Expositionen (Uranbergarbeiter, Ziffernblattmalerinnen z.B.). Die Extrapolation der daraus abgeleiteten Risikokoeffizienten in den Bereich niedriger Dosen, z.B. denjenigen aus den Emissionen von kerntechnischen Anlagen im Normalbetrieb, ist nur über zusätzliche Modellannahmen, in der Regel der Postulierung einer linearen Dosis-Wirkungs-Beziehung mit der Wirkung Null bei der Dosis Null möglich. Die Vergleichbarkeit epidemiologischer Studien wird durch die oft unzureichende Kenntnis des notwendigen Parameters 'Dosis' sehr erschwert, da in den meisten Fällen die Expositionen viele Jahre zurückliegen bzw. zurückliegen müssen, um angesichts der langen Latenzzeiten für die strahleninduzierten Neoplasmen eine Wirkung beobachten zu können.

Die Wirkung selber wird von verschiedenen Institutionen unterschiedlich bewertet. Die Internationale Strahlenschutzkommission (ICRP 26, 1977) legt ihren Risikokoeffizienten die aus den strahlenbedingten Erkrankungen resultierenden Todesfälle zugrunde (mit Berücksichtigung medizinischer Therapieerfolge bei den einzelnen Krebserkrankungen). Informativer ist die Berechnung der strahlenbedingten Morbiditätsraten, wie sie BEIR III (1980) angibt, da die medizinischen Erfolge bei der Krebstherapie vom Entwicklungsstand der einzelnen Länder abhängen.

Eine Aufschlüsselung der Risiken nach Geschlecht und Altersgruppen führt in den meisten Fällen zu großen Konfidenzintervallen in der jeweiligen Schicht, so daß aus statistischer Sicht oft keine Aussage mehr möglich ist. Die große Variabilität der aus den einzelnen epidemiologischen Studien resultierenden Risikokoeffizienten für eine bestimmte Erkrankung beruht, wie es das Beispiel der Leukämie zeigt, auf zusätzlichen Einflüssen, die schwer zu kontrollieren und damit nur selten auf andere Studien zu übertragen sind. Eine Bestimmung der Risikokoeffizienten ohne zusätzliche Annahmen steht damit im Bereich niedriger Dosen noch aus.

JACOBI et al. (1981) geben für das absolute Mortalitätsrisiko die in der Tabelle 5.15 aufgeführten über das Geschlecht und das Alter gemittelte Koeffizienten an, wobei sich diese Werte auf den gesamten Manifestationszeitraum der strahleninduzierten Erkrankung beziehen. Zum Vergleich sind die 1977 von der ICRP veröffentlichten Werte zum Zwecke des Strahlenschutzes beruflich exponierter Arbeiter angeführt (ebenfalls Mortalitätsrisiko) und die aus BEIR III (1980) und UNSCEAR-Report (1977) zu ermittelnden Werte für die Inzidenz strahlenbedingter Erkrankungen.

Tabelle 5.15 Risikokoeffizienten für strahleninduzierte Neoplasmen

Organ oder Gewebe	Jacobi (1981) Mortalität	ICRP (1977) Mortalität	BEIR III (1980) Morbidität
	(zusätzliche Fälle pro 10^4 Personen pro Sv)		
Rotes Knochenmark (Leukämie)	10 - 40	20	15 - 25
Brust	15 - 40	25	50 - 150 (nur Frauen)
Lunge	10 - 30	20	25 - 50
Knochenoberfläche (Knochenkrebs)	unter 5	5	2 - 5
Schilddrüse extern	5 - 10	5	50 - 150
I-131	unter 5	-	-
alle Verdauungsorgane	20 - 50		
		50	30 - 70
andere Gewebe	10 - 30		
Gesamtrisiko bei gleichförmiger Bestrahlung			
Summe der Organrisiken	70 - 200	125	145 - 375
Gesamtrisiko der Atombombenopfer	30 - 150	125	-

TEIL II

Methodische Aspekte
zu statistisch analytischen Studien

Rupert Lasser

In einem Abschnitt zu Beginn wurden allgemein die Aufgaben und Möglichkeiten umweltepidemiologischer Studien erläutert. Dabei wurden bereits wesentliche methodische Aspekte des statistischen Schließens diskutiert. In diesem abschließenden Teil soll eine kurze Darstellung methodischer Grundbegriffe und einiger allgemeiner Prinzipien gegeben werden, die für jede Studie, aus der man mit statistischen Methoden Schlüsse ziehen will, Geltung haben sollten. Es wird also weniger auf Studien eingegangen, die deskriptiver Natur sind. Man kann allgemein erwarten, daß eine Studie am aussagekräftigsten ist, wenn sie sich auf eine klare Formulierung von Hypothesen stützt (vgl. WHO 1983). Deskriptive Untersuchungen werden vor allem durchgeführt, wenn wenig über das Auftreten und Wirken einer Krankheit bekannt ist. Sie können etwa dazu benutzt werden, Hypothesen für eine analytische Studie abzuleiten.

Statistisch analytisch angelegte Untersuchungen sollten aus folgenden Schritten bestehen, die je nach Art der Studie und der Thematik mehr oder weniger ausgeprägt sein werden.

1. Klare Feststellung des Problems

Dabei sollten folgende Punkte beantwortet werden: Welcher Personenkreis soll untersucht werden (Bestimmung der Zielpopulation)? Welcher spezifische Umwelteinfluß soll 'gemessen' werden? Auf welchen Wegen wirkt dieser Umweltfaktor auf die Gesundheit?

2. Sammeln von bereits vorhandenem Wissen zu der Problematik

Man sollte sich zum Problemkreis sachkundig machen, indem man die physikalische, chemische oder biologische Natur des Wirkstoffs bzw. der Wirkung studiert sowie auch die möglichen Reaktionen des Menschen erfaßt. Man sollte Labortests, klinische Untersuchungen, verwandte epidemiologische Studien und Erkenntnisse aus der Arbeitsmedizin zu Rate ziehen.

3. Präzisierung durch Formulierung von Hypothesen

Die Formulierung kann von der Art sein: Die spezielle Exposition erzeugt den konkreten Gesundheitseffekt. Oder weiterreichend und präzisierend von der Art: Es besteht folgender funktionelle Zusammenhang zwischen Wirkstoff und Gesundheitszustand. Dieser Formulierung sollte eine Variablenspezifikation vorausgehen, eine Unterteilung in Zielgrößen, Einflußgrößen und eventuell Kontrollgrößen. Man sollte bei der Aufstellung der Hypothesen aber immer folgendes bedenken: Eine epidemiologische Studie kann nicht beweisen, daß ein spezifischer Wirkstoff einen spezifischen Gesundheitseffekt verursacht. Was eine solche Studie vermag, ist, mit einer gewissen statistischen Evidenz einen Zusammenhang zwischen Exposition und Effekt zu belegen. Dabei bedarf es zusätzlicher Überlegungen, ob der ursächliche Wirkstoff identifiziert wurde oder ob die ermittelte Beziehung auf Korrelationen zwischen beobachteten Wirkstoffen und nicht untersuchten Einflüssen beruht. Schließlich sollte man die

Formulierung und das Testen von Hypothesen als einen sukzessiven Prozeß sehen, in dem erste (grobe) Hypothesen aufgestellt werden, anhand von gesammelten Daten die Gültigkeit der Hypothesen geprüft wird, und darauf gestützt überarbeitete Hypothesen formuliert werden, deren Validität mit neu zu erhebenden Daten untersucht wird, usw.

4. Auswahl der Methoden und Planung des Ablaufs

4.1 Fehlerquellen

Da bei den meisten Studien eine Totalerhebung der Zielpopulation nicht möglich ist, wird eine Stichprobe aus der Zielpopulation gezogen, von der die Studiendaten erhoben werden. Dieser Personenkreis wird die Studienpopulation genannt. Die Stichprobenziehung verursacht sogenannte Zufallsfehler, deren Größe von der Studienplanung (z.B. Stichprobenziehung, Stichprobenumfang) und den statistischen Charakteristika der Population (z.B. Varianz) abhängt. Der Studienplaner sollte mit Blick auf die Datenauswertung folgenden Punkt beachten: Ist der Stichprobenumfang groß genug, so daß mit einer gewissen Wahrscheinlichkeit das Konfidenzintervall mit gewünschter Breite den zu schätzenden statistischen Parameter - z.B. odds ratio, relatives Risiko, standardisierte Mortalitätsrate etc. (vgl. Abschnitt 4.3) - enthält.

Ein zweiter Typ von Fehlern, sogenannte systematische Fehler, entsteht durch methodische Schwächen der Studienplanung und Auswertung, insbesondere durch die Probandenauswahl, durch fehlerbehaftete Daten und durch Einfluß von nicht zur Fragestellung gehörenden Störgrößen auf den Zusammenhang zwischen Exposition und Gesundheitseffekt. Solche Fehlerquellen führen zu Verzerrungen des zu schätzenden Parameters, die je nach Ursache Selektions-, Informations- bzw. Confounding-Bias genannt werden.

Um solche Fehler zu vermeiden oder zu reduzieren, sollte der Studienplaner die Zielpopulation durch Ein- und Ausschlußkriterien eindeutig festlegen. Die Zielpopulation sollte auch so beschaffen sein, daß die Problemstellung mit der Untersuchung beantwortet werden kann. Für eine Studie etwa, bei der man Gesundheitseffekte zu geringen Unterschieden im Grad der Luftverschmutzung beobachten will, ist eine Gruppe von Asthmatikern oder eine Altersgruppe von Kindern als Zielpopulation geeignet. Bei Kindern ist darüber hinaus die Problematik des Confounding reduziert. Allerdings muß bei der Übertragung der Ergebnisse auf umfassendere Zielpopulationen mit größter Sorgfalt vorgegangen werden. Selektionsverzerrungen werden auch dadurch verursacht, daß die Studienpopulation nicht repräsentativ für die Zielpopulation ist. Repräsentativität kann man zumindest theoretisch erreichen, falls die Stichprobe rein zufällig gezogen wird. Aber eine zu geringe Bereitschaft, bei einer Studie mitzumachen (unterschiedliche Reponseraten), kann die Repräsentativität der Stichprobe verletzen.

Informationsverzerrungen werden durch fehlerhafte Datenerhebung verursacht. Zum Beispiel können fehlerhafte Meßgeräte die Unterteilung in exponiert/nicht exponiert oder Effekt/kein Effekt verschieben und damit zu einer Fehlklassifikation führen. Verschiedene Interviewer können analoge Fehler verursachen.

Mögliche Confounding-Faktoren, also Störgrößen, die den Zusammenhang zwischen Exposition und Gesundheitseffekt beeinflussen, aber nicht zur Problemstellung gehören, sollten noch während der Studienplanung erfaßt werden. Dies setzt voraus, daß vor und während der Planungsphase ausreichend Kenntnisse über mögliche Ursachen eines Gesundheitseffekts gesammelt wurden. Zur Kontrolle solcher 'fremder' Einflußgrößen gibt es eine Reihe von möglichen Maßnahmen, z.B. Mantel-Haenszel-Strategien, matching (vgl. KLEINBAUM et al. 1982).

4.2 Erfassung der Exposition und des Gesundheitszustands

Die Aussichten, mit einer Studie aussagekräftige Resultate zu erhalten, steigen mit der Qualität der Expositions- und Gesundheitsdaten. Die Expositionsdaten sollten möglichst gut die tatsächliche Exposition der Studienpopulation wiedergeben. Dazu sollte vorweg geklärt sein: Welcher Schadstoff soll gemessen werden? Wie lange, wie oft und wo sollen Stichproben genommen werden? Welche Datenqualität benötigt man? Welche Instrumente bzw. Meßmethoden verwendet man? Bei der Qualität der Daten kann einmal die Reliabilität, ein andermal die Validität im Vordergrund stehen. Reliabilität einer Meßmethode bedeutet, daß unter identischen Bedingungen, mehrfach angewandt, dasselbe Meßergebnis erzielt wird. Dieses Meßergebnis braucht dabei nicht unbedingt das 'richtige' zu sein. Validität einer Meßmethode bedeutet, daß der tatsächliche Wert ermittelt wird. Will man rein qualitativ einen Zusammenhang zwischen Exposition und Gesundheit nachweisen, so ist hohe Reliabilität entscheidend. Erst bei quantitativen Abschätzungen des Zusammenhangs wird die Validität wichtig.

Maßnahmen, die eine hohe Qualität der Expositionsdaten bzw. der Gesundheitsdaten ermöglichen, hängen naturgemäß stark von der jeweils zu untersuchenden Fragestellung ab. Zum Beispiel werden bei der Erfassung der Schlafstörung durch Lärmbelästigung andere Gesichtspunkte vorrangig sein als bei der Erfassung der Krebserkrankungen durch organische Verunreinigungen im Trinkwasser. Eine Diskussion einiger Punkte dazu finden sich in den Abschnitten eins bis fünf. Ferner verweisen wir auf WHO, Abschnitt 3 und 4 (1983).

4.3 Maßzahlen

Bevor die Planung einzelner Studientypen erläutert wird, scheint es angebracht, etwas genauer auf die Größen einzugehen, mit denen man einen Gesundheitseffekt mißt. Betrachtet man reine Häufigkeitsmaße, so kann man bei Erkrankungen (Morbidität) zwischen <u>Inzidenz</u>, welche die Anzahl neuer Fälle innerhalb einer gegebenen Periode zählt, und der <u>Prävalenz</u>, welche die Anzahl existierender Fälle zu einem bestimmten Zeitpunkt zählt, unterscheiden. Ein drittes Häufigkeitsmaß basiert auf der <u>Mortalität</u>, wobei die Anzahl der Todesfälle während einer gegebenen Zeitspanne registriert wird. Neben Häufigkeitsmaßen gibt es noch die Klasse der <u>Assoziationsmaße</u>, welche die Beziehung zwischen verschiedenen Studiengruppen mißt, und die Klasse der <u>Wirkungsgrößen</u>, welche den Einfluß einer Änderung des Umweltfaktors auf die Gesundheit mißt.

Das einfachste Maß ist die Prävalenz (genauer Punktprävalenz), welche vor allem bei Querschnittsstudien (zum Zeitpunkt t_0) gemessen wird. Sie ist gegeben durch

$$P_{t_0} = D_{t_0} / N_{t_0}$$

wobei D_{t_0} die Anzahl der Erkrankten in der Studienpopulation, N_{t_0} die Anzahl aller Personen in der Studienpopulation bezeichnet. Die Prävalenz gibt eine Schätzung für die Wahrscheinlichkeit, daß ein Individuum in der Zielpopulation erkrankt ist.

Die Inzidenz wird vor allem bei Längsschnittstudien gemessen und ist geeignet, da sie eine Änderung wiedergibt, Risiken eines Umweltfaktors zu identifizieren. Es wird i.a. zwischen zwei Klassen von Maßen unterschieden, mit denen Inzidenz quantifiziert werden kann: Die sogenannte <u>Rate</u>, welche ein Charakteristikum für eine gesamte Population ist, und das sogenannte <u>Risiko</u>, welches die Wahrscheinlichkeit ist, daß ein Individuum eine spezifische Krankheit innerhalb einer gewissen Periode entwickelt. Risiko ist eine dimensionslose Größe und mathematisch präzise die bedingte Wahrscheinlichkeit $R_{t_0, t}$, daß eine Person aus der Zielpopulation, welche zum Zeitpunkt t_0 ohne die spezifische Erkrankung ist, diese innerhalb der Zeitspanne (t_0, t) entwickeln wird.

$$R_{t_0, t} = \mathrm{Pr}\,(\text{Erkrankung innerhalb } (t_0, t) \mid \text{Nicht erkrankt zum Zeitpunkt } t_0)$$

Diese Größe ist im allgemeinen nur anhand von empirischen Daten schätzbar (vgl. die Schätzgröße Prävalenz P_t). Eine häufig benutzte Abschätzung für $R_{t_0, t}$ ist die kumulative Inzidenz (auch kumulative Inzidenz-Rate genannt):

$$R_{t_0, t} = I_{t_0, t} / \bar{D}(t_0),$$

wobei $I_{t_0, t}$ die Anzahl der neuen Fälle innerhalb der Periode (t_0, t), und $D(t_0)$ die Anzahl der zum Zeitpunkt t_0 nicht erkrankten Personen jeweils aus der Studienpopulation angibt. Für weitere Abschätzungen für das (Inzidenz-)Risiko verweisen wir auf KLEINBAUM et al., Ch. 6.4. (1982). Eine Rate bzw. Momentanrate (für eine präzise Definition von Rate, Momentanrate und Durchschnittsrate in der Epidemiologie siehe ELANDT-JOHNSON 1975) ist ein Differenzenquotient bzw. ein Differentialquotient einer Funktion. Im allgemeinen ist diese Funktion gleich $\bar{D}(t)$, der Anzahl der zum Zeitpunkt t nicht erkrankten Personen aus der Studienpopulation. Die theoretisch wichtigste Größe wäre die relative Inzidenz-Momentanrate zu einem festen Zeitpunkt t_0:

$$ID(t_0) = -\frac{d\bar{D}}{dt}(t_0) / \bar{D}(t_0),$$

wobei $d\bar{D}/dt\ (t_0)$ die erste Ableitung von $\bar{D}(t)$ zum Zeitpunkt t_0 bezeichnet. Da man $\bar{D}(t)$ und ihre Ableitung als Funktion der Zeit selten explizit kennt, ersetzt man im obigen Quotienten Zähler und Nenner durch ihre Durchschnittswerte innerhalb der Zeitspanne (t_0,t) und erhält so die sogenannte <u>Inzidenzdichte</u>

$$ ID_{t_0,\ t} = I_{t_0,\ t} \Big/ \int_{t_0}^{t} \bar{D}(s)ds . $$

Eine Näherung für die Inzidenzdichte ist

$$ \widehat{ID}_{t_0,\ t} = I_{t_0,\ t} \Big/ PT_{t_0,t} $$

wobei $PT_{t_0,t}$ innerhalb (t_0,t) die aufaddierte Beobachtungszeit ohne Erkrankung (Populationszeit ausgedrückt in Personen-Jahren, Personen-Tagen etc.) aller Mitglieder der Studienpopulation bezeichnet. Das heißt

$$ PT_{t_0,\ t} = \sum_{i=1}^{n} \triangle t_i, $$

wobei $\triangle t_i$ die Zeit zwischen Eintritt in die Studie bis zum Auftreten des spezifischen Gesundheitseffekts bzw. Austritt aus der Studie des i-ten Mitglieds der Studienpopulation bezeichnet. Dabei wird über die n Mitglieder der Studienpopulation summiert, die zum Zeitpunkt t_0 ohne die Erkrankung waren. Eine sehr grobe Näherung für $PT_{t_0,t}$ ist $n\ (t-t_0)$, wobei man unterstellt, daß die dynamische Studienpopulation konstant bleibt. Man beachte, daß Inzidenz-Raten die Dimension $(Zeit)^{-1}$ tragen und im wesentlichen die Geschwindigkeit beschreiben, mit der ein Gesundheitseffekt wirkt. Eine mathematische Behandlung der Beziehungen zwischen Inzidenz und Prävalenz findet man in HABERMAN (1982).

Mortalitätsmaßzahlen sind nichts anderes als Inzidenzgrößen, allerdings beziehen sie sich auf weitaus 'härtere' Effekte als Erkrankungen. Entsprechend unterscheidet man zwischen Mortalitäts-Risiken und Mortalitäts-Raten. Analog zu den Abschätzungen von Inzidenzgrößen erhält man die sogenannte <u>Mortalitätsdichte</u> für die Periode (t_0,t) als

$$ MD_{t_0,\ t} = M_{t_0,\ t} \Big/ PT_{t_0,\ t} , $$

wobei $M_{t_0,t}$ die Anzahl der Todesfälle in der Studienpopulation mit der zu untersuchenden Erkrankung, sowie $PT_{t_0,t}$ die Populationszeit aller beobachteten (also auch prävalenter Fälle zum Zeitpunkt t_0) Mitglieder bezeichnet. Weitere Differenzierungen verschiedener Typen von Mortalitätsgrößen kann man in KLEINBAUM et al., Ch. 7.2 (1982), finden.

Die Assoziationsmaße lassen sich in zwei Klassen einteilen. Die Quotienten-Maße und die Differenz-Maße. Bei den Quotienten-Maßen wird der Quotient zwischen einem Häufigkeitsmaß einer interessierenden Gruppe E^1 (im allgemeinen der exponierten Gruppe) und dem entsprechenden Häufigkeitsmaß einer Vergleichsgruppe E^O (im allgemeinen der nicht-exponierten Gruppe) gebildet. Auf diese Art erhält man also etwa Inzidenzdichte-Quotienten, kumulative Inzidenz-Quotienten, Prävalenz-Quotienten und Mortalitäts-Quotienten. Zum Beispiel ist der Prävalenz-Quotient beim Vergleich exponiert/nicht exponiert

$$ PR = \frac{d/N_2}{b/N_1} $$

wobei N_1 die Anzahl nicht exponierter Mitglieder, N_2 die Anzahl der exponierten Mitglieder der Studienpopulation, b die Anzahl der Erkrankten unter den nicht exponierten Mitgliedern und d die Anzahl der Erkrankten unter den exponierten Mitgliedern bezeichnet (s.Tab. 1). Die Werte aus Tabelle 2 ergeben ungefähr 1.66 als den Prävalenz-Quotienten.

Tabelle 1 Allgemeine Gestalt einer 4-Felder-Tafel

		Gesundheitseffekt			
		nein	ja		
exponiert	nein	a	b		$a+b = N_1$
	ja	c	d		$c+d = N_2$
		$a+c = M_1$	$b+d = M_2$		$N_1+N_2 = M_1+M_2 = N$

Tabelle 2 Konkretes Beispiel für eine 4-Felder-Tafel

		Bluthochdruck			
		nein	ja		
Lärm-exponiert	nein	282	25		307
	ja	186	29		215
		468	54		522

Je nach Studientyp sind die Randzahlen in der Tabelle vorweg durch den Studien-designer bestimmt. In Querschnittstudien sind N_1 und N_2 a priori bekannt, in Fall-Kontroll-Studien sind M_1 und M_2 vorweg gegeben. In Längsschnittstudien werden im allgemeinen (beim Vergleich exponiert/nicht exponiert) die Ergebnisse in der Form von Tabelle 3 dargestellt.

Tabelle 3 Allgemeine Gestalt der Datenanlage bezüglich Inzidenz

		neue Fälle	Populationszeit
exponiert	nein	a	L_0
	ja	b	L_1
		$M = a+b$	$L = L_0 + L_1$

Eine sehr wichtige Größe beim Vergleich der Fälle exponiert/nicht exponiert ist das <u>odds ratio</u>, welches durch

$$OR = \frac{ad}{bc}$$

geschätzt wird, wobei a bzw. b die Anzahl der Nicht-Erkrankten bzw. Erkrankten unter den Nicht-Exponierten, und c bzw. d die Anzahl der Nicht-Erkrankten bzw. Erkrankten unter den Exponierten bezeichnet. Das Beispiel von Tabelle 2 ergibt hier ein OR von ungefähr 1.76. Der Parameter 'odds ratio' ist in vielen Fällen eine gute Abschätzung für Risiko-Quotienten, vergleiche KLEINBAUM et al., Ch. 8 (1982). Ein Risiko-Quotient wird auch <u>relatives Risiko</u> genannt. Quotienten können von null bis unendlich variieren. Ist ihr Wert sehr nahe bei 1, so zeigt die Exposition keinen oder wenig Effekt, das heißt, man hat keine Assoziation. Für Werte nahe bei 0 bzw. große Werte hat man starke Assoziation, also hat eine Exposition eine starke negative bzw. positive Assoziation zum Gesundheitszustand.

Bildet man die Differenz-Maße, also die Differenz der Häufigkeitsmaße der zwei zu vergleichenden Gruppen, so bedeutet der Wert null geringe Assoziation, sowie große (negative oder positive) Werte starke Assoziation. Zum Beispiel ist die Prävalenz-Differenz beim Vergleich exponiert/nicht exponiert gegeben durch

$$PD = \frac{d}{N_2} - \frac{b}{N_1}$$

Die Werte in Tabelle 2 ergeben als Prävalenz-Differenz 0.053.

Ein weiteres Assoziationsmaß ist der empirische <u>Korrelationskoeffizient</u>

$$\rho = \frac{\mathrm{Cov}\,(X,Y)}{\sqrt{\mathrm{Var}\,(X)\,\mathrm{Var}\,(Y)}}$$

wobei Cov(X,Y) die Stichproben-Kovarianz der Zufallsveränderlichen X, Y und Var(X) bzw. Var(Y) die Stichproben-Varianz von X bzw. Y bezeichnet. Besonders einfach wird die Berechnung von ρ, falls X und Y dichotom sind. Stellt X die Exposition und Y den Krankheitszustand dar, so wird

$$\rho = \frac{ad - bc}{\sqrt{N_1 N_2 M_1 M_2}}$$

Als Assoziationsmaße können auch gewisse statistische Modellkoeffizienten dienen, etwa die Steigung der Geraden bei einem linearen Modell.

Für eine Diskussion der sogenannten Wirkungsgrößen verweisen wir auf KLEINBAUM et al., Ch. 9 (1982). Häufig werden auch sogenannte <u>standardisierte</u> Maße (etwa: standardisierte Mortalitätsraten) eingeführt, vgl. KLEINBAUM et al., Ch. 17 (1982), welche durch Benutzung gewisser Gewichte, welche von Standard-Populationen abgeleitet werden, unverzerrte Gesamtvergleiche mit anderen Populationen erlauben.

4.4 Studientypen

Bei der Planung einer Studie ist es sehr nützlich, sich vorweg klar zu machen, unter welchem Studientyp sich die Untersuchung einordnen läßt. Neben deskriptiven Studien unterscheiden wir zwischen Querschnittsstudien, prospektiven Studien, retrospektiven Studien, Fall-Kontroll-Studien und Zeitreihenstudien. Dies ist allerdings keine klare disjunkte Trennung in verschiedene Klassen, sondern eine einfache Typisierung, die durch einige charakteristische Merkmale bestimmt ist.

4.4.1 Querschnittstudien

Querschnittstudien liefern Informationen über die Verbreitung (Prävalenz) eines Gesundheitseffekts zu einem bestimmten Zeitpunkt. Aus einer Zielpopulation, die aus der Gesamtbevölkerung oder aus einem Ausschnitt daraus (etwa nach Alter, Geschlecht) oder einer Berufsgruppe bestehen kann, wird eine Stichprobe (Studienpopulation) gezogen. Die Probanden werden dann in Gruppen eingeteilt, gemäß dem Grad der Exposition, meist nur in zwei Gruppen ('exponiert' und 'nicht exponiert'). Ebenso erfolgt eine Einteilung des Gesundheitseffekts in Gruppen, meist nur in zwei Gruppen ('Effekt' und 'kein Effekt'). Nach der Erhebung der Daten wird die Anzahl der Personen, die sowohl einer bestimmten Expositionsgruppe als auch einer bestimmten Gesundheitseffektgruppe angehören, in den sogenannten Kontingenztafeln festgehalten. Im allgemeinen haben sie die Form einer 4-Felder-Tafel (vgl. Tab. 1).

Die Einteilung in Gruppen sollte man, falls es die Problemstellung erlaubt, möglichst so machen, daß ein Vergleich der Daten mit Resultaten vergleichbarer Studien noch möglich ist. Als schlechtes Beispiel seien Untersuchungen zum Zusammenhang zwischen Geburtsgewicht und Lärmexposition während der Schwangerschaft erwähnt. In einer Studie wird die Gruppe 'Frühgeburt' durch ein Gewicht kleiner als 2500 g, in einer anderen Studie wird sie durch ein Gewicht kleiner als 3000 g festgelegt. Die Daten der beiden Studien sind diesbezüglich nicht mehr vergleichbar.

Bei Studien zur Wirkung von Luftverschmutzung oder Lärmbelästigung wird häufig zuerst eine Einteilung der Grundpopulation in Gruppen nach dem Grad der Exposition vorgenommen und dann erst je eine Stichprobe aus den Gruppen gezogen.

Welche Confounding-Faktoren zu berücksichtigen sind, wird von Studie zu Studie verschieden sein. Rauchen hat sich als ein Faktor von solcher Bedeutung herausgestellt, daß er in jeder Studie beachtet werden sollte. Aspekte des sozioökonomischen Umfelds bedürfen ebenso einer Berücksichtigung wie sichergestellt sein sollte, daß bei Untersuchungen, in denen Gruppen untereinander verglichen werden, jeweils ähnliche Alters- und Geschlechtsverteilungen vorliegen.

Mit statistischen Methoden lassen sich 'Fremd'-Faktoren daraufhin untersuchen, ob sie ein spezifisches Expositions-/Effekt-Problem beeinflussen, also Confounder sind (vgl. KLEINBAUM et al.1982). Dabei vergleicht man anhand von erhobenem Datenmaterial 'grob' erzeugte statistische Parameter (relatives Risiko, odds ratio etc.) mit adjustierten Parametern, bei denen die Verzerrungen durch den oder die 'Fremd'-Faktoren berücksichtigt sind. In die Liste der Confounding-Faktoren sollte man aber nicht nur solche Faktoren aufnehmen, deren Einfluß als statistisch signifikant gefunden wurde, sondern auch solche, von denen man annimmt (gestützt auf Vorinformationen), daß eine kausale Beziehung zu Exposition und Effekt besteht.

4.4.2 Prospektive Studien

Bei prospektiven Studien wird die Studienpopulation gemäß einem Studienprotokoll, das zu Beginn der Untersuchung abgefaßt wird, eine gewisse Zeitperiode beobachtet. In dem Protokoll sollten auch Neuzugänge und (geplante) Abgänge mit Zeitangabe festgehalten sein. Selbstverständlich können (nicht geplante) Abgänge - wie durch Auswanderung, Beendigung der Kooperation, Tod aufgrund von Ursachen, die nicht zu untersuchen sind - nicht vermieden werden. Häufig erfolgt eine Datenerhebung nur zu zwei Zeitpunkten, zu Beginn der Studie und nach einer gewissen Zeitspanne ein zweites Mal. Mittels prospektiver Studien kann man den Zuwachs (Inzidenz) oder/und die Mortalität einer Erkrankung studieren. Vor allem die Wirkung von Umwelteinflüssen auf chronische Erkrankungen der Atemwege und Hypertonie wurden mit Hilfe von prospektiven Studien analysiert. Die Zielpopulation wird im allgemeinen in zwei Gruppen 'exponiert'/'nicht exponiert' eingeteilt. Es werden auch oft sogenannte externe

Kontrollgruppen zur Studie herangezogen. Dann wird zum Beispiel die Mortalität oder Morbidität der Gesamtbevölkerung oder eines spezifischen Ausschnitts daraus über den Beobachtungszeitraum hinweg mit derjenigen der Zielpopulation verglichen. Die ideale Kontrollgruppe würde aus Mitgliedern bestehen, die außer in der Exposition in jeder Hinsicht (Alter, Geschlecht usw.) denen aus der untersuchten Gruppe gleichen.

Wie in allen Studien muß auch bei prospektiven Studien mit größter Sorgfalt das Problem der Störgrößen behandelt werden. Eine spezifische Schwierigkeit bei prospektiven Studien wird dadurch verursacht, daß sich während der Studienperiode die Methoden der Messung sowohl der Exposition als auch des Gesundheitseffekts im Rahmen eines Technologiefortschritts ändern können. Um daraus resultierende Informationsverzerrungen zu vermeiden, sollte man bei den zu Beginn der Studie festgelegten Meßmethoden bleiben. Zumindest sollten, falls dennoch Änderungen im Verlauf der Studie vorgenommen werden, in vergleichenden Untersuchungen die Auswirkungen neuer Meßmethoden festgestellt und in der anschließenden Auswertung des Datenmaterials auch berücksichtigt werden. Weitere Probleme bei prospektiven Studien folgen aus Abwanderungen aus der Zielpopulation (dazu gehört auch Tod aufgrund von Ursachen, die nicht durch die Studie untersucht werden sollen) und Änderungen in Quantität und Qualität der Exposition während des Studienablaufs.

Dennoch kann man aus prospektiven Untersuchungen Resultate erhalten, die im allgemeinen zuverlässiger sein werden als die von anderen Studientypen erhaltenen Ergebnisse. Nachteilig ist, daß prospektive Studien zeitraubend und gewöhnlich auch sehr kostspielig sind.

4.4.3 Retrospektive Studien

Ist Datenmaterial von Messungen und Beobachtungen aus der Vergangenheit vorhanden, so kann man Studien planen, bei denen man innerhalb wesentlich kürzerer Zeitspannen als bei prospektiven Studien Resultate erhält. Die Planung einer solchen retrospektiven Studie hängt stark von der Verfügbarkeit der Informationen über eine wohldefinierte Zielpopulation ab.

Manchmal kann Material, das während einer prospektiven Studie gesammelt wurde, aber nach dem ursprünglichen Studiendesign nicht mitzuverarbeiten war, im Rahmen einer retrospektiven Studie analysiert werden. Retrospektive Studien eignen sich für das Studium seltener Erkrankungen oder von Erkrankungen mit großer Latenzzeit. Im allgemeinen wird es schwierig sein, aus den vorliegenden Aufzeichnungen eine valide quantitative Expositions/Effekt-Beziehung abzuleiten. Deshalb wird eine retrospektive Studie Ergebnisse qualitativer Art liefern. Zusammengefaßt läßt sich sagen, daß die Güte einer retrospektiven Studie davon abhängt, wie es gelingt, die für diesen Studientyp größeren Gefahren von Verzerrungen (Informations-Bias) zu kontrollieren.

Prospektive und retrospektive Studien können kombiniert werden zu sogenannten ambispektiven Studien. Alle Studien dieser Art werden unter den Begriffen Längsschnittstudien oder Kohortenstudien zusammengefaßt.

4.4.4 Fall-Kontroll-Studien

Während bei den vorangehenden Studientypen die Population unterteilt wurde aufgrund der Exposition, so erfolgt dies bei Fall-Kontroll-Studien aufgrund des Gesundheitseffekts. Es erfolgt also ein Vergleich zwischen einer Gruppe von Fällen und einer oder mehreren Gruppen von 'Nicht-Fällen'. Während man bei (4.4.1), (4.4.2), (4.4.3) zu den jeweiligen Expositionsgruppen den Gesundheitseffekt feststellt, wird bei Fall-Kontroll-Studien zu der Gruppe mit Effekt und den Kontrollgruppen die jeweilige Exposition beobachtet. Man hat also im allgemeinen zwei (oder mehrere) Populationen, aus denen der Studiendesigner repräsentative und unverzerrte Stichproben zu ziehen hat. In den meisten Fall-Kontroll-Studien wird die Gruppe der Fälle aus Patienten in Krankenhäusern bestehen. Studien dieses Types sind bestens geeignet, Ursachen spezifischer seltener Erkrankungen zu untersuchen, sind dabei relativ billig und schnell durchzuführen. Die Güte ihrer Ergebnisse hängt allerdings stark davon ab, welche Informationen über den Grad der Exposition auch in der Vergangenheit jeweils für die Gruppe der Fälle und für die Kontrollgruppen vorhanden sind.

Man kann die Gruppe der Fälle anhand der Prävalenz zu einem festen Zeitpunkt t_0 festlegen, oder nach einer Beobachtung über eine gewisse retrospektive oder prospektive Zeitspanne zur Gruppe der Fälle die Personen rechnen, die die Krankheit neu entwickelt haben (Inzidenzdaten).

Relativ häufig wird bei Fall-Kontroll-Studien zur Kontrolle einer Störgröße die Methode des sogenannten 'matching' angewendet. Dabei wird eine Kontrollgruppe von 'Nicht-Fällen' eingeschränkt, so daß diese bezüglich einem a priori vermuteten Confounder ähnlich ist zur Gruppe der Fälle. Dies kann geschehen, indem Paare gebildet werden, bestehend aus Individuen der Kontrollgruppe einerseits und speziellen Individuen aus der Gruppe der Fälle andererseits (matched pairs). Matching sollte im allgemeinen Charakteristika wie Alter, Geschlecht, Rasse, sozioökonomische Umstände und gegebenenfalls das jeweilige Krankenhaus berücksichtigen. Für eine Diskussion der Methoden des matching sei auf KLEINBAUM et al., Ch. 18 (1982), verwiesen.

Bei jeder Fall-Kontroll-Studie bleibt zu beachten, daß sie normalerweise Aussagen für eine kleine Gruppe der Gesamtbevölkerung ermöglicht. Eine Übertragung dieser Resultate auf größere Bereiche der Bevölkerung ist nur mit Einschränkungen möglich.

4.4.5 Zeitreihen

Die bisher betrachteten Studiendesigns sind ihrem Wesen nach Querschnittsvergleiche, obgleich sie auch mit einer zeitlichen Komponente versehen werden können. (Inzidenz versus Populationszeit). Bei Zeitreihendesigns wird eine bestimmte Exposition und deren Auswirkung an einer festen Studienpopulation im zeitlichen Ablauf gemessen. Studien dieser Art sind besonders gut geeignet für Expositionen von stark variierendem Charakter und kurzfristig resultierenden Gesundheitseffekten.

Für Untersuchungen zur gesundheitlichen Auswirkung von Luftverschmutzung wurden des öfteren Zeitreihendesigns verwendet. Nimmt man Mortalitätsdaten als Effektmaß, so benötigt man allerdings eine umfangreiche Studienpopulation bzw. eine sehr lange Studiendauer. Man hat ja zu berücksichtigen, daß der Beitrag des speziellen Umweltfaktors (z.B. der Luftverschmutzung) zu den täglichen Schwankungen der Mortalität im Vergleich zu anderen Faktoren meistens gering ist. Zu beachten ist auch, daß der Prozeß der Sterbefälle neben saisonalen Beiträgen auch eine starke Autokorrelation aufweisen kann, die durch Verschieben des Sterbezeitpunktes bedingt ist. Zum Beispiel bewirkt 'unterdurchschnittliche'/ 'überdurchschnittliche' Sterbehäufigkeit an einem Tag allgemein einen Anstieg/Abfall der Mortalität an darauffolgenden Tagen. Nimmt man Morbiditätsdaten zur Messung des Gesundheitseffekts, so ist zu beachten, daß diese häufig weniger zuverlässig und nicht so umfassend dokumentiert wie Mortalitätsdaten sind. Empfindliche Gruppen (z.B. Asthmatiker) sind dabei als Zielgruppe geeignet. Bei Luftverschmutzungsstudien sind Temperatur, Luftfeuchtigkeit, Luftdruck und allgemeine klimatische Komponenten als Störgrößen zu berücksichtigen. Eine Problemdiskussion zu Zeitreihen findet man bei SCHACH (1982).

Mit Zeitreihenuntersuchungen kann man - bei entsprechender Qualität der Daten - von der mathematischen Methodik her sicher die aufschlußreichsten Resultate zu einer spezifischen Umwelt-Gesundheit-Beziehung erhalten. Man hat die Realisationen zweier stochastischer Prozesse - der Exposition und des Gesundheitseffekts - zu analysieren. Methoden statistischer Inferenz bezüglich stochastischer Prozesse sind zahlreich entwickelt worden, bedürfen teilweise in mathematischer Hinsicht noch genauerer Untersuchung. Ein grundlegender Beitrag stammt von GRENANDER (1950). Zeitreihenstudien sind allerdings methodisch anspruchsvoller und sollten deshalb gegenüber einfacheren Studientypen nur dann verwendet werden, wenn damit aussagekräftigere Ergebnisse erzielt werden können. Um etwa eine epidemiologische Kausalbeziehung nachzuweisen, verlangt man Evidenz dafür, daß eine Exposition mit dazu beiträgt, daß die Wahrscheinlichkeit der Erkrankung erhöht wird und daß eine Reduktion der Exposition die Wahrscheinlichkeit der Erkrankung vermindert, vgl. THOMPSON (1981). Mit Zeitreihenstudien könnten zusätzlich zur Bestimmung der Beziehung zwischen Expositionsprozeß und Gesundheitszustand Voraussagen über die weitere Gesundheitsentwicklung gemacht werden, etwa unter Berücksichtigung eines 'kontrollierenden' Eingreifens in die Umwelt. Damit ermöglicht eine Zeitreihenuntersuchung nicht nur den eventuellen Nachweis einer epidemiologischen Kausalbeziehung, sondern sogar deren Quantifizierung.

Wir möchten auch darauf hinweisen, daß man mit der Theorie der stochastischen Prozesse die Entwicklung einer Exposition bzw. einer Erkrankung nicht nur in ihrem zeitlichen Ablauf, sondern auch in ihrer regionalen Ausbreitung beschreiben kann.

5. Durchführung der Studie

Am Ende der Planungsphase steht die Anfertigung eines Protokolls, in dem im wesentlichen folgende Punkte enthalten sein sollten: Thema, Hintergrundmaterial, Hypothese, Studientyp, Zielpopulation, Auswahlmethode der Studienpopulation, Methoden der Erhebung und Erfassung der Daten, Zuteilung der Aktivitäten im Studienteam. (Der praktische, organisatorische Ablauf der Studie kann anhand eines Flußdiagramms skizziert werden.)

Ab dem Zeitpunkt, zu dem die Studie läuft, sollte streng darauf geachtet werden, daß einerseits keine Änderungen am Studienplan vorgenommen und daß andererseits der Plan auch strikt eingehalten wird. Dennoch notwendig werdende Änderungen sollten genau dokumentiert werden und auf eventuelle Informationsverzerrungen hin untersucht werden. Die Problematik des Nonresponse kann entschärft werden, wenn man etwa aus den Nichtbeantwortern mit größerem 'Überzeugungsaufwand' eine weitere Stichprobe zieht. Damit kann man die Ausschöpfungsrate erhöhen bzw. einen strukturellen Unterschied zwischen Antwortern und Nichtantwortern abschätzen.

6. Statistische Auswertung der erhaltenen Daten

In manchen Situationen wird eine ausführliche Darstellung der Daten einer Studie bereits genügend Information zu einer konkreten Umwelt-Gesundheits-Beziehung geben. Im allgemeinen jedoch wird erst eine statistische Analyse Aussagen ermöglichen über Wirkungen und Zusammenhänge im Rahmen der vorgegebenen Hypothesen. Die Ergebnisse, die eine statistische Analyse epidemiologischer Untersuchungen liefert, sind ihrer Natur nach Wahrscheinlichkeitsaussagen. Gibt man Konfidenzintervalle an, so wird die Unsicherheit sowohl durch die Breite des Intervalls als auch durch das Konfidenzniveau $1-\alpha$ wiedergegeben. Die korrekte Interpretation bei Angabe eines Konfidenzintervalls ist: Mit der Wahrscheinlichkeit $1-\alpha$ umfaßt das Intervall den zu schätzenden Parameter. Will man qualitative Aussagen machen von der Art, ob eine gewisse Eigenschaft erfüllt ist oder nicht (z.B. der wahre Wert des Parameters ist kleiner als eine feste Zahl), so geschieht dies mit Methoden statistischer Tests. Bei einem Test hat man zwischen einer Nullhypothese H und einer Alternative K zu entscheiden. Dabei gibt es zwei mögliche Arten von Fehlentscheidungen: Fehler 1. Art - das ist eine Entscheidung für K, obwohl H richtig ist - und Fehler 2. Art - das ist eine Entscheidung für H, obwohl K richtig ist. Bei einem Test zum Signifikanzniveau α, wird die Wahrscheinlichkeit für einen Fehler 1. Art, die sogenannte Irrtumswahrscheinlichkeit α, nicht überschritten. Mit einem solchen Test läßt sich nur die Gültigkeit von K statistisch sichern, nicht dagegen auch die Gültigkeit von H. Es ist nämlich nur die Wahrscheinlichkeit des Fehlers 1. Art kleiner als ein vorgegebenes α, nicht dagegen auch die des Fehlers 2. Art. Die Wahrscheinlichkeit eines Fehlers 2. Art kann unter Umständen sehr groß sein, selbst mit einem optimalen Test, bei dem bei gegebenen Signifikanzniveau α, die Fehlerwahrscheinlichkeit 2. Art minimiert wird.

Diese Bemerkungen zum (reinen) Signifikanztest beinhalten aber keineswegs die Aussage, daß sich die <u>Wirkungslosigkeit</u> eines Umweltagens damit nicht statistisch nachweisen läßt. Man hat eben nur als Null-Hypothese aufzustellen: 'Die Exposition hat Wirkung'. Darüber hinaus gibt es statistische Methoden, die eine weitgehend symmetrische Behandlung von Nullhypothese und Alternative erlauben, z.B. über die Bestimmung von benötigten Stichprobenumfängen.

Es gibt eine Reihe hervorragender statistischer Lehrbücher. Ohne Anspruch auf Vollständigkeit zu erheben, erwähnen wir die Bücher: HEINHOLD-GAEDE (1968), BISHOP-FIENBERG-HOLLAND (1975), SCHACH-SCHÄFER (1978), BRESLOW-DAY (1980), die mehr den Anwendungsbezug betonen sowie LEHMANN (1959), KENDALL-STUART (1958), WITTING (1985), die mehr das Gewicht auf mathematische Aspekte legen. Die Wahl einer adäquaten Methode und die praktische Durchführung der Analyse verlangt statistische Qualifikation und eine gewisse Erfahrung beim Umgang mit Daten, die aus Beobachtungen von Menschen stammen. Heutzutage stehen Rechenanlagen sowie statistische Programmpakete für die rechnerische Auswertung der Daten zur Verfügung. Bei der Fülle von vorhandener statistischer Software bleibt allerdings oft der folgende wichtige Gesichtspunkt unbeachtet:

Die Maßzahlen bei epidemiologischen Auswertungen (die am häufigst benutzten sind Prävalenzangaben, standardisierte Mortalitätsraten, relative Risiken und der Parameter 'odds ratio') sind Parameter von diskreten Verteilungen, wie der Binomialverteilung, der Poisson-Verteilung und der hypergeometrischen Verteilung. Tests bzw. Konfidenzintervalle für diese Parameter werden jedoch meist auf der Grundlage stetiger Verteilungsapproximationen konstruiert. Die Güte der verschiedenen Approximationsverfahren ist umstritten. Erwähnt sei nur die lang andauernde Diskussion über den Wert der Kontinuitätskorrektur für den X^2-Test bei den Vierfeldertafeln (vgl. z.B. GRIZZLE 1967). Der Anwendungsbereich von Approximationsverfahren ist meist auch begrenzt. In der Literatur existieren Faustregeln, die wiederum nicht unumstritten sind (vgl. HOMMEL 1978). Auch die Ansicht, daß bei den großen Fallzahlen, die bei epidemiologischen Studien üblich sind, Approximationen immer anwendbar sind, ist nicht zutreffend (vgl. etwa PRENTICE UND THOMPSON 1983). Bei der derzeitigen Verbreitung von Rechenanlagen ist es durchaus möglich, derartige Diskrepanzen in den Ergebnissen zu vermeiden, indem man gleichmäßig beste unverfälschte Tests bzw. Konfidenzintervalle zu den tatsächlich zugrundeliegenden - nämlich den diskreten - Verteilungen konstruiert. In den vorangehenden Beiträgen sind bei Reanalysen stets gleichmäßig beste unverfälschte Konfidenzintervalle und auf exakten Verfahren aufbauende Teststärken bestimmt worden. Für alle oben erwähnten Parameter stehen Verfahren zur Verfügung, die die Konstruktion derartiger Intervalle - teilweise auf programmierbaren Taschenrechnern - ermöglichen (SCHERB 1983 oder SCHERB UND WELZL 1984).

Nach der statistischen Auswertung hat man die erhaltenen Resultate zu bewerten und zu diskutieren, auch im Zusammenhang zu verwandten Untersuchungen. Zum Beispiel sollte man bei der Übertragung von Resultaten, die für spezielle Populationen, etwa spezielle Risikogruppen erzielt wurden, auf allgemeinere Populationen nur mit äußerster Sorgfalt vorgehen.

Literatur

TEIL I

1. Luftverschmutzung

BAARTZ FJ (1985) Thermische - und Immissionseinflüsse auf Croup-Syndrom-Erkrankungen in Berlin. Diplomarbeit, FB Geowissenschaften der FU Berlin. Berlin

BAYERISCHES STAATSMINISTERIUM FÜR LANDESENTWICKLUNG UND UMWELTFRAGEN (Hrsg) (1983) Medizinische Untersuchungen über die Zusammenhänge von Luftverunreinigungen und belästigenden Immissionen im nordostbayerischen Grenzgebiet und gesundheitlichen Beeinträchtigungen der Bevölkerung. Gutachten der toxikologischen Abteilung der II. Med. Klinik und Poliklinik rechts der Isar der TU München (Leiter: M.v.Clarmann). München

BORGERS D, HAVESTADT C et al (1984) Studie zu gesundheitlichen Auswirkungen von Tagen mit erhöhter Luftverunreinigung in Berlin (West), Winter 1982/83. SozEp-Hefte 2/1984. Bundesgesundheitsamt, Berlin

BRECHT J, HANKE M, SCHÄFER T (1984) Modellvorhaben zur Regionalanalyse von Gesundheits- und Umweltdaten im Saarland. Band 3: Untersuchungsansatz und ergänzende Analysen. Umweltbundesamt Forschungsbericht Nr. 82-10902003. Friedrichshafen

CHAPPIE M, LAVE L (1982) The health effects of air pollution: a reanalysis. Jour Urban Econ 12: 346-376

CSICSAKY M, WICHMANN HE (1985) Grundzüge der neuen Smogverordnung Nordrhein-Westfalen. In: Umwelthygiene - Jahresbericht 1984. Gesellschaft zur Förderung der Lufthygiene und Silikoseforschung e.V. Düsseldorf (Hrsg). Düsseldorf

DOLGNER R, EIKMANN T et al (1980) Erhebungen über die Wirkung von Luftverunreinigungen auf den Menschen - epidemiologische Untersuchungen an Erwachsenen und Kindern. Staub-Reinhaltung der Luft 40: 418-425

EIKMANN T, FINCKH W, EINBRODT HH (1986) Zum Gesundheitszustand der Bevölkerung in Gebieten mit unterschiedlicher Luftbelastung - II. Epidemiologische Untersuchungen von Kindern. Öff Gesundh-Wes 48: 31-38

ENGLERT N (1986) Die Berliner Pseudokrupp-Studie des Instituts für Wasser-, Boden- und Lufthygiene. Unveröffentlichtes Manuskript

EVANS JS, TOSTESON T, KINNEY PL (1984) Cross-sectional mortality studies and air pollution risk assessment. (Übersichtsartikel) Envir Intern 10: 55-83

FEGELER U, MOYZES et al (1985) Immissions- und Wettereinflüsse auf Erkrankungen der oberen und unteren Luftwege von Kindern in Berlin (West) 1979-1982. Arbeitsgemeinschaft 'Umwelteinflüsse auf Atemwegserkrankungen bei Kindern'. Berlin

FRENTZEL-BEYME R (1982) Untersuchungen der Mortalität und Umweltbelastungen im Rhein-Neckar-Raum. Umweltbundesamt Forschungsbericht 106 06017-02

FRENTZEL-BEYME R, KEIL U et al (1980) Mortalitätsdaten und Mortalitätsstatistik. Bedeutung für Gesundheitswesen und epidemiologische Forschung. Münch med Wschr 122: 901-906

GOLDSTEIN IF, GOLDSTEIN M (1978) Evaluation of research strategies for investigation of health effects of air pollution. Bull New York Acad of Med 54: 1119-1121

HAUPT H (1985) Pseudokrupp: Duisburger Studie. In: Nieding G van, Jander K (Hrsg): Umwelthyiene für Ärzte und Naturwissenschaftler. Fischer: Stuttgart

HOCKING RR, PENDLETON OJ (1983) The regressison dilemma. Commun Statist-Theor Meth 12: 497-527

HOLLAND WW, BENNETT AE et al (1979) Health effects of particulate pollution: reappraising the evidence. (Übersichtsartikel) Amer Jour of Epid 110: 527-659

KELLHAMMER U (1983) Methodische Probleme bei der sekundärstatistischen Nutzung von Mortalitätsdaten. In: Berger J, Höhne KM (Hrsg): Methoden der Statistik und Informatik in Epidemiologie und Diagnostik. Springer: Berlin Heidelberg New York Tokyo, 178-184

KOCH E (1984) Praxis des Human-Wirkungskatasters: Untersuchung und Auswertungsstrategie sowie Darstellung der Ergebnisse im Luftreinhalteplan. In: Umwelthygiene Supplement 1. Gesellschaft zur Förderung der Lufthygiene und Silikoseforschung. Düsseldorf

KRÄMER U (1984) Statistische Auswertung im Rahmen des Wirkungskatasters - Bilanz und Verbesserungsvorschläge. In: Umwelthygiene Supplement 1. Gesellschaft zur Förderung der Lufthygiene und Silikoseforschung. Düsseldorf

LAN SP, SHY CM (1981) Effect of air pollution on chronic respiratory disease in the New York City Metropolitan Area, 1972. Envir Hlth Persp 42: 203-214

LAVE LB, SESKIN EP (1977) Air pollution and human health. Johns Hopkins Univ. Press, Baltimore

LIPFERT FW (1985) Mortality and air pollution: is there a meaningful connection? Envir Sci Technol 19: 764-770

LIPFERT FW (1982) Mortality and air pollution: lessons from statistics. Sci of Total Envir 23: 175-184

LIPPMANN M, LIOY PJ (1985) Critical issues in air pollution epidemiology. Envir Hlth Persp 62: 248-258

LOVE GJ, LAN SP, SHY CM (1982a) A study of acute respiratory disease in families exposed to different levels of air pollution in the Great Salt Lake Basin, Utah, 1971-72 and 1972-73. Envir Hlth Persp 44: 165-174

LOVE GJ, LAN SP et al (1982b) Acute respiratory illness in families exposed to nitrogen dioxide ambient air pollution in Chattanooga, Tennessee. Arch of Envir Hlth 37: 75-80

LOVE GJ, LAN SP et al (1981) The incidence and severity of acute respiratory illness in families exposed to different levels of air pollution, New York Metropolitan Area, 1971-72. Arch of Envir Hlth 36: 66-74

MARTY H, KÜMMERLI H et al (1985) Der Einfluß meteorologischer und lufthygienischer Faktoren auf akute Erkrankungen der Atemwege bei Kindern - am Beispiel der Region Biel. Schweiz med Wschr 115: 1840-1899

MAZUMDAR S, SCHIMMEL H, HIGGINS ITT (1982) Relation of daily mortality to air pollution: An analysis of 14 London winters, 1958/59-1971/72. Arch of Envir Hlth 37: 213-220

MAZUMDAR S, SUSSMAN N (1983) Relationships of air pollution to health: Results from the Pittsburgh study. Arch of Envir Hlth 38: 17-23

MIETENS C, SEVERIEN C (1986) Stenosierende Laryngotracheitis (Pseudokrupp) und Schwefeldioxidgehalt der Luft. Dtsch med Wschr 11: 967-972

MINISTERIUM FÜR ARBEIT, GESUNDHEIT UND SOZIALES DES LANDES NORDRHEIN-WESTFALEN (1985) Luftreinhalteplan Ruhrgebiet West, 1. Fortschreibung 1984-88. Düsseldorf

MINISTERIUM FÜR ARBEIT, GESUNDHEIT UND SOZIALES DES LANDES NORDRHEIN-WESTFALEN (1983) Luftreinhalteplan Rheinschiene Süd. 1. Fortschreibung 1982-1986. Düsseldorf

MISFELD S (1986) Mathematisch-statistische Untersuchungen zur Epidemiologie des Lungenkrebses. Umweltbundesamt Forschungsbericht Nr. UBA-FB 86-004. Berlin

NEUBERGER M, KUNDI M, FRIEDL MP (1984) Environmental asbestos exposure and cancer mortality. Arch of Envir Hlth 39: 261-265

ÖZKAYNAK H, SPENGLER JD (1985) Analysis of health effects resulting from population exposures to acid precipitation precursors. Envir Hlth Persp 63: 45-55

OSTRO B (1984) A search for a threshold in the relationship of air pollution to mortality: A reanalysis of data on London winters. Envir Hlth Persp 58: 397-399

PFLANZ M, GENTHNER S (1980) Möglichkeiten der epidemiologischen Überwachung des Gesundheitszustandes in Gebieten mit unterschiedlicher Luftverschmutzung in der Bundesrepublik Deutschland. Umweltbundesamt Forschungsbericht Nr. 10606018. Hannover

PRINZ B, SCHWELA D et al (1986) Untersuchungen zum Einfluß von Luftverunreinigungen auf die Häufigkeit von Pseudokrupp-Erkrankungen im Stadtgebiet Essen. Landesanstalt f. Immissionsschutz des Landes Nordrhein-Westfalen. LIS-Berichte 59. Essen

PRINZ B (1986) Pseudo-Krupp. Luftverschmutzung als Auslöser? Stellungnahme zu dem Beitrag von H.E. Wichmann. Deutsches Ärzteblatt 48/23

RICCI PF, WYZGA RE (1983) An overview of cross-sectional studies of mortality and air pollution and related statistical issues. (Übersichtsartikel) Environ Intern 9: 173-194

SARIC M, FUGAS M, HRUSTIC O (1981) Effects of urban air pollution on school children. Arch of Envir Hlth 36: 101-108

SCHACH S (1980) Statistische Aspekte einer epidemiologischen Überwachung des Gesundheitszustands in Gebieten mit unterschiedlicher Luftverschmutzung. In: Pflanz M, Genthner S

SCHACH S, SCHÄFER T (1978) Regressions- und Varianzanalyse. Springer, Berlin Heidelberg New York

SCHENKER MB, SPEIZER FE et al (1983) Health effects of air pollution due to coal combustion in the Chestnut Ridge region of Pennsylvania: Results of a cross-sectional analysis in adults. Arch Envir Hlth 38: 325-330

SCHIMMEL H (1978) Evidence for possible health effects of ambient air pollution from time series analysis: Methodological questions and some new results based on New York City mortality 1963-1967. Bull New York Acad of Med 54: 1052-1108

SCHLIPKÖTER HW, WICHMANN HE, KRÄMER U (1985) Gutachten über den Zusammenhang zwischen Pseudokrupp und Luftverunreinigungen. (Übersichtsartikel) Med. Inst. f. Umwelthygiene Düsseldorf

SHY CM (1979) Epidemiologic evidence and the United States air quality standards. Amer Jour of Epidem 110: 661-671

SPENGLER JD, SOCZEK ML (1984) Evidence for improved ambient air quality and the need for personal exposure research. Envir Sci Tech 18: 268-280A

SPENGLER JD, TREITMAN RD et al (1985) Personal exposure to respirable particulates and implications for air pollution epidemiology. Envir Sci Tech 19: 700-707

THIBODEAU LA, REED RB et al (1980) Air pollution and human health: A review and reanalysis. Envir Hlth Persp 34: 165-183

TUKEY JW (1978) Discussion of paper by Herbert Schimmel. Bull New York Acad of Med 53: 1111-1112

VENA JE (1983) Lung cancer incidence and air pollution in Erie County, New York. Arch of Envir Hlth 38: 229-236

WARE JH, THIBODEAU LA et al (1981) Assessment of the health effects of atmospheric sulfur oxides and particulate matter. Evidence from observational studies (Übersichtsartikel). Envir Hlth Persp 41: 255-276

WEMMER K (1984) Krupp-Syndrom und Schadstoffe in der Atemluft. Fortschr Med 102: 835-838

WHO (1979) Sulfur oxides and suspended particulate matter. Envir Hlth Crit 8. Genf

WICHMANN HE (1985) Untersuchung der Dosis-Wirkungs-Beziehung zwischen Pseudokrupp und obstruktiver Bronchitis und der Luftverunreinigung in Baden-Württemberg. Med. Inst. f. Umwelthygiene. Düsseldorf

WICHMANN HE (1986) Pseudokrupp: Luftverschmutzung als Auslöser. Antwort auf die Stellungnahme von B. Prinz. Deutsches Ärzteblatt 48/23

WICHMANN HE, MÜLLER W, ALLHOFF P (1986) Untersuchung der gesundheitlichen Auswirkungen der Smogsituation im Januar 1985 in Nordrhein-Westfalen. Abschlußbericht für das Ministerium für Arbeit, Gesundheit und Soziales des Landes Nordrhein-Westfalen, Düsseldorf

WICHMANN HE (25/26.10.1985) Laufende Pseudokrupp-Studien in Nordrhein-Westfalen. Vortrag im Seminar 'Umwelthygienische und medizinische Aspekte von Smog-Episoden', Inst. f. Wasser-, Boden- und Lufthygiene des Bundesgesundheitsamtes Berlin

2. Fremdstoffe in Lebensmitteln

ACKER L (1981) Die Rückstandssituation in der BRD, Lebensmittelchemie und gerichtliche Chemie 35: 4-12

AMBARD L, Beaujard E (1904) Causes de l'hypertension arterielle. Arch Med N.S. 1: 520-533

AMES BN (1983) Dietary carcinogens and anticarcinogens. Science 221: 1256-1264

AMES BN, SAUL RL (1985) Oxidative DNA damage, aging and cancer. In: Joossens, Hill, Geboers (eds) Diet and Human Carcinogenesis. Excerpta Medica, Amsterdam New York Oxford, 25-34

ARBEITSGRUPPE 'KREBSERZEUGENDE UMWELTEINFLÜSSE' (1986) Stoffe und Stoffgemische, für die wegen ihres kanzerogenen Potentials oder ihrer Umweltrelevanz ein vordringlicher Handlungsbedarf besteht. Erstellt im Rahmen des 'Gesamtprogramms zur Krebsbekämpfung'. Bundesminister des Inneren

BAGINSKI B (1981) Zum Einfluß von Schadstoffen auf das Immunsystem: 1. Tierexperimentelle Untersuchung zur Wirkung von Schwermetallen. In: Förderung der Lufthygiene und Silikoseforschung e.V. Düsseldorf (Hrsg) Umwelthygiene. Girardet, Essen

BAGINSKI B (1985) Einfluß von Blei und Cadmium auf die Vitalität und Phagozytosefähigkeit humaner polymorphkerniger Leukozyten. ZBL Bakt Hyg I Abt Orig B 1981: 461-468

BARTSCH H, MONTESANO R (1984) Commentary: Relevance of nitrosamines to human cancer. Carcinogenesis 5/11: 1381-1393

BATUMAN V et al (1983) Contribution of lead to hypertension with renal impairment. N Engl J Med 309: 17-71

BERTEL O et al (1978) Lead induced hypertension: Blunted Beta-adrenoreceptor mediated functions. Brit Med J: 551-552

BGA (1980) Ad hoc-Felduntersuchungen über die Schwermetallbelastungen der Bevölkerung im Raum Oker im März 1980. Bd.2, Aurand R, Hoffmeister H (Hrsg)

BREMNER I (1978) Cadmium toxicity. In: World Review of Nutrition and Dietetics: Human and Animal Nutrition. Karger, Basel München

BROSS ID (1985) Why proof of safety is much more difficult than proof of hazard. Biometrics 41: 785-793

BUDIANSKY S Lead (1981) The debate goes on, but not over science. Envir Sci and Technol 15/3

BUNDESGESUNDHEITSBLATT (1986) Richtwerte '86 für Blei, Cadmium und Quecksilber in und auf Lebensmitteln, Bd.29/1

BUNDESGESUNDHEITSBLATT (1979) Empfehlungen des BGA zum Grenzwert für Nitrat nach der Trinkwasserverordnung, Bd.22

BUNDESMINISTER DES INNEREN (BMI) (1983) Was Sie schon immer über Luftreinhaltung wissen wollten

BUNDESMINISTER DES INNEREN (BMI) (1982) Anhörung zu Cadmium. Protokoll der Sachverständigenanhörung, Berlin

BUNDESRAT DRUCKSACHE 589/85 (9.12.85) Verordnung über Trinkwasser und über Wasser für Lebensmittelbetriebe (Trinkwasserverordnung), Bd.589/85

CLAUDE J et al (1986) Prospektive epidemiologische Studie bei Vegetariern. Erste Ergebnisse eines 5-Jahres-Studienabschnittes. Deutsches Krebsforschungszentrum, Institut f. Dokumentation u. Statistik, Abt. Epidemiologie. Techn Rep 9

DATEN ZUR UMWELT (1984) Umweltbundesamt Berlin (Hrsg) Fachgebiet I 1.2: 'Umweltforschung und -entwicklung'

DFG-MITTEILUNG III (1982) Nitrat-Nitrit-Nitrosamine in Gewässern. Chemie, Weinheim

DFG-MITTEILUNG IX (1982) Hexachlorcyclohexan-Kontamination. Ursachen, Situation und Bewertung. Boldt, Boppard

DFG-MITTEILUNG XII (1984) Rückstände und Verunreinigungen in Frauenmilch. Chemie, Weinheim

DRASCH GA (1982) Lead burdon in praehistorical, historical and modern human bones. Scie total Envir 24: 199-231

ECP (1985) Diet and human carcinogenesis. In: Joossens, Hill, Begoers, (Hrsg) Proceedings of the 3rd Annual Symposium of the European Organization for Cooperation in Cancer Prevention Studies (ECP). Excerpta Medica, Amsterdam New York Oxford

EISENBRAND G (1982) Umwandlung von Nitrat in Nitrit im Organismus. In: DFG-Mitteilung III: Nitrat-Nitrit-Nitrosamine in Gewässern. Chemie, Weinheim

ELLIS KJ et al (1981) Critical concentrations of cadmium in human renal cortex: dose effect studies in cadmium smelter workers. Jour Tox Envir Hlth 7: 691-703

ERNÄHRUNGSBERICHT (1984) Deutsche Gesellschaft für Ernährung. BMJFG (Hrsg). Heinrich, Frankfurt

ERNÄHRUNGSBERICHT (1980) Deutsche Gesellschaft für Ernährung. BMJFG (Hrsg). Heinrich, Frankfurt

ERNÄHRUNGSBERICHT (1976) Deutsche Gesellschaft für Ernährung. BMJFG (Hrsg). Heinrich, Frankfurt

ETZLER B (5.9.1986) Leben Vegetarier länger? Die Zeit

EUROPÄISCHE GEMEINSCHAFT (1980) Amtsblatt der EG Nr. L 229/11 ff v. 30.8.80. Richtlinie des Rates v. 15.7.80 über die Qualität von Wasser für den menschlichen Gebrauch (80/778/EWG).

EWERS U et al (1985a) Environmental exposure to cadmium and renal function of elderly women living in cadmium polluted areas of the F.R.G.. Int Arch Occup Envir Hlth 55: 217-239

EWERS U et al (1985b) Cadmiumbelastung und Nierenfunktionsstörungen bei Bewohnern von Gebieten mit hoher Cadmium-Immissionsbelastung in der Bundesrepublik Deutschland. Staub-Reinhaltung der Luft 45/12: 560-566

FITZHUGH OG et al (1950) The chronic toxities of technical benzene hexachloride and its alpha, beta and gamma isomers. J Pharm Exp Therap 100: 59-66

FLANDERS WD Review (1984) Prostate cancer epidemiology. The Prostate 5: 621-629

FRIBERG L et al (1974) Cadmium in the environment. CRC Press (2nd edit). Boca Raton, Florida

FORMAN D et al (1985a) Nitrates, nitrites and gastric cancer in Great Britain. Nature Vol 313: 620-625

FORMAN D et al (1985b) Scientific correspondence. Nature Vol 315: 462

GREENWOOD MR (1985) Methylmercury poisoning in Irak. An epidemiological study of the 1971/1972 outbreak. Jour Appl Toxicol 5/3: 148-159

GRIMME LH (1983) Die Problematik von Wirkungsschwellenwerten in Pharmakologie und Toxikologie. Univ. Bremen, Information zu Energie und Umwelt, Teil A Nr.20

GRIMME LH et al (1986) Die Begründung von Wirkungsschwellen in Pharmakologie und Toxikologie und ihre Bewertung aus biologischer Sicht. In: Winter G (Hrsg) Umweltrechtliche Studien 1. Werner, Düsseldorf

HALLENBECK WH, CUMMINGHAM-BURNS KM (1985) Pestizides and Human Health. Springer, New York Heidelberg

HARLAN WR et al (1985) Blood lead and blood pressure. JAMA 253: 530-534

HAPKE HJ (1982) Zur toxikologischen Bewertung von Kontaminanten in Lebensmitteln: Schwermetalle. Ernährungsumschau 29: 251-255

HENGSTLER I, ROSKE M (1982) Nitratgehalt des Trinkwassers und Krebsmortalität. Seminararbeit (Betreuer: Frentzel-Beyme R). Univ. Heidelberg, TH Heilbronn

IARC (1984) N-Nitroso compounds: Occurance, biological effects and relevance to human cancer. IARC Scie Pub 57. Lyon

IARC (1979) Some halogenated hydrocarbons. Inter. Agency for Res. on Cancer (IARC) 20. Lyon

INGRAM-FINNEY M (ed) (1981) Assessment of technologies for determining cancer risks form the environment. Office of TA, Report: 76ff

JAGERSTAD M et al (1977) Dietary intake of nitrate and nitrite using the dublicate portion sampling technique. Abio 6: 276-277

JOST D (Hrsg) (1983) Die neue TA-Luft. Weka, Kissing

KJELLSTRÖM T, NORDBERG GF (1978) A kinetic model of cadmium metabolism in the Human being. Envir Res 16: 248-269

KÖHLER E (1986) Zur Problematik von Fremdstoffen in pflanzlichen und tierischen Nahrungsmitteln. ASP Sonderheft. Gentner, Stuttgart

KORTE F (1977) Occurence and fate of synthetic chemicals in the environment. In: Hunter WJ, Smeets (Hrsg) The Evaluation of Toxicological Data for the Protection of Public Health. Pergamon, New York Frankfurt

KRAUSE F (1980) Regelungen bloß für die Spitze des Eisbergs? In: Öko-Institut (Hrsg) Öko-Magazin - Wege aus einer zerstörten Umwelt. Bd 2. Bonz, Fellbach

LEISTNER L (1981) Nitrit - so wenig wie möglich so viel wie nötig. Fleischwirtschaft 11/2

LEMEN RA et al (1976) Cancer mortality among cadmium production workers. Annals N.Y. Acad Sci 271: 273-279

LORENZ H, NEUMEIER G (Hrsg) (1983) Polychlorierte Biphenyle (PCB), Gemeinsamer Bericht des BGA und des UBA. Medizin, München

LU SH et al (1984) Recent studies on N-Nitroso compounds as possible etiological factors in oesophageal cancer. In: Inter Agency for Res on Cancer (IARC)

MAK-WERTE (1984) Gesundheitsschädliche Arbeitsstoffe. In: Henschler G (Hrsg) Chemie, Weinheim

MIRVISH SS (1985) Scientific correspondence. Nature Vol 315: 461

MÖHLER K (1982) Nitrat- und Nitritgehalt der Nahrungsmittel. In: Nitrat-Nitrit-Nitrosamine in Gewässern. Mitteilung III der Komm. für Wasserforschung in Verbindung mit der Komm. zur Prüfung von Lebensmittelzusätzen. Chemie, Weinheim

MÜLLER J, KALLISCHNIGG G (1983) Ergebnisse eines Ringversuchs: Blei, Cadmium und Quecksilber in biologischem Material. ZEBS-Bericht 1/1983. Reimer, Berlin

NEEDLEMAN HL et al (1979) Deficits in psychologic and classroom performance of children with elevated dentine lead levels. N Engl J Med 300: 689-695

NEUBERGER M (1984) Schwermetall-Toxizität geringer Dosen in der Umwelt und am Arbeitsplatz. Acta med Austria 5/11

ORSSAUD G et al (1985) Blood lead concentration and blood pressure. Br Med Jour I: 244

PELLIZARI ED et al (1982) Purgeable organic compounds in mother's milk. Bull Envir Contam Toxicol 28: 322-328

PFLANZENSCHUTZMITTEL-HÖCHSTMENGENVERORDNUNG (29.6.1982) Bundesgesetzblatt Jg 1982, Teil 1, Nr 22. Bonn

PIRKLE JL et al (1985) The relationship between blood pressure and blood lead levels and its cardiovascular risk implications. Am Jour Epid 121: 246-258

POCOCK SJ et al (1984) Blood lead concentration. Blood pressure and renal function. Br Med Jour II: 872-874

POCOCK SJ et al (1985) Blood lead and blood pressure in middle-aged men. In: Lekkas T.D. (ed) Heavy Metals in the Environment Vol I. Inter. Conference, Athen

PRESTON-MARTIN S, HENDERSON BE (1984) N-Nitroso compounds and human intracranial tumors. Inter Agency for Res on Cancer (IARC) 20, Lyon

PREUSSMANN R (1982) Nitrosaminbedingte Cancerogenese. In: DFG-Mitteilung III, Nitrat-Nitrit-Nitrosamine in Gewässern. Chemie, Weinheim

PREUSSMANN R (23.11.1981) Nitrat in der Nahrung - ein Gesundheitsrisiko? In: Nitrat in Gemüsebau und Landwirtschaft, Notwendigkeit, Auswirkungen, Maßnahmen. Informationstagung des Gottlieb Duttweiler Instituts, Rüschlikon/Schweiz

RICHTWERTE '79: siehe ZEBS 1/1979

RICHTWERTE '86: siehe Bundesgesundheitsblatt 29, 1986

RIVA C DE LA (1982) Athmosphärische Cadmium-Belastung und Beschleunigung des Nachlassens der Nierenfunktion - ist ein kausaler Zusammenhang wirklich erwiesen? Staub-Reinhaltung der Luft 42/10: 378-382

ROELS HA et al (1981) Environmental exposure to cadmium and renal function of aged women in three areas of Belgium. Envir Res 24: 117-130

ROTH L (1984) Sicherheitsdaten - MAK-Werte - Krebserzeugende Stoffe. 3. Auflage. Ecomed, München

SCHMÄHL D, SCHERF HR (1984) Carcinogenic activity of N-Nitrosodiethylamine in snakes. In: N-Nitroso compounds: Occurence, biological effects and relevance to human cancer. IARC Scientific Publications 57, Lyon

SCHOTTENFELD D, FRAUMENI JF (1982) Cancer Epidemiology and Prevention. Saunders, Philadelphia

SCHWENK W, FRIEHE W (1982) Beeinflussung der Wasserqualität beim Transport in verzinkten Stahlrohren der Hausinstallation. DVGW-Schriftenreihe Wasser 31: 343-354

SELENKA F, BRAND-GRIMM D (1976) Nitrat und Nitrit in der Ernährung des Menschen. ZBl Bakt Hyg I Abt Orig B 162: 449-466

SETTLE DM, PATTERSON CC (1980) Lead in Albacore: Guide to lead pollution in Americans. Sci 207: 1167-1176

SINAIKO AR (1981) Environmental contaminants in human breast milk: potential effect on infant development. In: Textbook of Gastroenterologie and Nutrition in Infancy. Raven, New York

SPIEGELHALDER B (1983) Vorkommen von Nitrosaminen in der Umwelt. In: Preuß-
mann R (Hrsg) Das Nitrosamin-Problem. Bericht über das Abschlußkolloquium der
Senatskommission zur Prüfung von Lebensmittelzusatz- und -inhaltsstoffen. Chemie,
Weinheim

SOZEP 2/1980 (1982) Feldstudie Nordenham/Brake - Daten zu Gesundheitszustand,
Gesundheitsverhalten und sozialer Situation zweier Gemeinden. Staub-Reinhaltung
der Luft 42/10: 378-382

TENNEKES HA et al (1982) Dose-response analysis of the enhancement of liver tumor
formation in CF-1 mice by Dieldrin. Carcinogenesis 3: 941-945

TREMP E (1980) Die Belastung der schweizerischen Bevölkerung mit Nitraten in der
Nahrung. Mitt Ges Lebensm Hyg 71: 182-194

TOUSSAINT W, WÜRKERT K (1982) Toxikologische Bedeutung von Nitrat-Nitrit-Nitrosaminen. In: DFG-Mitteilung III: Nitrat-Nitrit-Nitrosamine in Gewässern. Chemie,
Weinheim

UMWELTBERICHT DER HESSISCHEN LANDESREGIERUNG (5) (1985) Hess. Minister f.
Arbeit Umwelt und Soziales. Wiesbaden

UMWELTBUNDESAMT (Hrsg) (1981) Cadmium-Bericht. Berlin

UMWELTGUTACHTEN (1978) Der Rat von Sachverständigen für Umweltfragen.
Kohlhammer, Stuttgart Mainz

UMWELTPROBLEME DER LANDWIRTSCHAFT (1985) Sondergutachten des Rates von
Sachverständigen für Umweltfragen. Kohlhammer, Stuttgart Mainz

VERORDNUNG ÜBER TRINKWASSER UND ÜBER BRAUCHWASSER FÜR LEBENSMITTEL-
BETRIEBE (Trinkwasserverordnung) (31.1.75). BGBL Teil I, Z 1997A, Nr.16: 453-
461. Ausgegeben zu Bonn am 15.2.1975.

WAGNER HM, KRAUSE C (1983) Ergebnisse der EG-Blutbleistudie in der BRD. Ges. z.
Förderung d. Lufthyg.forsch. In: Umwelthygiene Supp 1: 47-66,

WARNOCK J (1981) How 2,4-D threatens the health of farm families. The New Farm,
British Columbia

WEIGAND G (1977) Datensammlung über Fremdstoffrückstände in Lebensmitteln zum
Umweltgutachten 1978 des Rates von Sachverständigen. GSF München, Abt.
Toxikologie

WEISS ST et al (1986) The relationship of blood lead to blood pressure in a longitudinal
study of working men. Am J Epid Vol 123/5: 800-808

WHITE JW (1976) Relative significance of dietary sources of nitrate and nitrite. J Agric Food Chem 24: 202

WINNEKE G (1985) Neuere Erkenntnisse über die subklinische Bleiwirkung auf den kindlichen Organismus. In: Nieding G, Jander G (Hrsg) Umwelthygiene für Ärzte und Naturwissenschaftler. Fischer, Stuttgart New York

WHO (1972) Evaluation of certain food additives and the contaminants mercury, lead, and cadmium. 16. Report of the Joint FAO, WHO Expert Committee on Food Additives. Tech Rep Ser 505. Genf

ZARTNER-NYILAS G et al (1983) Cadmium ein Gesundheitsrisiko? Agrar- und Umweltforschung in Baden Württemberg, Bd.2. Eugen Ulmer, Stuttgart

ZEBS 1/1979 (1979) Blei, Cadmium und Quecksilber in und auf Lebensmitteln. Reimer, Berlin

ZEBS 3/1983 (1983) Rückstände von Pflanzenbehandlungsmitteln in Lebensmitteln. Reimer, Berlin

ZEBS 1/1984 (1984) Arsen, Blei, Cadmium und Quecksilber in und auf Lebensmitteln. Reimer, Berlin

ZEHNDER H (1985) Bestrahlte Lebensmittel: Dichtung und Wahrheit. Brückenbauer 32: 5-6

3. Trinkwasserinhaltsstoffe

AMERICAN ACADEMY OF PEDIATRICS COMITTEE ON NUTRITION (1970) Infant methemoglobinemia: The role of dietary nitrate and nitrit. Pediatrics 46: 475-478

ARTS W et al (1986) Untersuchung der haushaltswasserbedingten Bleiaufnahme von Säuglingen und Kleinkindern in Berlin-Moabit. Forum Städte-Hygiene 37: 214-219

BERESFORD SAA (1985) Is Nitrate in the drinking water associated with the risk of cancer in the urban UK? Inter Jour of Epid Vol.14, No.1: 57-63

BRESLOW NE, DAY NE (1980) Statistical methods in cancer research. IARC Scientific Publication No.32. Lyon

CANTOR KP (1983) Epidemiologic studies of chlorination by-products in drinking water: an overview. In: Jolley R et al (eds) Water Chlorination: Environmental Impact and Health Effects. Proc of the 4th Conf on Water Chlorination. Ann Arbor Sci: 1381-1397

COMSTOCK GW et al (1979) Stroke associated deaths in Washington County, Maryland, with special reference to water hardness. Stroke Vol.20, No 2: 199-205

CRAUN GF, GREATHOUSE DG, GUNDERSON DH (1981) Methaemoglobin levels in young children consuming high nitrate well water in the US. Inter Jour of Epid Vol.10, No.4: 309-317

CROMBIE IK (1981) The limitations of case-control studies in the detection of environmental carcinogens. Jour of Epid and Comm Hlth 35: 281-287

CRUMP KS (1983) Chlorinated drinking water and cancer: the strength of the epidemiologic evidence. In: Jolley R et al (eds) Water Chlorination: Environmental Impact and Health Effects. Proc of the 4th Conf on Water Chlorination. Ann Arbor Sci: 1481-1491

CRUMP KS, GUESS HA (1982) Drinking water and cancer: Review of recent epidemiological findings and assessment of riks. Am Rev Pub Hlth 3: 339-357

DEROUEN RA, DIEM JF (1977) Relationships between cancer and mortality in Louisiana drinking-water source and other possible causative agents. In: Hiatt HH, Watson JD, Winsten JA (eds) Origins of human cancer. Cold Spring Harbor Lab: 331-345

DEUTSCHE GESELLSCHAFT FÜR ERNÄHRUNG (Hrsg) (1976) Ernährungsbericht 1976, herausgegeben im Auftrag des BMJFG und des BML. Heinrich, Frankfurt

DORSCH MM et al (1984) Congenital malfunctions and maternal drinking water supply in rural South Australia: A case-control study. Amer Jour of Epid Vol.119, No.4: 473-486

DURLACH J, BARA M, GUIET-BARA A (1985) Magnesium level in drinking water and cardiovascular risk factor: a hypothesis. Magnesium 4: 5-15

FOOD AND DRUG ADMINISTRATION (1980) Compliance program report of findings: FY77 Total Diet Studies-Adult Washington D.C.

GOTTLIEB MS et al (1981) Cancer and drinking water in Louisiana: colon and rectum. Inter Jour Epid 10/2: 117-125

HEYDEN S (1976) The hard facts behind the hard-water theory and ischemic heart disease. Jour Chron Dis 59: 149-157

HOFFMEISTER H et al (1979) Zusammenhänge zwischen Trinkwasserinhaltsstoffen und kardiovaskulären Krankheiten. Probleme der Analyse. SozEp-Berichte 3/1979. Reimer, Berlin

KÄFERSTEIN FK et al (1979) Blei, Cadmium und Quecksilber in und auf Lebensmitteln. ZEBS-Bericht 1/1979. Reimer, Berlin

KANAREK MS, YOUNG TB (1982) Drinking water treatment and risk of cancer death in Wisconsin. Envir Hlth Persp 46: 179-186

KOBAYASHI J (1957) Geographical relationships between the chemical nature of river water and death-rate from apoplexy. Berichte des Ohara Inst f landw Biol 11: 12

MEYER E, ROSSKAMP E (Neuauflage im Druck) Vorkommen und Nachweis von Kupfer und Zink sowie Cadmium und Blei im Hinblick auf ihre Verwendung in der Hausinstallation. In: Aurand K, Hesselbarth V, Müller G, Schumacher W, Steuer W (Hrsg) Die Trinkwasserverordnung: Einführung und Erläuterungen für Wasserversorgungsunternehmen und Überwachungsbehörden. Schmidt, Berlin

NATIONAL ACADEMY OF SCIENCE (1978) Epidemiological studies of cancer frequency and certain organic constituents of drinking water - A review of recent literature published and unpublished. Washington D.C.

NERI LC, JOHANSEN HL (1978) Water hardness and cardiovascular mortality. The Annals of the New York Acad of Sci 304: 203-219

PÜSCHNER H et al (1969) Der Einfluß weichen und harten Trinkwassers auf die Ausbildung arteriosklerotischer Frühveränderungen und die Plasmalipide beim Hausschwein. Jour Atheros Res 9: 17

RAT VON SACHVERSTÄNDIGEN FÜR UMWELTFRAGEN (1985) Umweltprobleme der Landwirtschaft. Sondergutachten 1985. Kohlhammer, Stuttgart Mainz

SCHÖN D et al (1982) Gesundheitlicher Einfluß von Trinkwasserinhaltsstoffen. SozEp-Berichte 6/1982, Reimer, Berlin

SCHÖN D (1981) Trihalomethane im Trinkwasser und die Häufigkeit von Krebs. SozEp-Bericht 6/1981. Reimer, Berlin

SCHRÖDER HA (1960) Relation between mortality from cardiovascular disease and treated water supplies. JAMA 172: 1902

SHARRETT AR et al (1982) Daily intake of lead, cadmium, copper and zinc from drinking water: the Seattle Study of Trace Metal Exposure. Envir Res 28: 456-475

SHERLOCK J et al (1982) Assessment of lead intakes and dose response for a population in Ayr exposed to a plumbo-solvent water supply. Human Toxicol 1: 115-122

VINCENT P et al (1983) Nitrates dans l'eau de boisson et mortalité par cancer. Etude épidémiologique dans le nord de la France. Rev Epidem et Santé Publ 31: 199-207

WEIGERT P et al (1984) Arsen, Blei, Cadmium und Quecksilber in und auf Lebensmitteln. ZEBS-Bericht 1/1984: Reimer, Berlin

WILKINS III JR, COMSTOCK GW (1981) Source of drinking water at home and site-specific cancer incidence in Washington County, Maryland. Am Jour Epid 114/2: 178-190

WILKINS III JR, REICHES NA, KRUSE CW (1979) Organic chemical contaminants in drinking water and cancer. Am Jour of Epid 11/4: 420-448

WILLIAMSON SJ (1981) Epidemiological studies on cancer and organic compounds in U.S. drinking waters. Sci of the Total Envir 18: 187-203

WINTON EF, TARDIFF RG, MCCABE LJ (1970) Nitrate in drinking water. Jour Am Water Works Assoc 63: 95-98

4. Lärm

ABEY-WICKRAMA I, A'BROOK MF, GATTONI FEG, HERRIDGE CF (1969) Mental hospital admissions and aircraft noise; The Lancet 13: 1275-1277

ANDO Y, HATTORI H (1973) Statistical studies on the effects of intense noise during human fetal life. Jour Sound and Vibration 27: 101-110

BABISCH W, ISING H (1985) Gesundheitsgefährdung durch Lärmstreß. Forum Städte-Hygiene 36

BABISCH W (1985a) Gesundheitsgefährdung durch Umweltlärm? In: Umwelthygiene für Ärzte und Naturwissenschaftler. Fischer, Stuttgart New York

BABISCH W (1985b) Noise as a risk factor for ischaemic heart disease - a prospective epidemiological study. Inter Noise

BABISCH W (1986) Persönliche Mitteilung

CAERPHILLY AND SPEEDWELL COLLABORATIVE GROUP (1984) Caerphilly and Speedwell collaborative heart disease studies. Jour Epidem Commun Hlth 38: 259-262

CAREY RM et al (1976) The Charlottesville blood pressure survey. Value of repeated blood pressure measurements. Jour Am Soc: 236, 847-851

COMMITTEE ON HEARING, BIOACOUSTICS AND BIOMECHANICS (1982) Prenatal effects of exposure to high-level noise. National Acad Press, Washington

DANILENKO L (1984) Ursachen und Wirkungen des Lärms. In: Angewandte Ökologie - Mensch und Umwelt. Fischer, Stuttgart

DFG-FORSCHUNGSBERICHT (1974) Fluglärmwirkungen. Boldt, Boppard

EDMONDS LD, LAYDE PM, ERICKSON JD (1979) Airport noise and Teratogenesis. Arch Envir Hlth 34: 243-247

EIFF AW VON, NEUS H, FRIEDRICH G, LANGEWITZ W, RÜDDEL H, SCHIRMER G, SCHULTE W, THÖNES M, BRÖGGEMANN E, LITTERSCHEID C, SCHRÖDER G (1981) Feststellung der erheblichen Belästigung durch Verkehrslärm mit Mitteln der Streßforschung. UFO-Plan, Forschungsbericht 81-1050-1303

EIFF AW VON, NEUS H, OTTEN H (1985) Prospektive epidemiologische Feldstudie zu Verkehrslärm und Hypertonie-Risiko. UFO-Plan, Forschungsbericht 85-10501-208

ETTEMA JH, JANSEN G (1983) Proposal for a scientific program. In: ROSSI G (ed) Noise as a Public Health Problem

GRIEFAHN B (1985) Schlafverhalten und Geräusche. Enke, Stuttgart

GATTONI F, TARNOPOLSKY A (1973) Aircraft noise and psychiatric morbidity. Psych Med 3: 516-520

ISING H (1985) Kann Umweltlärm die Gesundheit gefährden? Humanökologie 63

ISING H (1983) Streßreaktionen und Gesundheitsrisiko bei Verkehrslärmbelastung. WaBoLu-Berichte 2

JANSEN G (1967) Zur nervösen Belastung durch Lärm. Beihefte zum Zentralblatt für Arbeitsmedizin und Arbeitsschutz 9: 1-70

JENKINS LM, TARNOPOLSKY A, HAND DJ, BARKER SM (1979) Comparison of three studies of aircraft noise and psychiatric hospital admissions conducted in the same area. Psych Med 9: 681-693

JONES FN, TAUSCHER I (1978) Residence under an airport landing pattern as a factor in teratism. Arch Envir Hlth 33 (1): 10-12

JURRIËNS AA, GRIEFAHN B, KUMAR A, VALLET M, WILKINSON RT (1983) An Essay in European Research Collaboration: Common Results from the Project on Traffic Noise and Sleep in the Home. Fourth Int. Congress on Noise as a Public Health Problem. Turin, Italy

KASTKA I, PAULSEN R, RITTERSTAEDT U, NELLESSEN B, SCHLIPKÖTER HW (1983) Felduntersuchung zur Störwirkung von Geräuschen unterschiedlicher Schwankungsbreite. UFO-Plan, Forschungsbericht 83-1050-1312

KARAGODINA LL, SOLDATKINA SA, VINOKUR IL, KLIMUKHIN AA (1969) Effect of aircraft noise on the population near airports. Hygiene and Sanitation, 24: 182-187

KLEINBAUM DG, KUPPER LL, MORGENSTERN H (1982) Epidemiologic research: principles and quantitative methods. Lifetime Learning. Belmont, Calif

KLEITMAN N (1982) Basic rest-activity cycle - 22 years later. SLEEP 5

KLOSTERKÖTTER W, GONO F, LOCH EG et al (1974) Experimentelle Untersuchungen zur Frage der Lärmgrenzwerte für werdende Mütter am Arbeitsplatz. Bundesanstalt für Arbeitsschutz und Unfallforschung, Dortmund. Forschungsbericht Nr.132

KNIPSCHILD P (1977) V. Medical effects of aircraft noise: Community cardiovascular survey. Int Arch Occup Envir Hlth 40: 185-190

KNIPSCHILD P (1977) VI. Medical effects of aircraft noise: General practice survey. Int Arch Occup Envir Hlth 40: 191-196

KNIPSCHILD P, OUDSHOORN N (1977) VII. Medical effects of aircraft noise: Drug survey. Int Arch Occup Envir Hlth 40: 197-200

KNIPSCHILD P, SALLÉ H (1979) Road traffic noise and cardiovascular disease. A population study in the Netherlands. Int Arch Occup Envir Hlth 44: 5-59

KNIPSCHILD P, MEIJER H, SALLÉ H (1981) Aircraft noise and birth weight. Inter Arch Occup Envir Hlth 48: 131-136

MCLEAN EK, TARNOPOLSKY A (1977) Noise, discomfort and mental health. A review of the socio-medical implications of disturbance by noise. Psych Med 7: 19-62

MEECHAM WC, SMITH HG (1977) Effects of jet aircraft noise on mental hospital admissions. Brit Jour of Audiol 11: 81-85

MONSON RR (1980) Occupational epidemiology. CRC Press, Boca Raton Florida

NEUS H (1981) Auswirkungen des Lärms auf den Blutdruck. Zeitschrift für Lärmbekämpfung 28: 105-110

PETERSON E et al (1981) Noise raises blood pressure without impairing auditory sensitivity. Sci: 211

RAT VON SACHVERSTÄNDIGEN FÜR UMWELTFRAGEN (1978) Umweltgutachten 1978. Kohlhammer, Stuttgart Mainz

REHM S (1983) Research on extraaural effects os noise since 1978. In: Rossi G (ed) Noise as a Public Health Problem

REHM S, JANSEN G (1978) Aircraft noise and promature birth. Jour Sound and Vibration 59: 133-135

ROHRMANN B, FINKE H-O, GUSKI R, SCHÜMER R, SCHÜMER-KOHRS A (1978) Fluglärm und seine Wirkung auf den Menschen. Huber, Bern Stuttgart Wien

SCHELL LM (1981) Environmental noise and human prenatal growth. Amer Jour Phys Anthrop 56: 63-70

SCHULZE B, ULLMANN R, MÖRSTEDT R, BAUMBACH W, HALLE S, LIEBMANN G, SCHNIEKE C, GLÄSER O (1983) Verkehrslärm und kardiovaskuläres Risiko - Eine epidemiologische Studie. Dt Gesundh-Wesen 38/15: 596-600

STIEBER J, DÖRING A, KEIL U (1985) Häufigkeit, Bekanntheits- und Behandlungsgrad der Hypertonie in einer Großstadtbevölkerung. Münch med Wschr 124: 35

THOMPSON S (1981) Epidemiology Feasibility Study. Effects of Noise on the Cardio-vascular System. Tech Rep EPA 550/9-81-103. Washington DC

TYROLER HA (1977) The Detroit Project Studies of blood pressure. A prologue and review of related studies and epidemiological issues. Jour Chronic Dis 30: 613-624

WHO (1980) Noise. Environmental Health Criteria 12. Genf

WÖLKE G, HALLE S, MÖRSTADT R, SCHULZE B (1985) Modell einer soziologisch orientierten Studie zur Lärmbelastung der Bevölkerung einer Stadt. Zeitschrift für die gesamte Hygiene 31/1

5. Ionisierende Strahlung

ALBERT RE, OMRAN AR (1968) Follow-up study of Patients Treated by X-Ray Epilation for Tinea Capitis I. Population Characteristics, Posttreatment Illnesses and Mortality Experience. Arch Envir Hlth 17: 899-918

ANGERPOINTNER TA, MROZIK E (1984) Kindersterblichkeit, kindliche Tumor- und Fehlbildungshäufigkeit in Bayern unter besonderer Berücksichtigung kerntechnischer Anlagen. Materialen 24, Bay St Min f Landesentwicklung und Umweltfragen München

BEIR I (1972) The Effects on Populations of Exposure to Low Levels of Ionizing Radiation. Washington

BEIR III (1980) The Effects on Populations of Exposure to Low Levels of Ionizing Radiation. National Academy Press. Washington DC

BERK PD, GOLDBERG JD, SILVERSTEIN MN et al (1981) Increased Incidence of Acute Leukemia in Polycythemia Vera Associated with Chlorambucil Therapy. New Engl J Med 304: 441-447

BOICE JD Jr, MONSON RR (1977) Breast cancer in women after repeated fluoroscopic examinations of the chest. J Nat Cancer Inst 59: 823-832

BOICE JD, HUTCHISON GB (1980) Leukemia in Women Following Radiotherapy for Cervical Cancer: Ten-Year Follow-up of an International Study. J Nat Cancer Inst 65: 115-129

BOICE JD, FRAUMENI JF (Hrsg) (1984) Radiation Carcinogenesis: Epidemiology and Biological Significance. Progress in Cancer Research and Therapy, 26, Raven Press, New York

BRINKLEY D, HAYBITTLE JL (1969) The late effects of artificial menopause by X-radiation. Br J Radiol 42: 519-521

BROSS ID, NATARAJAN N (1972) Leukemia from low level radiation: Identification of susceptible children. N Engl J Med 287: 107-110

BUNDESGESUNDHEITSAMT (1984) Tätigkeitsbericht 1983. Berlin

BUNDESMINISTER DES INNERN (1983) Umweltradioaktivität und Strahlenbelastung. Jahresbericht

CALDWELL GG, KELLEY DB, HEALTH CW (1980) Leukemia among participants in military maneuvers at a nuclear bomb test: a preliminary report. JAMA 244: 1575-1578

COURT-BROWN WM, DOLL R (1958) Expectation of Life and Mortality from Cancer among British Radiologists. Brit Med J ii: 181-187

COURT-BROWN WM, DOLL R (1965) Mortality from Cancer and Other Causes after Radiotherapy for Ankylosing Spondylitis. Brit Med J 2: 1327-1332

DOLPHIN GW (1976) A Comparison of the Observed and the Expected Cancers of the Haematopoietic and Lymphatic Systems among Workers at Windscale. A First Report. National Radiological Protection Board NRPB-R54. Harwell

ELSASSER U, HUBER O, HINZ G (1981) Untersuchung der Leukämiesterblichkeit in Bayern unter dem Aspekt der natürlichen und künstlichen Umweltradioaktivität. Bundesgesundheitsamt: STH-Berichte 10/1981

FABER M, ANDREASEN E, UHRBRAND H (1958) Further studies on irradiation-induced leukemia in Denmark. Transactions of the Sixth Congress of the European Society of Haematology, Part II: 211-213

FABER M (1979) Twenty-Eight Years of Continuous Follow-up of Patients Injected with Thorotrast for Cerebral Angiography. Envir Res 18: 37-43

FINCH SC (1984) Leukemia and Lymphoma in Atomic Bomb Survivers. In: Boice JD, Fraumeni JF (Hrsg) Radiation Carcinogenesis - Epidemiology and Biological Significance

FRIEBEN A (1902) Demonstration eines Cancroids des rechten Handrückens, das sich nach langdauernder Einwirkung von Röntgenstrahlen entwickelt hat. Fortschritte auf dem Gebiet der Röntgenstrahlen 6: 106-111

GIBSON R, GRAHAM S, LILIENFELD A et al (1972) Irradiation in the Epidemiology of Leukemia Among Adults. J Nat Cancer Inst 48: 301-311

GILBERT E, MARKS S (1979) An Analysis of the Mortality of Workers in a Nuclear Facility. Radiation Research 79: 122-148

GUNZ F, ALKINSON H (1964) Medical radiations and leukaemia: a retrospective survey. Brit Med J 1: 389-393

HEMPELMANN LH, HALL WJ, PHILLIPS M et al (1975) Neoplasms in Persons Treated with X-Rays in Infancy: Fourth Survey in 20 Years. J Natl Cancer Inst. 55, 519-530

HENRICHS K, ELSASSER U, SCHOTOLA CH, KAUL A (1985) Dosisfaktoren für Inhalation und Ingestion von Radionuklidverbindungen
Alterstufe 1 Jahr: ISH-Heft 78/85
Alterstufe 5 Jahre: ISH-Heft 79/85
Alterstufe 10 Jahre: ISH-Heft 80/85
Alterstufe 15 Jahre: ISH-Heft 81/85
alle: Bundesgesundheitsamt Berlin

HOLM LE, LUNDELL G, WALINDER G (1980) Incidence of malignant thyroid tumors in humans after exposure to diagnostic doses of iodine-131. I. Retrospective cohort study. J Nat Cancer Inst 64: 1055-1059

HOWE GR (1984) Epidemiology of Radiogenic Breast Cancer. In: Boice JD, Fraumeni JF (Hrsg) Radiation Carcinogenesis - Epidemiology and Biological Significance

ICRP 26 (1977) International Commission on Radiological Protection. Recommendations of the International Commission on Radiological Protection. ICRP Publication 26. Pergamon Press, Oxford

ICRP 38 (1983) International Commission on Radiological Protection. Radionuclide Transformations: Energy and Intensity of Emissions. ICRP Publication 38, Vols 11-13. Pergamon Press, Oxford

JACOBI W, PARETZKE HG, EHLING UH (1981) Strahlenexposition und Strahlenrisiko der Bevölkerung. GSF-Bericht S-710, Gesellschaft für Strahlen- und Umweltforschung mbH, Neuherberg

JACOBI W, PARETZKE HG, HENRICHS K, HETTIG G, JACOB P, MERKLE W, MESSERER P, SCHINDEL F (1985) Verbesserung der Quantifizierung somatischer Strahlenrisiken bei niedrigen Dosen. GSF-Bericht 38/85

JACOBI W (1986) Lungenkrebs nach Bestrahlung: Das Radon-Problem. Naturwissenschaften 73: 661-668

KAICK G VAN, KAUL A, LORENZ D et al (1978b) Late effects and tissue dose in Thorotrast patients. In: Late Biological Effects of Ionizing Radiation Vol.1, IAEA-SM-224, Intern Atomic Energy Agency, Vienna, 263-276

KAICK G VAN, LORENZ D, MUTH H, et al (1978a) Malignancies in German Thorotrast Patients and Estimated Tissue Dose. Hlth Phys 35: 127-136

KAICK G VAN, MUTH H, KAUL A, IMMICH H, LIEBERMANN D, LORENZ D, LORENZ WJ, LÜHRS H, SCHEER KE, WAGNER G, WEGENER K, WESCH H (1984) Results of the German Thorotrast Study. In: Boice JD, Fraumeni JF (Hrsg) Radiation Carcinogenesis - Epidemiology and Biological Significance

KATO H, SCHULL WJ (1982) Studies of the mortality of A-Bomb survivors. 7.Mortality, 1950-1978: Part I. Cancer Mortality. Radiat Res 90: 395-432

KAUL A, ELSASSER U, HINZ G, KOSSEL F, MARTIGNONI K, NITSCHKE J, STEPHAN G (1984) Bewertung ausgewählter epidemiologischer Studien an strahlenexponierten Kollektiven. Bundesgesundheitsamt, ISH-Heft 51

KITABATAKE T, WATANABE T, KOGA S (1973) Radiation cancer in Japanese radiological workers. Strahlentherapie 146: 599-606

KNEALE G, STEWART A, MANCUSO T (1978) Reanalysis of data relating to the Hanford Study of the cancer risks of radiation workers. In: Proceedings IAEA Symposium on Late Biological Effects of Ionizing Radiation. Paper IAEA-SM-224/510: 387-412

LINOS A, GRAY JE, ORVIS AL et al (1980) Low-Dose Radiation and Leukemia. N Engl J Med 302: 1101-1105

LYON JL, KLAUBER MR, GARDNER JW, UDALL KS (1979) Childhood leukemias associated with fallout from nuclear testing. N Engl J Med 300: 397-402

MANCUSO T, STEWART A, KNEALE G (1977) Radiation exposures of Hanford workers dying from cancer and other causes. Hlth Phys 33: 369-384

MARKS S, GILBERT ES, BREITENSTEIN BD (1978) Cancer mortality in Hanford workers: In: Late Biological Effects of Ionizing Radiation Vol.I, IAEA-SM-224. Int Atomic Energy Agency, Vienna, 369-385

MATANOSKI GM, SELTSER R, SARTWELL PE et al (1975) The Current Mortality Rates of Radiologists and other Physician Specialists. a: Deaths from all Causes and from Cancer; b: Specific Causes of Death. Am J Epid 101: 188-198, 199-210

MESSERER P, HENRICHS K, PARETZKE H-G, SCHINDEL F (1985) Induktion von Leukämie durch ionisierende Strahlung. GSF-Bericht 7/85

MILLER RW, JABLON S (1970) A search for late radiation effects among men served as X-ray technologists in the US army during World War II. Radiology 96: 269-274

MODAN B, LILIENFELD AM (1965) Polycythemia vera and leukemia: the role of radiation treatment. A Study of 1222 patients. Medicine 44: 305-344

MOTTA LC DA, HORTA J DA SILVA, TAVARES MH (1979) Prospective Epidemiological Study of Thorotrast-Exposed Patients in Portugal. Envir Res 18: 152-172

NAJARIAN T, COLTON T (1978) Mortality form Leukaemia and Cancer in Shipyard Nuclear Workers. Lancet I: 1018-1020

NOSSKE D, GERICH B, LANGNER S (1985) Dosisfaktoren für Inhalation oder Ingestion von Radionuklidverbindungen (Erwachsene). Bundesgesundheitsamt ISH-Heft 63

POCHIN E (1960) Leukaemia following radioiodine treatment of Thyrotoxicosis. Brit Med J: 1545-1550

POCHIN E (1961) The occurrence of leukemia following radioiodine therapy. Advances in Thyroid Research. Pergamon Press, London, 392-397

POCHIN E (1969) Long term hazards of radioiodine treatment of thyroid carcinoma. In: Hedinger C (Ed) Thyroid Cancer. UICC Monogr Series, Vol.12, Springer, Berlin

POLEDNAK AP, STEHNEY AF, ROWLAND RE (1978) Mortality among women first employed before 1930 in the US Radium-dial-painting industry. Am J Epid 107: 179-195

RINSKY RA, ZUMWALDE RD, WAXWEILER RJ et al (1981) Cancer Mortality at a Naval Nuclear Shipyard. Lancet I: 231-235

RON E, MODAN B (1984) Thyroid and Other Neoplasms Following Childhood Scalp Irradiaton. In: Boice JD, Fraumeni JF (Hrsg) Radiation Carcinogenesis - Epidemiology and Biological Significance

ROTHMAN KJ (1984) Significance of Studies of Low-Dose Radiation Fallout in the Western United States. In: Boice JD, Fraumeni JF (Hrsg) Radiation Carcinogenesis - Epidemiology and Biological Significance

SAENGER EL, THOMA GE, TOMPKINS EA (1968) Incidence of Leukemia Following Treatment of Hyperthyreoidism. J Am Med Assoc 205: 855-862

SCHMITT A-M (1986) Verwertbarkeit und Zuverlässigkeit von Ergebnissen vorliegender epidemiologischer Untersuchungen für die Abschätzung des strahlenbedingten Krebsrisikos. I. Das strahlenbedingte Lungenkrebsrisiko. Bundesgesundheitsamt, ISH-Heft 87

SCHULZ RJ, ALBERT RE (1968) Follow-up Study of Patients Treated by X-Ray Epilation for Tinea Capitis; III. Dose to Organs of the Head from the X-Ray Treatment of Tinea Capitis. Arch Envir Hlth 17: 935-950

SELTSER R, SARTWELL PE (1965) The Influence of Occupational Exposure to Radiation on the Mortality of American Radiologists and other Medical Specialists. Am J Epid 81: 2-22

SHORE RE, ALBERT RE, PASTERNACK BS (1976) Follow-up Study of Patients Treated by X-Ray Epilation for Tinea Capitis. Arch Envir Hlth 31: 17-24

SHORE RE, HEMPELMANN LH, KOWALUK E, MANSUR PS, PASTERNACK AS, ALBERT RE, HAUGHIE GE (1977) Breast Neoplasms in Women Treated with X-Rays for Acute Postpartum Mastitis. J Nat Cancer Inst 59: 813-822

SHORE RE, WOODARD E, HILDRETH N, DVORETSKY P, HEMPELMANN L, PASTERNACK B (1985) Tyroid tumors following thymus irradiation. J Nat Cancer Inst 74: 1177-1184

SMITH PG (1984) Late Effects of X-Ray Treatment of Ankylosing Spondylitis. In: Boice JD, Fraumeni JF (Hrsg) Radiation Carcinogenesis - Epidemiology and Biological Significance

SMITH PG, DOLL R (1976) Late effects of X irradiation in patients treated for metropathia heamorrhagica. Brit J Radiol 49: 224-232

SMITH PG, DOLL R (1981) Mortality from cancer and all causes among British radiologists. Brit J Radiol 54: 187-194

SMITH PG, DOLL R (1982) Mortality among patients with ankylosing spondylitis after a single treatment course with X-rays. Brit Med J 284: 449-460

STEBBINGS JH (13.-14.4.1982) Human health effects of radiation: an epidemiologic perspective of research at Argonne National Laboratory. Vortrag DOE Radiation Epidemiology Contractors. Workshop, Rockville, Maryland, USA

STEWART A, PENNYBACKER W, BARBER R (1962) Adult leukeamias and diagnostic X-rays. Brit Med J: 883-890

STEWART A, WEBB J, HEWITT D (1958) A survey of childhood malignancies. Brit Med J 1: 1495-1508

STEWART A, KNEALE G, MANCUSO T (1980) The Hanford data - a reply to recent criticisms. Ambio 9: 66-73

TOKUNAGA M, LAND CE, YAMAMOTO T, ASANO M, TOKUOKA S, EZAKI H, NISHIMORI I, FUJIKURA T (1984) Breast Cancer Among Atomic Bomb Survivers. In: Boice JD, Fraumeni JF (Hrsg) Radiation Carcinogenesis - Epidemiology and Biological Significance

UNSCEAR Report (1972) Ionizing Radiation: Levels and Effects. United Nations, New York

UNSCEAR Report (1977) Sources and Effects of Ionizing Radiation. United Nations, New York

UNSCEAR Report (1982) Ionizing Radiation. Sources and biological effects. United Nations, New York

VOELZ G, STEBBINGS J, HEMPELMANN LH, HAXTON LK, YORK DA (1978) Studies on persons exposed to plutonium. In: Proceedings IAEA symposium on Late Biological Effects of Ionizing Radiation. Wien. Paper IAEA-SM-224/508: 353-367

ZIPPIN C, BAILAR JC, KOHN HI, LUM D, EISENBERG H (1971) Radiation therapy for cervical cancer: late effects on life span and on leukemia incidence. Cancer 28: 937-942

TEIL II

BISHOP YMM, FIENBERG SE, HOLLAND PW (1975) Discrete multivariate analysis. Theory and practice. MIT, Cambridge Mass.

BRESLOW NE, DAY NE (1980) Statistical methods in cancer research. IARC Sci Publ 32. Lyon

ELANDT-JOHNSON RC (1975) Definition of rates: some remarks on their use and misuse. Am J Epidem 102: 267-271

GRENANDER U (1950) Stochastic processes and statistical inference. Ark Mat 1: 195-277

GRIZZLE JE (1967) Continuity correction in the CHI2-test for 2x2-tables. The Am Stat 21: 28-32

HABERMAN S (1982) The relationship between incidence and prevalence. Soc Sci Med 16: 857-862

HEINHOLD J, GAEDE KW (1968) Ingenieur-Statistik. Oldenbourg, München

HOMMEL G (1978) Tail probabilities for contingency tables with small expectations. J Am Stat Assoc 73: 764-766

KENDALL MG, STUART A (1958) The advanced theory of statistics (3 Bände). Griffin, London

KLEINBAUM DG, KUPPER LL, MORGENSTERN H (1982) Epidemiology research: principles and quantative methods. Lifetime Learning, Belmont

LEHMANN EL (1959) Testing statistical hypotheses. Wiley, New York

PRENTICE RL, THOMPSON DJ (eds) (1983) Atomic bomb survivor data: utilization and analysis. SIAM, Philadelphia

SCHACH S, SCHÄFER T (1978) Regressions- und Varianzanalyse. Springer, Berlin

SCHACH S (1980) Statistische Aspekte einer epidemiologischen Überwachung des Gesundheitszustands in Gebieten mit unterschiedlicher Luftverschmutzung. Pflanz S (Hrsg). Genther, Berlin

SCHERB H (1983) Die Bestimmung der Kritischen Werte exakter Tests. Dissertation. Univ. des Saarlandes. Saarbrücken

SCHERB H, WELZL G (1984) A recursive algorithm for the determination of the uniformly most powerful unbiased test in fourfold tables. In: Havranek T, Sidak Z, Novak M (Hrsg.) Compstat 1984. Physika, Wien

THOMPSON SI (1981) Epidemiology feasibility study: effects of noise on the cardio-vascular system. USEPA Contract No 68-01-6274. Washington DC

WITTING H (1985) Mathematische Statistik. Teubner, Stuttgart

WHO (1983) Guidelines on studies in environmental epidemiology. Envir Hlth Crit 27. Genf